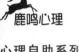
鹿鸣心理

心理自助系列

阿尔茨海默病

你和你家人需要知道的

THE SPECTRUM OF HOPE

AN OPTIMISTIC AND NEW APPROACH TO ALZHEIMER'S
DISEASE AND OTHER DEMENTIAS

GAYATRI DEVI

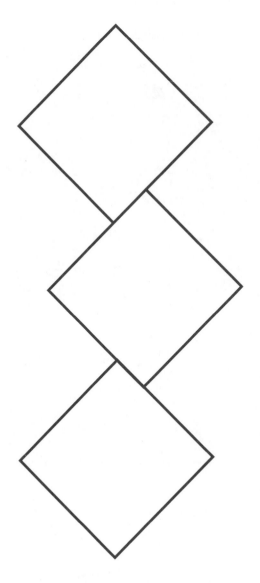

[美] 盖亚特莉·德维 / 著

王鹏飞 等 / 译

重庆大学出版社

致我优秀的女儿——金妮

希望她能像我一样发现医学的神奇

目　录

引 言

阿尔茨海默病新视角

———————————————⚬———————————————

"我觉得自己被完全控制了。"我的病人、78 岁的玛丽说。她是一位退休的大学教授，有着一头深褐色短发，黑色的眼睛轮廓分明。她伤心地看着我，补充道："我说什么都没用。我生活的方方面面都被控制着。如果继续这样下去，活着还有什么意义？"

她那天的心情和我上次见到她时大不相同。在这期间发生了什么？我很快就明白了。在玛丽的女儿们的要求下，她的眼科医生告诉她不要再开车了。

"她的视力变差了，"陪同玛丽一起前来的一个女儿说，"史密斯医生觉得妈妈开车不安全。"

"但是我的视力十年来没有变化，"玛丽反驳道，"你父亲死前我就吃过同样的药！"

她的女儿看了我一眼，脸上的表情我再熟悉不过，这表情在告诉我"她得了痴呆症，她说什么都别管她"。我每天都能在看护人的脸上看到这样的表情：当病人声称他们还在工作但实际上已退休多年时；当病人坚持说他们那天早上没有吃早饭时；当病人说他们的孩子不给他们打电话时。

我很容易辨认出这种表情，病人自己也很快意识到这一点。不出意料，不管他们的观点错得多离谱，当被否定时，他们都会生气。

"你不要摆出那种表情！"玛丽抓住她女儿说，"你们把我当作一个小孩儿一样对待。我不是小孩子，我拒绝被这样对待！"

玛丽看向我。"他表现得好像我不在房间里一样，"她说——指的是她的眼科医生，"他跟我的女儿们说话时就好像我不在场一样。他的行为简直让人无法接受。没有人能阻止我开车。我想要回我的车。我的视力并没有突然差到不能开车的地步。"

当下，并不是视力差的问题使玛丽无法开车，而是她的痴呆症。女儿们让眼科医生告诉玛丽，她的视力受到了损害，以阻止她开车。

> 阿尔茨海默病不是一种单一的疾病，而是一种谱系疾病，它表现为不同的症状，且每位患者的病情发展不同，对治疗的反应也不同，每个人的预后也各异。

稀里糊涂中，玛丽成为医学界难以理解的阿尔茨海默病变异特征的受害者。我在神经学和痴呆领域工作了 20 多年，我越来越相信玛丽的阿尔茨海默病不同于杰克、吉尔或迈克的阿尔茨海默病，就像苏珊的中风不同于山姆的中风一样。中风后，苏珊可能会开车，但不会说话，而山姆可能会在俱乐部喝酒，但需要拐杖才能站起来。尽管几乎每个患阿尔茨海默病的人最终都会出现严重的记忆问题，但对于不同病人，阿尔茨海默病影响的大脑部位也会不同。因此，尽管玛丽可能有语言障碍，但玛丽的驾驶技能可能没有受到阿尔茨海默病的影响。尽管杰克余生可以过得潇洒自在，但他还是可能会因为阿尔茨海默病遭遇轻微车祸。吉尔的阿尔茨海默病可能进展迅速且具有侵略性，而迈克的可能进展缓慢。

不幸的是，当患者被统一归入"综合诊断箱"，阿尔茨海默病的不同亚型之间的差异就消失了。尽管一些阿尔茨海默病患者完全丧失了行动能力，但大多数患者都依然生活在社区里，照顾孙子，做家务，甚至可能竞选美国总统（我们将在后面读到）。然而，由于对阿尔茨海默病的认识不足，而且在大众印象中常见的都是较为严重的病例，因此，我们脑海中的阿尔茨海默病患者往往不说话，坐着轮椅，饱受后期疾病的折磨。当我们想到阿尔茨海默病时，我们不会想起心不在焉的商店店主或盘问出席证人时表现出色的律师。我们还没习惯于将阿尔茨海默病与正常的个体联系起来，尽管事实上，多数患者与常人表现无异。

由于这些患者以及他们的看护人对阿尔茨海默病或其他形式痴呆症可能造成的损害心存忧虑，因此他们做出了一次又一次基于情感和恐惧而不是事实的决定。我逐渐意识到，不仅仅是病人和家人对痴呆症的诊断有这样的反应——医生和其他医护人员也有这样的反应。我也不例外，一样对此感到内疚。病人自己对将要发生的事情感到困惑和不确定，可能会决定像对待用过的笔记本一样把他们的生活折叠起来，封闭自己。放任这种情况的发生，就是在伤害我们自己和这个社会，因为剥夺了痴呆症患者及其相关人群多年的满足、快乐和目标明确的生活。

正如我提到的，我认为阿尔茨海默病是一种谱系疾病。此外，它也是一种多因素疾病，这意味着有很多原因导致患者出现症状。在某些情况下，基因可能会起作用，但生活方式的选择和无数其他因素也会导致这种情况。一对同卵双胞胎中的一个会得阿尔茨海默病，而另一个则保持健康，这就是对这个事实的证明。

因为发病原因众多，而且每个病患的症状表现也不一样，所以我认为治疗方法应该针对个人及其所患疾病的亚型量身定做。就像同一套治疗方案并不适用于所有糖尿病或中风等其他多因素疾病的患者，同一套治疗方案也并不能适用于所有阿尔茨海默病的病患。

在接下来的 16 章，我将讨论在治疗阿尔茨海默病和其他痴呆症患者时出现的各种常见问题，并试图回答多年来我被问到的许多揪心问题。

"我应该告诉家人和朋友我的诊断结果吗？"一位有四个孙子的祖父问道。

"我热爱我的事业！我能继续工作吗？"一位外科医生问道。

"我可以待在我的公寓里吗？还是我必须搬进一个养老院里？"一个没有

家人的 80 岁老妇人疑惑地问道。

"我的孩子应该接管我的财务吗？"一位一丝不苟的会计问。

"谁说我不能开车？"玛丽问道。

"如果妈妈开车不安全，我怎么能在不伤害她的情况下告诉她呢？"玛丽的女儿问道。

"艾伦出现了妄想症，"他的妻子告诉我，"他认为我在偷他的钱。夫妻四十年，我为什么要这么做？他那样想让我很伤心！我该怎么办？"

一位忧心忡忡的丈夫说："她一进浴室就尖叫，声音让我心碎。"

"他认为自己的记忆力没有问题。他不愿去看医生！"儿子沮丧地说。

"莎莉一直要求回家，尽管我们就在家。"艾德说。

各种问题和忧虑无休无止。我试着从科学和经验中寻找答案。

> **最根本的问题是：一个人如何能在自我的某些认知开始分裂和瓦解的情况下保持尊严？**

在寻找答案的过程中，我想到一些很实用的建议，并列在了书中，告诉大家如何根据患者的情况和他们的特殊经历来调整治疗阿尔茨海默病和其他类型的痴呆症的方法。我的目标不是描绘一幅关于阿尔茨海默病的美好前景，而是根据我的医疗经历写一些比较现实和实在的东西。

我的研究

我对阿尔茨海默病的研究基于 20 多年行医经历中遇到的现实病患、看护人和一些特殊情形的困境。我曾在纽约州医师健康委员会担任顾问，评估执业医师在认知问题和痴呆症方面的能力，这部分经验也被我利用了起来。因此本书中的信息会对病人和他们的看护人产生帮助。

为了保护我的病人和他们的看护人的隐私，我隐藏了他们的真实信息。我在工作中是一个比较正式的人，喜欢称呼病人为某某先生、女士、医生或教授，但为了方便阅读，我在本书中给病人都起了化名，并省去了那些称谓。

"痴呆症"是所有涉及渐进性认知功能退化的疾病的统称，而阿尔茨海默病是一种特殊类型的痴呆症，也是最常见的一种。不过，我在这本书中交替使用了这两个术语。

前几章讨论了这些问题：我有阿尔茨海默病吗？如果有，然后呢？我该怎么治疗呢？我该告诉谁呢？我能继续工作吗？我可以继续住在我的家里吗？记忆丧失的女性会面临一些特殊的挑战吗？我的病会遗传给我的子孙后代吗？

中间几章首先讲述了伴随阿尔茨海默病的一些常见症状，以及患者和看护人如何更好地应对它们。这些症状包括抑郁、焦虑、失用、偏执、性格变化及游荡行为。接下来的几章主要讲述了看护人所面临的挑战，包括孤独、抑郁，通常还有深深的负罪感。

然后是关于生命终结的几章——坦率地说，它适用于我们所有人，而不仅仅是阿尔茨海默病患者。在这部分内容中，我们对以下问题进行思考：随着年龄增长，病患在家还是在医院接受治疗更好；当我们逐渐变老，如何处理我们的个人癖好；该如何以我们大多数人更能接受的方式离世，即在自己家中离世。最后，我将谈谈作为一个治疗各种类型痴呆症的医生的一些思考，以及这么多年来，这个被大多数人认为压抑的领域如何给我带来欢乐、安慰和成就感。

我的目的不是要写一本全面而详尽的书，涵盖阿尔茨海默病的方方面面，而是一本非常人性化的书，讲述患者及其家人在罹患痴呆症的人生旅途中遇到的最常见的问题。我的目标是从以病人为中心的角度来解决这些问题，这在其他综合性文献中不太常见。我希望可以通过这本书来改变人们对阿尔茨海默病的看法。

最后，如果我的观点有所冒犯，无论是对看护人还是病人，我提前向你们道歉。这些观点仅代表我的个人看法。29 年前，在我实习的第一个月，我的一位导师、时任神经内科系主任的罗杰·克拉科博士告诉我："盖亚特莉，你所学的医学知识中，50% 是错误的，50% 是正确的。问题是，没有人知道哪部分是正确的，哪部分是错误的。只有时间才能给出答案。"一个如此有成就和学识的人如是说，让人感受到他的谦逊，这是我至今牢牢铭记的一课。所以如有越界，请你原谅，它们源于我现在所认为的是正确的。

第一章

我有阿尔茨海默病吗？

▶▶▶

识别记忆障碍以及早期诊断的重要性

"如果发现自己得了阿尔茨海默病，我会自杀的。"在鸡尾酒会上我遇到一位女士，当知道我是从事什么职业时，她惊呼道，"我不想拖累家人。"她70多岁，最近发现自己的记忆力在下降，说话时往往找不着词。

我当场提了个建议："第一，我们不知道你的问题是不是阿尔茨海默病导致的。第二，即使你患有阿尔茨海默病，也有很多方法阻止其进一步发展。"

"不可能！"她斩钉截铁地告诉我，"我所见所闻并非如此。"

不幸的是，这种十分普遍的观点阻碍了类似记忆受损者寻求帮助。很多种情况都会导致记忆受损，包括正常衰老、荷尔蒙失调、药物副作用、中风以及阿尔茨海默病等痴呆症。然而，许多人害怕发现自己的记忆丧失是阿尔茨海默病引起的，都避开或推迟做检查。但这种拖延会阻碍我们治疗容易处理的病情，并且会让阿尔茨海默病这类疾病影响大脑更多区域，此时病情就会更难以稳定。大多数人并没有认识到，阿尔茨海默病和其他慢性病一样，诊断和治疗得越早，病情的长期预后就会越可观。

事实上，在针对内科医生办公室的患者研究中通常可以发现，90％～97％的轻度痴呆患者和50％的中度痴呆患者仍未被他们的医生确诊。许多因素都可能导致这种低水平诊断。一些患者可能并不认为记忆受损值得抱怨，或将其归因于压力或药物等因素。其他人可能不敢告诉医生自己记忆上的毛病，担心被诊断为可怕的痴呆症。还有一些人可能会担心失业、家庭剧变，甚至失去家庭医生对自己的尊重（正如我所发现的那样）。我曾经遇到过一些病人，他们数年来都不愿告诉他们的内科医生自己患有痴呆症，甚至隐瞒治疗记忆的药物，因为"不愿受到区别对待"。最后，一些医生对患者记忆问题和迹象并不像对胸痛和便秘等这些明显症状那样反应积极，因此也可能会导致严重的诊断不足。

阿尔茨海默病和其他慢性病一样，诊断和治疗得越早，病情的长期预后就会越可观。

诊断不足的普遍存在会对患者造成伤害，不仅使可愈性记忆受损患者得不到及时治疗，还会阻碍阿尔茨海默病患者接受早期的、能真正发挥作用的治疗。更复杂的是，就像我在鸡尾酒会上认识的那个人，大多数人认为即使他们真的患有阿尔茨海默病，也无有效的治疗方法。此外，大多数人都没有意识到阿尔茨海默病是一种谱系障碍，而非单一疾病。阿尔茨海默病在不同的人群中显现和进展不同，意味着这种疾病不一定像许多人想象中的那么可怕。理想情况下，在不久的将来，科学家能够解析阿尔茨海默病谱系的不同亚型，从而有助于减轻人们对此的恐惧。

由生物学指标、遗传学以及临床症状所定义的阿尔茨海默病亚型已存在。这些亚型进展各异，尽管病理相同，却表现得像不同的疾病。年轻时（如四五十岁时）就患上阿尔茨海默病的患者，有一组特定的联合基因发生突变，出现不同症状，快速发展直至死亡。阿尔茨海默病谱系的另一种情况是部分老年人，从病理学来看，他们的大脑与阿尔茨海默病患者的大脑完全相同，却没有任何症状。我们能说这都是同一种病吗？似乎更言之有理的说法是，阿尔茨海默病是有着共同病理的多类型疾病，具有截然不同的表现形式、治疗反应及结果。

与大众看法相反，大多数阿尔茨海默病患者不会忘记自己是谁或他们所爱之人的名字。大多数患者会继续住在家中，并在家中死去。因为大脑是一个复杂的器官，即使阿尔茨海默病患者亚型相同，也会出现不同症状。最先受痴呆症病理影响的大脑区域决定了患者的症状，一些患者可能会出现算术困难，而其他患者可能会出现阅读困难；有些人可能出现话语障碍，而另一些人可能无法驾驶。痴呆症的早期症状与大脑功能一样具有多样性。

正如我一位在该领域工作的朋友所说的那样，"有两千万个阿尔茨海默病患者，就有两千万种阿尔茨海默病"，这间接说明了这种疾病的个体差异。与泵送血液的心脏或容纳尿液的膀胱等器官不同，大脑承担多种功能，不仅监督膀胱和心脏的运作，还监视着人们亲吻、跳舞和开车的方式。膀胱疾病只影响一种功能，而脑部疾病却能影响数百种不同能力。

由于大脑这一器官具有多功能性，我发现很难解答有关阿尔茨海默病严重程度或阶段的问题，特别是在疾病的早期阶段。

有病人可能会问："我的病情发展到哪一阶段了？"

我也许会这么回答："我无法向你全面描述一个阶段，你的记忆力虽然很差，但语言能力和生活技能都很出色。"相比之下，肺或肝脏等器官的疾病更容易看出处于哪一阶段，因为这些器官的功能是单一的。

阿尔茨海默病患者乔

乔73岁，是一位具有贵族气质、土生土长的城市居民，带着时髦的妻子和已成年的女儿来见我。他还是一位掌管超过10亿美元资产的理财经理。然而最近，乔的记忆力逐渐衰退，那些曾如呼吸般寻常的交易开始给他带来麻烦。没有人对他工作上的困难评头论足，但他担心因为自己是公司老板，人们可能不愿纠正他的错误。

"我生来便拥有一个十分聪颖的大脑，而且我很好地利用了它。"乔说道，"但最近几年，我一直在忘事儿。看电影时跟不上思路，开车会错过目的地。以前我有着丰富的词汇，如今却苦苦寻词。我觉得自己的脑细胞在逐渐消亡。"

为了证明他的口才，乔总结道："我观察到自己的认知力在不断下降。"

"乔是我见过最聪明的人，"他的妻子补充道，"他能够让数字起舞！他曾经有着惊人的记忆力，但最近变得不可靠了。有一天，他忘记了家里的报警系统安全码，这可是他按了一千次的数字。"她顿了顿，接着说："这不是乔，乔可以背出电话号码。他以前从不需要写下手机号，可如今他不得不将所有东西写下来，还要依赖秘书的帮助。"

这对夫妇的女儿也非常担心父亲的状况。她注意到她的父亲，那个曾经毫不费力地成功领导一家享有盛誉的大型金融公司长达 40 年的人，已经变得越来越健忘。他们三个人之所以在我办公室，是因为乔的内科医生观察敏锐，曾表示担心乔可能患上阿尔茨海默病或其他类型的痴呆症。

事实证明，那位内科医生的担心是正确的——乔确实患有阿尔茨海默病。我在进行了彻底的评估和实验室检查后——包括磁共振成像（magnetic resonance imaging，MRI）扫描——做出了这一诊断。

幸运的是，乔自身的几个特点可以帮助他获得更好的预后。他仍在工作，这意味着他的大脑仍保持活跃状态。他依旧能处理工作中的要求，这意味着病理变化还尚未显著影响他的功能。他拥有家人和社交网络的支持，使他免于社交孤立。所有这些因素意味着他有着良好的认知储备，使他的大脑保持复原力。由于他身体状况良好，因此也有着良好的大脑储备。他一周健身两次，有助于维持心脏健康，增加大脑的血液流动，使大脑更加健壮。在下一章中，我们将进一步了解这两种储备——认知储备和大脑储备，它们如何作为精神世界中的"银行资金"来运转，并帮助延缓阿尔茨海默病对大脑病变的影响。

最后，乔积极寻找所有可用的治疗方法，包括那些已经被批准用于阿尔茨海默病以及仍属于药品核准"标示外"但看起来有希望的治疗方法。标示外干预措施经食品药品监督管理局（the Food and Drug Administration，FDA）批准，用于一种或多种疾病，但不包括正在治疗的疾病。例如，尽管许多化疗药物已获 FDA 批准用于治疗一种癌症，但它们通常也合法地用于"标示外"的其他癌症类型的治疗。乔听到诊断结果后，说："严惩我吧！我还有什么可失去的呢？让我们竭尽所能。如果失败了？好吧，至少我们尝试过。"

因此我们开始对乔进行药物和脑部刺激组合疗法，旨在增强他的认知和大脑储备，并在他大脑里的病变沉积增加的情况下，仍保持大脑复原性。

那已经是 7 年前了。乔现在 80 岁，他怎么样呢？最近，我接到了一位新来的心脏病学家的电话，乔在他的内科医生的要求下，因为一个与记忆无关的问题去见了他，这位心脏病学家十分气愤。

诊断阿尔茨海默病的方法

良好的认知评估由多个部分组成，以下是一些常见要素：

- 彻底检查记忆丧失的可治愈因素，如甲状腺疾病。

- 对与痴呆症类似的疾病，如中风或抑郁症，进行神经病学和精神病学检查。

- 检查患者的病史和药物，因为某些药物的副作用与痴呆症相似。

- 对记忆、语言和视觉空间技能进行认知评估测试，从而获得基线"功能性脑图"，有助于确定患者在阿尔茨海默病谱系中的位置，并指导预后和治疗。

- 对大脑进行磁共振成像扫描，用于寻找肿瘤以及在检查时可能难以察觉的静止性卒中的证据。

- 血液检查，包括莱姆病和维生素缺乏症，其症状与痴呆症相似。

> - 用脑电图（electroencephalogram，EEG）观察大脑如何以电学方式运作，就像心电图（electrocardiogram，ECG）一样，可以观察心脏的电流活动。在极少数情况下，癫痫与痴呆症相似。
>
> 在某些情况下，根据临床表现，还要进行额外的检测：
> - 通过脊椎抽液评价脑脊液，以评估可造成记忆丧失的异常脑部感染。
> - Amyvid[1]正电子发射计算机断层扫描仪（positron emission tomography，PET）功能成像扫描，以评估大脑中淀粉样蛋白斑块沉积的程度，因为它与阿尔茨海默病有关。
> - 氟脱氧葡萄糖PET功能成像扫描，用于评估大脑中的葡萄糖消耗情况，大脑中受疾病影响的部位葡萄糖消耗会减少。

"什么？乔有阿尔茨海默病？"他怀疑地问我，"他的记忆力比我还好！他没有毛病，我认为你应该重新做一遍检查，因为我不相信这个人有阿尔茨海默病。"

乔的心脏病医生不知道乔已经做了大量测试，所有都指向同样的诊断。他甚至做了脊髓液分析，且结果因阿尔茨海默病中出现的异常脑沉积而呈阳性。乔在过去的7年里连续做检查，尽管他的记忆力还是很差，但在大多数领域表现出显著的稳定性，例如视觉空间技能，甚至在其他方面也有所改善，例如语言能力。有些人可能认为阿尔茨海默病患者出现改善纯属邪说，但乔明确地显现出治疗的积极反应。

有趣的是，乔比我更理解这位心脏病医生对这一诊断的愤怒反应。当我向乔叙述这段谈话时，他说："我的心脏病医生的妻子死于阿尔茨海默病。我知道她病得很重，生命的最后一年在一家养老院度过。他是一个老派的人，我

---

1 Amyvid，是一种用于成像脑组织中 β - 淀粉样斑块的放射性诊断，获 FDA 批准用于治疗阿尔茨海默病。——编者注

不认为他能理解或相信有的阿尔茨海默病患者可以通过正确的治疗继续正常生活。"

尽管人们普遍认为阿尔茨海默病是一条必然通往衰退的单行道，但有几年治疗这类病人经验的任何一位医生对于乔的状况都并不陌生。事实上，一些患者随着治疗逐渐改善，而且许多患者病情确实保持稳定。当人们认识到阿尔茨海默病是一种谱系障碍而非单一的疾病时，这就变得更容易理解了。很棒的是，乔继续工作并找到了生活的价值。他最终放弃管理公司，但仍保持兼职身份。到 80 岁的时候，更多的时间在佛罗里达州度过，而且在他生命的这个阶段，工作量自然会减少。乔证明了尽管他患有阿尔茨海默病，仍有可能过着一种高质量的生活，而且随着这本书出版，他会继续这样做。

乔处于痴呆症的哪个阶段？正如之前所提到的，我个人而言不喜欢划分阶段，因为我发现它在预后或从个体考虑疾病方面用处有限。相反，我会这样描述乔在阿尔茨海默病谱系中的位置：他病情发展缓慢，语言能力出色，记忆中度受损并具有良好的生活技能（包括独立生活的重要任务，如驾驶和购物）。由于乔的认知和大脑储备水平高并且对治疗有积极反应，他的总体预后良好。

阿尔茨海默病患者梅根

没有多少人知道像乔这种取得了积极结果的故事。在大多数情况下，关于阿尔茨海默病的故事，涌入人们脑海的一般都是绝望和糟糕的情节。我的另一位病人——69 岁的梅根，表达了对这种疾病常见的误解。

"我会怎么样？"她含泪问我，"我需要把我的后事安排好吗？如果失忆了，我就不想活了。在此之前，我想我会飞到一个自杀合法的国家。"她首次来我这诊断记忆问题的几个星期后，做了大量的评估。我诊断她患有缓慢进展性阿尔茨海默病，伴有轻度记忆丧失，语言和生活技能出色，且鉴于她的大脑和认知储备水平较高，可能有良好的预后。

梅根独自生活，没有孩子或家庭，只有生活在对岸的远亲。她以自己的聪明才智为豪并依赖于此。虽然她只有八年级的受教育程度，但通过自己的努力成为一家极具声望的私营公司主管。到了她的工作级别上，几乎没有犯错的余地。一旦梅根犯了一个错误，她的老板以及所有初级员工都能察觉到。从她工作的这一性质来看，许多人都在不经意间对梅根的表现不断进行评价。

梅根最初注意到她的大脑并不像以前那样敏锐了，是因为她开始出现轻微的记忆困难，包括一些商业约会。她以前有着极强的组织能力，因而对此感到十分惊恐。除了她自己以外，没有人注意到这种变化，但以防万一，她来做检查以查明原因。这一务实的做法体现了梅根实事求是的生活态度，很多人都不会这样做，而是在经历认知变化时，试图"掩耳盗铃"。在发现梅根的神经认知评估出现异常时，我们进行了一次扫描，证实了存在与阿尔茨海默病相关的斑块。梅根警惕严谨的态度得到了回报，疾病很早就被诊断出来，这对于有效治疗非常重要。

在即将开始新的疗法时，梅根对安乐死感到十分惶恐。

"我会怎么样？"她问道。

"现在我还不清楚你会怎么样，"我回答道，"你可能会通过治疗使病情稳定下来，可能到 70 岁甚至 80 岁还可以工作，也有可能治疗并不见效。在至少 6 个月后我们对你重新评估之前我无法得知结果。但是我认为你会一切顺利，因为你的健康状况良好，大脑很活跃，而且我们早早就开始治疗。你很积极勇敢，迅速做检查，这增加了成功的可能性。我们马上让你开始治疗，我的直觉再次告诉我你会表现得很出色。"我这里所说的治疗不仅是药物治疗，还包括一整套专门针对梅根症状的行为和其他的干预措施。

阿尔茨海默病的治疗现状

跟我的许多病人一样,梅根听我讲述积极的治疗结果时,露出难以置信的神情。虽然我的病人想相信治疗可以帮助他们,但他们的所见所闻使阿尔茨海默病看起来像一个不可阻挡并不断发展的疾病,能摧毁一个人的精神和大脑。这种疾病就像给每个病人留下了一个他们以前的身体外壳,但无法认出他们所爱之人,无法感受生活中简单的快乐,记不住任何事情,除了占据空间做不了其他事。

事实上,阿尔茨海默病的诊断并不总是以这种方式结束,但很少有人意识到这一点。这是因为,正如我们之前所讲的,绝大多数轻度阿尔茨海默病患者和半数中度患者未被诊断出来。即使患者被确诊为阿尔茨海默病,但如果他们仍然能正常生活,那么该诊断就会受到质疑,就像那次乔的心脏病专家事件。接不接受诊断就像是"第22条军规"[1]里无法摆脱的困境,太恼人了。只有明显受损的患者才能满足公众(有时是医生)对阿尔茨海默病的看法。这类似于说癌症患者没有得癌症,除非能够明显看出来他们病了。我们知道这是不对的。这种只看结果的扭曲思维模式也会耽误他们早点寻求帮助,即耽误了最佳治疗效果的时间。

我想举一个例子来证明这种思维没有任何益处:糖尿病。这是另一种多因素疾病,其多种遗传原因影响到越来越多的人。有些糖尿病患者对多种积极治疗都没有反应,而有些患者的症状可以通过改变饮食来控制。即使有患者确实会死于糖尿病,也不能说每个患有这种疾病的人最终都会成为一个失明的中风

---

1 第22条军规,英文"catch-22",这个说法出自英文小说 *catch-22*,表示"左右为难,无法摆脱的困境"。——编者注

双截肢者。时间和经验让我们对糖尿病的理解变得更加准确和细致入微。

再以自闭症为例。不久前，很少有人将自闭症视为一种谱系障碍。医生将自闭症患者与那些处于谱系严重端的患者联系起来，他们并不了解病情的广泛差异。当然，现在我们知道了，虽然一些人有明显障碍，但越来越多的功能性自闭症（通常称为阿斯伯格综合征）患者得到确诊。我们已经明白了自闭症谱系障碍的异质性。这些观念的变化更多的是由自闭症儿童的父母对公众的教育带来的，而非医疗机构。阿尔茨海默病中也存在这样坚定而激烈的倡导团体。我希望通过教育，公众对阿尔茨海默病的看法可以改变，因为我们在努力消除与之相关的污名，让人们理解这是一种谱系疾病，并认识到有些患者具有很强的能力和功能。

运气不好还是基因不好？

"我做了什么？我怎么会得这种病？"患者在被诊断为患有阿尔茨海默病后往往会问，"我家人都没有这种病。"

患阿尔茨海默病是运气不好、基因不好、环境恶劣还是其他原因？根据患者在阿尔茨海默病谱系中的位置，答案会有所不同。在这里，我们再一次用糖尿病来类比。有些人患有严重的糖尿病，小时候病情就开始发展——这种糖尿病具有很强的遗传因素，需要积极的治疗，有些患者会早逝，比如我朋友28岁的儿子。但是，最常见的一种糖尿病，且在一些国家达到流行程度的，是一种与不良饮食、久坐习惯和肥胖相关的糖尿病，通常出现在晚年。改变生活方式有时可以治好它们。同样，一个人如果年轻时就得了阿尔茨海默病，那么遗传也是个很重要的因素，但由生活方式导致的发病与老年的阿尔茨海默病更加常见。积极锻炼、勤于用脑和参与社交活动有助于延缓症状的发作。事实上，60%的晚发性阿尔茨海默病病例被认为是可以预防的。正确治疗高血压、心脏病等心血管疾病，是另一种降低风险的方法。即便如此，高智商和常锻炼的人仍然可能患上这种疾病。

有些阿尔茨海默病是侵袭性家族性疾病遗传而来的，在少数情况下，甚至会发生在非常年轻的成人身上，尽管我们通常将阿尔茨海默病与老年人联系起来。我诊断出的最年轻的阿尔茨海默病患者是西奥，他出现症状时才29岁，对

> 积极锻炼、勤于用脑和参与社交活动有助于延缓症状的发作。事实上，60%的晚发性阿尔茨海默病病例被认为是可以预防的。

治疗没有反应，在30多岁就去世了。在后面的章节中我会详细谈到西奥。更常见的是乔这类阿尔茨海默病患者，他们在晚年患病，并有积极的疗效。有些阿尔茨海默病患者在确诊后拒绝治疗，尽管他们中的大多数认知能力下降，但有些人仍能保持独立能力而死于其他原因。事实上，有些人的脑部尸检中有明确的阿尔茨海默病病理证据，但在他们的生活中却从未出现临床症状。是什么保护了他们？我们认为良好的大脑储备、认知储备和独特的免疫系统相结合，可能会有所帮助。

梅根的预后

以上这些都可以解释为什么我在对心烦意乱的梅根进行诊断后，没有直接给她明确的答案。我本可以告诉她，有迹象表明她可能会有很好的疗效，因为她身体健康，没有心血管风险因素、头部受伤或中风病史。这有助于保持梅根大脑中超过800亿神经细胞的健康（她的大脑储备），即使每周有数百万脑细胞死于正常衰老和阿尔茨海默病。虽然失去这么多脑细胞可能令人担忧，但事实上，细胞之间的联系比细胞的绝对数量更能保持大脑良好运转。例如，轻微脑震荡的症状更多的是由细胞连接中断而非细胞死亡造成的。当某些大脑区域

使用较少时——比如那些参与阅读或数学等认知任务的区域——即使脑细胞的数量保持不变，这些区域的联系也会变得更弱。相反，练习可以加强神经细胞之间的联系，犹如从脆弱的蜘蛛网转变为坚固的电缆。梅根固有的神经元"电缆"和神经细胞间数万亿的突触"开关"连接（她的认知储备），将使她的大脑保持良好的功能，即使它受到阿尔茨海默病病理的侵袭也不会受太大影响。

不幸的是，梅根的脑部扫描显示出中度到重度的斑块沉积，表明她的脑部病变是长期的。此外，她的实验室检测显示出载脂蛋白 E（APOE）基因 E4 变体的副本，该变体与疾病的快速发展有关。69 岁的梅根还相对年轻，身体健康。这意味着，根据她的预期寿命，我们需要让她的大脑正常运转至少 10 ~ 15 年。考虑这些变量后，我认为梅根对积极治疗会有良好反应。她和我制订了一个计划，使用已批准和标示外的治疗方案。我告诉她，在她接受至少 6 个月的治疗之前，我们无法评估她的治疗反应以及特定的病情发展趋势。对于梅根的治疗反应，我的判断是正确的吗？我们将在下一章中找到答案。

治疗具有不同临床症状的慢性病时，如阿尔茨海默病，适当地等待一段时间，然后再决定是继续治疗还是放弃治疗，这是至关重要的。患者可能有几天、几周甚至几个月感觉"强烈"，也可能会有几天、几周或几个月"茫无头绪"。这可能不是病情恶化的反映，而是另外的原因，如抑郁症、感染，或只是我们大脑能力的正常变化。我们将美好的时光与舞会联系起来，而其他的日子我们甚至记不起朋友的名字，更不用说早餐吃的东西了。我们有时可以找到明确的触发因素，例如睡眠不佳这一罪魁祸首，但有时候这种认知波动是没有规律或原因的。这就是为什么我告诉患者，不难理解，大多数人非常焦虑——我们必须等待一段时间，以确保我们不会将疾病过程中常见的波动解释为对治疗的特殊反应。

基于谱系的阿尔茨海默病治疗方法

在过去的 20 多年里，我见过数千名记忆受损患者。他们当中有些人病情好转，有些保持稳定，还有些在恶化，而我有幸能够多年来一直关注着他们的状态。当他们第一次来见我时，几乎所有人都进行了彻底的检查，而且许多人多年来连续进行了测试。基于众多数据，我提出一种方法：根据谱系对患者进行分类。这对我和患者都有帮助。我的分类系统让我能够根据他们在阿尔茨海默病谱系中的位置来看待每个人，以确定预后并选择适当的治疗方案。正如我跟梅根所说的那样，最好在至少 6 个月的时间里收集至少两组数据点，来提高我的预后准确性。不过，经过全面的基线评估后，我也能够对预后和治疗反应有一个较好的预测。

我考虑了患者的年龄、医疗和家族史、总体健康状况、大脑储备、认知储备、实验室和基因检测，以及目前的功能水平这些因素。其中年龄较小，带有多种心血管风险因素的病史，含一个或多个患病的家庭成员，总体健康状况不佳，具有遗传风险因素，检测出炎症和其他疾病的实验室指标，以及大脑和认知储备低下都与较差的预后相关（在本书中，您会看到许多较差预后的风险以及如何消除它们）。我还仔细回顾了患者在不同神经认知检测中的表现，包括语言、记忆、视觉空间能力以及我所说的生活或生存技能。这些技能包括患者进行各种日常活动的能力，例如购物、烹饪、社交和四处走动。

基于所有这些信息，我要做出几个决定。首先，我要确定这个人所患的阿尔茨海默病是快速还是缓慢进展的。换句话说，我问自己预计疾病的进展会有多快。其次，评估重要的认知领域——主要是语言、记忆、视觉空间、社会和生活技能，衡量的依据为每个领域受影响或不受影响的程度。这有助于我更好地针对患者及其阿尔茨海默病亚型定制治疗方案，而不是采用一刀切的方法。

然后，我与患者一同确定他们所希望维持的功能水平：例如，他们是想继续工作，还是想退休花更多时间与家人在一起？基于所有这些考虑，我方能制订一个治疗计划。

虽然每个人都想要尽可能维持更多的认知功能，但需要权衡积极治疗阿尔茨海默病所耗费的成本——时间、资金、副作用和众多不便。其他慢性疾病也存在这种风险效益分析。例如，具有急性关节炎且希望继续参加比赛的运动员，比起那些愿意放弃比赛的运动员，则需要更严格的干预。

"我记不得了，所以我一定是傻了"

"我一定是傻了，因为我什么都记不得了"，是一种常见的谬误，把记忆与智力等同起来。为了防止其发生，我们可以对谱系上的患者进行系统认知。

为了区分和强调记忆与一般智力之间的差异，我仔细检查了患者的功能区域，将每个区域划分为优秀、良好、轻度、中度和重度。这使患者及其家属明白，虽然她有严重的记忆丧失（打个比方），但她并没有失去多少生活技能，她的语言能力仍然很出色。

然后，我可以反驳患者面对痴呆症时对自己的负面评价："你怎么能说自己傻呢？与你这个年龄段的其他女性相比，虽然你的记忆力确实处于第二个百分值，但你的词汇量处于第八十个百分值。在你这个年龄没有患痴呆症的一千人中，你的词汇量比他们中的八百人都强！"使用基于谱系的方法可以让患者和护理人员以可量化的方式了解优势和弱势区域，这可以帮助他们在面对阿尔茨海默病这一诊断时保持对自己智力的信心。

更加宽泛的谱系

尽管十多年来我一直将有症状的阿尔茨海默病视为一种谱系障碍，但直到2012年，阿尔茨海默病协会和国家老龄化研究所才证实了我的想法，并提出了阿尔茨海默病是一种谱系障碍这一新定义。他们的定义基于临床症状和生物脑指标（重点在斑块沉积）的结合。他们将临床前阿尔茨海默病定义为一个有斑块但没有临床症状的阶段，轻度认知障碍是一个有一些客观症状但没有功能问题的阶段，阿尔茨海默病是第三阶段。我将这个临床第三阶段细分为两大类：快速进展性和缓慢进展性阿尔茨海默病。我又将这两大类进一步划分，根据功能受影响的类型和程度以及涉及最多的大脑区域来定义。

事实证明，这对于我和我的患者及其家属来说是一个更好的体系，具有更多的临床效用和预后价值，而不是根据轻度、中度或重度这些更宽泛的阶段来考虑疾病。我相信在未来，阿尔茨海默病的几种亚型将得到更好的定义，从而

> 我相信在未来，阿尔茨海默病的几种亚型将得到更好的定义，从而可以量身定制临床试验，并对整个谱系有更好的理解。

可以量身定制临床试验，并对整个谱系有更好的理解。该领域的专家们已经开始对阿尔茨海默病谱系中的亚型进行梳理。例如，具有主要视觉空间障碍的患者可能被诊断为后大脑皮质萎缩症（阿尔茨海默病的一种亚型），而那些语言功能损失更大的患者（其中许多显示出阿尔茨海默病病理）可能被诊断为原发性进行性失语症。

在本书中，我将重点讨论阿尔茨海默病的谱系部分。我不讨论轻度认知障碍或临床前阿尔茨海默病。这些领域将逐渐明晰并获得重新分类。例如，最近定义发生了改变，将93%以上从前被称作"轻度阿尔茨海默病"的病例重新

归类为轻度认知障碍，说明了该领域水平的不断变化。关于这组疾病还有很多东西需要了解，但有一点是肯定的：将阿尔茨海默病看作一种谱系障碍可以更好地调整诊断和治疗。

以下两个例子是根据我所收集的信息给患者的具体诊断。乔患有缓慢进展性阿尔茨海默病，伴有中度记忆丧失、优秀的语言技巧和良好的生活技能。根据我的经验，这预示着良好的预后和治疗反应。他希望保持高功能水平，这需要更积极的治疗。梅根患有缓慢进展性阿尔茨海默病，伴有轻度记忆丧失，语言和生活技能都很好，可能有良好的预后。

阿尔茨海默病患者贝拉

贝拉 75 岁，负责我的养老金计划。十多年来，她一直做得很好，直到有一天早上她和丈夫来见我，表示担心自己记忆正在衰退。贝拉负责许多大型公司以及像我这种个人的养老金。她很自豪能为他们量身定做方案，有一次她告诉我，她完全是用对待自己家庭资金的方式来对待客户的资金的。

这种工作态度是我选择她投资的原因之一，她诚实、聪明、勤奋。如今，她来我办公室并不是讨论我的个人退休金账户，而是担心自己的记忆力在衰退。起初，我吓了一大跳，因为她工作做得非常好，让我获得极大的收益，但贝拉坚持这么说。

"我母亲和她的兄弟有记忆力问题，"贝拉说道，"这件事总在我脑海中萦绕。我看了一样东西然后又忘了是什么——比如电视遥控器或警报器。几周前，我把本该买的东西下订单出售，这是一个低级错误，你一定要给我检查一下！"

做了检查后，我不幸地发现，贝拉说的没错——她确实患上了阿尔茨海默病。她一直以来所担心的事现在也说得通了。贝拉记不住与她通话的人。她会发现自己突然中断了谈话，本来打算说的话会突然消失，就像是中了巫师的诡计，想说的话从喉咙里消失了。

贝拉患有缓慢进展性阿尔茨海默病，伴有轻度 – 中度记忆丧失、轻度语言丧失和良好的生活技能。她开始服用批准用于治疗痴呆症的药物，并开始每周的身体和认知锻炼。她也开始使用标示外批准的治疗，包括脑部磁刺激——这是 FDA 批准的抑郁症治疗方法，在我的研究中，它有益于治疗阿尔茨海默病。不出四、五个月，她告诉我，能力已经恢复了许多，感觉比之前很长一段时间好多了。她仍有一段艰难的时光，会感到"模糊"，但总的来说，她认为自己的症状已经缓解了。经过 6 个月的治疗，我对她的认知能力进行客观检测，证实了贝拉的观察结果。令人高兴的是，她一直在好转。在我撰写本书前，贝拉刚刚庆祝了她的 80 岁生日。在庆祝活动结束几个月后，她终于从养老金行业退休了，不是因为认知问题，而是因为她想退休。正如贝拉所说的那样："现在是时候像个祖母一样，多花时间陪陪我的孙子孙女。"

阿尔茨海默病患者凯瑟琳

乔和贝拉都表现得很好，当然，除此之外有些人对治疗没有反应或者没有机会获得足够的治疗。

有这样一位患者，叫凯瑟琳，她第一次来见我的时侯 53 岁，爱说爱笑，身材娇小，梳着棕色"精灵头"，与丈夫和三个十几岁的女儿住在一起。她告诉我，在过去的几年里，她说话时老是找不着词，有时会忘了带宠物狗康斯坦斯去散步。她说没有人察觉这些，但自己意识到出了一些问题。她之前一直是位非常成功的时尚主管，生活在一个高压的世界里，事业蒸蒸日上，但在见我时已经有三年不工作了，因为她对自己的认知能力感到担忧。

凯瑟琳嫁给了她大学时期的恋人，在纽约抚养孩子。她从未想过要住在世界上其他地方。在那个炎热的夏日午后，我在办公室里观察到她热情的个性，心中毫无疑问，她的症状与更年期最相符。我见过很多 50 多岁的女性，来到我的办公室，害怕自己得了阿尔茨海默病，结果发现实际上得的是可治愈的疾病，比如与记忆丧失相关的更年期。

阿尔茨海默病是一种谱系障碍

阿尔茨海默病谱系的种种亚型由生物指标和临床症状所定义。

临床前阿尔茨海默病

· 处于潜伏期的阿尔茨海默病患者有生物指标，但没有可测量的认知障碍。

· 这一阶段可能会持续数十年，而且这个人可能永远不会患上阿尔茨海默病。

轻度认知障碍

· 患者具有显著的生物学指标并具有可测量的认知缺陷。

· 这些患者中有些病情将保持稳定，随着时间好转，甚至最终会痊愈；而有些人会发展成临床型阿尔茨海默病。大脑储备和认知储备可能会影响结果。

· 基于所使用的标准和功能障碍水平，该组患者有时可判定为患有阿尔茨海默病。

阿尔茨海默病

· 阿尔茨海默病的患者具有生物指标和可测量的认知缺陷，会造成功能障碍。我将我的患者细分如下：

缓慢进展性阿尔茨海默病

· 对治疗有反应。

· 患者可通过高水平的认知储备和大脑储备来预防衰退。

快速进展性阿尔茨海默病

· 对治疗的抵抗性较大。

· 患者不受高水平的认知或大脑储备的保护。

· 语言、视觉空间和生活技能更早受到影响。

症状和严重阶段

我根据客观的神经认知测试来评估主要症状，包括语言、记忆、视觉空间能力和生活技能等方面的症状。然后根据神经认知和临床测试进行分类评估，以提供详细准确的信息。评级分为优秀、良好、轻度、中度和重度。

我非常希望凯瑟琳接受检查，然后能安慰她事情并不像她所想的那样。我希望能告诉她患了一种更简单的暂时性疾病。不幸的是，我无法那么做。

她最初的检测包括常规检查：遵循国家神经疾病和中风研究所制定的官方标准，进行实验室和神经认知评估以及磁共振成像。虽然凯瑟琳的确处于更年期，但她在测试中表现出快速进展性阿尔茨海默病，伴有中度记忆障碍和轻度语言障碍。我惊呆了，接着做了进一步的确认测试，包括PET，结果显示大脑中受阿尔茨海默病影响部位的活动的确在减少。我还是无法相信，凯瑟琳表现出的功能性太强了，因此我又做了脊椎抽液，结果她对阿尔茨海默病呈阳性反应，出现明显的斑块和缠结积聚（缠结是阿尔茨海默病患者大脑中的另一种病理沉积物，扫描缠结很快就会上市）。

虽然她知道事情有些不对劲，但对于这一结果，凯瑟琳和我一样都目瞪口呆。我们都想要尽可能地让她得到良好的治疗。她还这么年轻，就像她所说："上帝啊！我女儿们高中还没毕业。"凯瑟琳所患的阿尔茨海默病，通常在65岁前开始，发展迅速。她赞成所有的治疗方法，包括医疗保险外的，比如乔、贝

> **凯瑟琳所患的阿尔茨海默病，通常在65岁前开始，发展迅速。**

拉和梅根的治疗方法。

然而，她的丈夫查德反对那些会花光他们所有积蓄的治疗方法。因此，我试图让凯瑟琳参加各种实验，其好处在于能接受免费和先进的治疗。因为尽管有 50% 的可能性她会服用安慰剂或接受"糖丸"治疗，但仍有 50% 的可能她会获得潜在的有效治疗。查德愿意接受这一做法，所以我打了几个电话，对她进行评估。

不幸的是，她患的阿尔茨海默病十分特殊。我送她去的研究中心打电话告诉我，他们质疑对她的病情诊断，尽管脊椎抽液结果呈阳性，但他们认为她可能患有抑郁症。因此，他们认为凯瑟琳没有资格参与实验。可悲的是，凯瑟琳太聪明了，在测试中表现非常好，因此研究中心没有人相信她患有阿尔茨海默病。她还处于疾病的初期阶段，他们很难发现。

这也说明了诊断阿尔茨海默病的另一个困难：一些医生很快就做出诊断。这可能会使患者感到困惑和惊慌，但如果对诊断的正确性存在疑虑，就应该寻求另一位专家的第二意见。或者，如果无法获得第二种意见，那么还有一种方法：在一年内重新测试以评估阿尔茨海默病的进展。在一年内对凯瑟琳重新进行检查，将会向那些多疑的人证实这一诊断，但不幸的是，她会因此失去宝贵的治疗时间。越早开始治疗，越能延缓病情的发展，即便对于凯瑟琳这样病情发展迅速的患者也是如此。

七年过去了，现在没人会怀疑对她的诊断。曾经充满活力的凯瑟琳不怎么说话了，但每次看到我时她仍会灿烂地冲着我笑。她曾经良好的大脑和认知储备（对贝拉和乔很有效）已无法抵抗致命性的早发性阿尔茨海默病。

凯瑟琳的生活在其他方面也发生了变化。虽然她的婚姻还在，但查德卖掉了原先的房子，让凯瑟琳和一个家庭护工住在她自己的公寓，而他搬进了另一个公寓。查德最初的想法是将凯瑟琳安置在养老院，但我说服了他让凯瑟琳住在自己的地方，养一条狗，这会是个更好的选择。在凯瑟琳生病的那几年，查德开始应酬，但他仍然非常关心和照顾凯瑟琳，陪她去看医生，负责她的药物治疗，每周抽几个晚上去看望她，并密切关注她的情绪和身体状况。尽管有些人可能认为丈夫开始应酬很无情，但我们需要理解查德这样的照顾者，而不是去诋毁他。看护是非常孤独和耗费精力的，而寻求陪伴和慰藉是符合人性的，我们将在本书的后面详细讨论（见第十二章）。凯瑟琳的三个孩子全都大学毕业离开了家，开始各自的生活。这段日子，凯瑟琳和她的狗康斯坦斯住在一个公寓里，还有一位可爱活泼的护工埃尔玛，她俩十分亲近。凯瑟琳有时会发表有趣的评论，但当我问她有几个孩子时，她却答不上来。我问她有没有结婚，她有时会说有，有时说没有。她仍然记得自己的名字。顺便提一下，查德意识到，在家里请护工照顾妻子的费用低于将她安置在养老院的费用。我很高兴，因为这使凯瑟琳能够留在她熟悉的社区，并继续她喜欢的活动，比如遛狗。聘请家庭护理不仅仅属于富人的选择。例如，在纽约州，医疗补助将涵盖每天几小时到全天候的家庭护理费用。相较于把人安置在一个场所，这种护理对于患者而言可能更人性化，而对于整个社会大多数人来说花费也更低。

不幸的是，虽然凯瑟琳身体仍然非常健康，没有任何其他慢性疾病，她却不可避免地会退化成阿尔茨海默病外壳下许多人所害怕的幽灵。看着她病情的迅速恶化，我很清楚她很快就会被身体束缚，而大脑将无法正常运转和认知世界。凯瑟琳很有可能最终死于肺炎或其他与卧床有关的感染病。

即使她所患的阿尔茨海默病是急性和快速发展的，但我确信，如果凯瑟琳之前能够用这些方法进行治疗，尽管它们可能是标示外的，但她可能会拥有更久的高质量生活。应该指出的是，我对这种信念的唯一理由是强烈的临床意识和我的专业经验，但没有证据。

像凯瑟琳那样说不出自己孩子名字的病人，在我所接触到的所有患者中占不到 5%。我的绝大多数患者都像乔或贝拉一样功能健全，具有创造力，爱家人、朋友、工作和生活。然而，因为像凯瑟琳这样的病人都待在养老院——要不是我提出另一个方案，她也会待在那里——这就是人们想到阿尔茨海默病时脑海里浮现出来的画面。他们只看到了阿尔茨海默病宏大谱系的一个方面，因此对这种疾病的理解是片面和带有偏见的。

阿尔茨海默病患者乔纳森

正如我之前所说，并非每个早发性阿尔茨海默病患者病情都发展迅速。20年前，我在哥伦比亚大学阿尔茨海默病中心遇到了乔纳森—— 一个44岁的年轻人，他在一家律师事务所担任会计师。经过大量的检查——包括功能性PET扫描以及神经认知和实验室检测，我们的大学团队诊断他患有阿尔茨海默病，乔纳森开始接受药物治疗。大约4年后，他不得不停止工作，并出现身体障碍。其他神经病学家以及多年来在保险公司里负责他身体疾病的几位医生，也分别证实了乔纳森患有阿尔茨海默病。

如今，乔纳森已经64岁了，他仍然能够独自乘地铁来见我。他的记忆属于轻度到中度受损，语言和生活技能良好。他独自生活，交往很久的女友照管着他。他每天去健身房，进行着社交，遵从医嘱。他本可以放弃治疗并认输，但他没有这么做。乔纳森这种积极主动、乐观而现实的态度得到了回报，使他得以在多年以后，带着女朋友在新奥尔良共度周末，满脸笑容回来告诉我这一切。

伪装成阿尔茨海默病

有时，对记忆丧失的评估可能会产生令人惊讶的结果。萨拉的案例在我的脑海中脱颖而出，因为它强调了为什么要进行彻底评估而不是简单地假设记忆丧失来自阿尔茨海默病或其他类型痴呆症。

"我从来没有见过我妈这个样子，她最近变得特别糊涂。"萨拉的女儿丽萨

（她在我以前的医院当护士）说道，"一直以来，她都是在黎明时分起床的，安排紧凑，即便退休后，也会出门散步，到公园遛狗，购物。尽管我才是工作的人，她却显得比我还忙。现在，她十分糊涂，整天坐在湿漉漉的沙发上看电视，房子里散发着尿味，我觉得她得了阿尔茨海默病。"

丽萨的母亲萨拉坐在我对面，面带微笑地看着我。她身材肥胖，皮肤洁净，灰黑色的头发盘成发髻，穿着连衣裙和白色护士鞋——她曾跟女儿一样是个护士，这种鞋她舒服地穿了 40 年。

萨拉说："我不知道丽萨在说什么，我不记得弄湿了沙发，但最近的确感觉没有什么精力了，也许这与我的脑肿瘤有关。"

15 年前，萨拉切除了一个小的脑部肿瘤，之后她接受了一些放射治疗。从那以后，她把许多问题都归因于脑部肿瘤切除手术和放射治疗的长期影响。

丽萨说："如果她忘带钥匙，就说是放射治疗的影响。如果对孙子孙女发火，就赖脑部肿瘤。她把一切都归咎于脑部肿瘤，如今她说最近自己行为反常也是因为它！脑瘤根本没有复发——几个月前我们就为她做了扫描确认了这一点。她现在表现得就像我那儿的痴呆症患者。"

萨拉告诉我她出现大小便失禁，渐进性方向感迷失，有时糊涂，有时清醒。这听起来像是快速发展的痴呆症，但又感觉哪里不对。

"你多久去一次洗手间？"我问道。

"我无法确切地告诉你，但似乎每隔一分钟就要去一次。"萨拉回答道。

"你喝了很多水吗？"我问道。

"当然，我喝了很多水。"萨拉耸了耸肩。"这难道不是我们应该做的吗？我们必须保持水分，对吗？"她回答道，像个护士一样。

关于斑块

阿尔茨海默病患者大脑中的淀粉样斑块沉积物与牙齿或动脉中发现

的斑块不同。它们是脑蛋白的异常沉积物，在健康的大脑中并没有，但开始在阿尔茨海默病患者的大脑中积聚。这些斑块成簇状，被斑块附近变形的神经细胞包围，可能受到斑块毒性的影响。

一些科学家认为斑块是有害的并且导致细胞死亡，而另一些科学家认为斑块隔离了有害的蛋白质成分以防止细胞死亡。

一些有斑块的人没有表现出记忆受损，因为他们受到具有巨大认知和脑储备的复原性大脑的保护，而独特的免疫系统也能保护他们免受斑块毒性的危害。

用于检测斑块的 Amyvid 正电子发射计算断层扫描仪和用于检测脑斑块的脊椎抽液测试提高了诊断的准确性。过去，斑块只能在尸检时看到，阿尔茨海默病只有在死后才能确诊。

扫描异常缠结（神经细胞内蛋白质的扭曲结，破坏细胞的功能并导致细胞死亡，是阿尔茨海默病的另一个标志）很快就会变得商业化，与临床症状的联系甚至比斑块沉积更紧密。

"她的生命体征都很好，"丽萨猜中了我正在寻找医学问题，便插了一句道，"前几天我检查了她的血压是正常的。她没有发烧，所以我认为她没有感染。"

医学的奇妙之处在于，当你接受培训后，过了一段时间，复杂谜题的所有不同部分立刻聚集在一起给你重重一击，且来得十分突然，让你一下顿悟。突然间，萨拉的症状对我来说说得通了——这种突然领悟的情况对每个努力推测各种可能诊断的医生来说应该都不陌生。

我从萨拉那里得到了尿液样本并进行检测。结果一出来，我们就发现了她所有问题的原因。之前我们还在猜想，她得的是很久以前治疗脑瘤的后遗症还是痴呆症，而萨拉真正患上的是一种容易治疗的疾病：糖尿病。糖尿病通常很容易被诊断出来，但在萨拉的案例中，她的其他条件使得这一疾病很难被发现。内分泌失调，如糖尿病和甲状腺机能减退，会导致身体代谢变化，严重影响我们的认知功能，就跟萨拉的情况一样。

期望

阿尔茨海默病患者对未来感到担忧，因为他们对以后的生活抱有可怕的设想，即没有什么意义也不会感到快乐。幸运的是，我的大多数患者并非如此。我希望通过贝拉、乔、梅根和凯瑟琳的案例，能够让你们对阿尔茨海默病谱系有一定的了解。贝拉、乔或梅根可能是你的同事、邻居或老板，而你不会知道他们正遭受着阿尔茨海默病。阿尔茨海默病患者在自己或他人眼中应当被视作所处的社会中有能力的成员，因为他们通常就是如此。

大多数患者都会带着目的和尊严生活，步入老年，尤其那些得到早期治疗的患者。医疗虚无主义具有误导性，会阻止那些本可以从治疗中受益的人获得他们所需的照料。有效的治疗方法是能够找到的，应该去寻求并加以使用，让患者受益，我们将在下一章中对此进行探讨。

第二章

我得了阿尔茨海默病：现在该怎么办？

▶ ▶ ▶

阿尔茨海默病是一种谱系疾病——使用多管齐下的治疗方法

"我不确定富兰克林医生为什么让我来见你，"查尔斯说道，"他认为我可能存在记忆问题，但我一点也没察觉。"

查尔斯，79岁，身材高大，穿着西装系领带，非常符合他的银行家身份。他的内科医生将他送到我这儿来诊治。

查尔斯在和我说话的时候，我也想过富兰克林医生也许把他送来得太早了。我的初步评估显示，没有证据表明查尔斯有任何问题。他仍然每天都去上班，并成功管理多个基金。虽然他最近开始和一个年轻人搭档，但对此他的解释似乎是合理的，与认知能力下降无关。"我不会长命百岁，我已经到了一定年龄，应该有一个受过训练的人来协助我。"他说。

虽然我绝对相信富兰克林医生的临床判断，但我的初步评估中没有什么证据让我认为查尔斯有必要进一步测试。查尔斯告诉我，家里没有人注意到他有什么毛病。然而安全起见，经查尔斯同意，我打电话给他妻子阿丽莎。

"我打电话过来是为了你的丈夫，"她接电话时我说道，"我想知道最近他的记忆力怎么样。"

"他最近有些健忘，"阿丽莎告诉我，与此相反，查尔斯告诉我家里没人注意到他有毛病，"他是患了阿尔茨海默病还是其他什么病吗？"

"你说的健忘是什么意思？"我问道。

"他会忘记约会。以前他的记性很好，但现在他似乎注意力很不集中。我不知道是不是因为他年龄大了，还是他得了阿尔茨海默病吗？"她再一次问道。

我还没来得及回答，阿丽莎又说道："如果他确实得了阿尔茨海默病会怎么样？即使他得了，也治不好了，对吗？"

"现在我们不知道查尔斯有没有患上阿尔茨海默病——我得做一些检测后才能确定。但我希望你知道，如果检测结果呈阳性，这种疾病也是可以有效治疗的。"

"真的吗？"阿丽莎说道，似乎不太相信。

我让查尔斯去做了检查，结果让我感到惊讶。他的磁共振成像和实验室检测结果正如我预期的那样是正常的，但神经认知测试显示他的记忆严重受损。与相同年龄段的其他男性相比，他在某些记忆方面的得分排在最低的 2%，但他的整体能力高得多。尽管他的身体机能很好，但显然他的记忆已经明显恶化。

在我的要求下，阿丽莎陪查尔斯过来诊断。我向他们两个人解释说，查尔斯患有缓慢进展性阿尔茨海默病，伴有中度记忆障碍、良好的语言和生活技能（我用"中度"这一修饰语来描述查尔斯的记忆障碍，是基于他大量神经认知评估的多项得分的，而不是仅根据他在记忆力某些方面 2% 这一低分）。

"他还能工作吗？"阿丽莎问道。

"是的，"我说道，"他能继续工作。"

"但是如果其他人发现了怎么办？他的判断力呢？"

"至今他在工作上都表现得很好，"我指出，"没有遭到投诉，而且他一直应付得非常好。"

"我知道，但以后怎么办？"

"很不幸，在他接受治疗之前，我们无法得知更多信息。"

"是的，我理解，"阿丽莎说道，"但你可是告诉我他得了阿尔茨海默病啊！"

"我想再做一个测试。有一个特殊的扫描，能看到他的大脑中是否有斑块。如果他做了，可能有资格获得一些我认为对他来说有价值的研究，因为他的功能障碍不严重，还具有良好的认知和大脑储备。"

"我不知道那是什么意思，"阿丽莎不无道理地说道。

"如果你把你的大脑想象成一台计算机，"我说，"大脑储备就是你的硬件——你拥有的神经细胞数量。如果你中风或大脑受到损伤，它会杀死一些神经细胞，你的大脑储备会减少。有些人天生脑容量就较大，就像有些计算机有更大的内存。查尔斯大脑储备良好，因为他没有中风或受到其他脑损伤，他的磁共振成像显示出很少的萎缩或收缩。"

"还有，认知储备是什么？"

"认知储备是大脑的软件，它取决于你的神经细胞之间的联系，以及你处理信息的速度和方式。积极的生活方式、社交、高等教育和脑部锻炼使你大脑复原性更强，并加强神经细胞之间的联系。增加你的认知储备实际上可以通过加强神经细胞之间的联系，保持细胞更加活跃和健康的状态，来有效地提高你的大脑储备。查尔斯拥有良好的认知储备，因为他拥有高水平的教育，会打桥牌和高尔夫，并且仍然在工作。"

"所以你是说查尔斯的病是可以治疗的吗？"阿丽莎怀疑地问道。

"是的。"我说道。

但第二天，阿丽莎往我办公室打来电话。"我一直在阅读有关阿尔茨海默病的资料，"她说道，"发现它无法治愈，也没有治疗方法。我不知道我们为什么还要费力去做更多的检查。"

"那不是真的，"我试着再次让她安心，"确实存在有效的治疗方法。每个人病情发展不同，很多像查尔斯这样功能性很强的人，病情会随着治疗而稳定下来。"

"哦？"她说，仍然表示怀疑，"可是我读到的以及人们告诉我的并非如此。"

几天后，我的秘书告诉我阿丽莎取消了对查尔斯的进一步检测，并说道"我觉得什么都帮不了他"。

我见过很多这种悲剧。如果我告诉查尔斯和阿丽莎，查尔斯患有癌症并且只能活 6 个月，但是经过治疗，他会活一年，我敢说，阿丽莎会更积极地接受治疗。但是，阿尔茨海默病这一诊断往往会给患者和家人造成一定程度的疲乏，我认为这会产生反作用并且是有害的。查尔斯本人没有坚持治疗，因为他缺乏对病情的了解，也不相信自己出了问题。

我认为通过治疗，查尔斯本可以继续多工作几年，并且在家里过上相对高效的生活。但事实上，我不知道他发生了什么。

这种不愿意检查或治疗阿尔茨海默病的情况很普遍，不仅在患者及其家属

> 高达 97% 的轻度阿尔茨海默病患者都没有被初诊医生诊断出来，因为其症状要么没有被注意到，要么被认为是属于正常衰老过程的。

中，在医生中也是如此。正如我之前提到的，高达 97% 的轻度阿尔茨海默病患者都没有被初诊医师诊断出来，因为其症状要么没有被注意到，要么被认为是属于正常衰老过程的。在年龄增长中什么算是"正常"？这一问题取决于个人对正常健忘的看法。此外，50% 的中度阿尔茨海默病患者未被发现，也没有接受治疗。在查尔斯的案例中，连我这个所谓的"痴呆症专家"也被查尔斯的清晰思路所蒙骗，而他那位多年的精明内科医生能够看到这些变化，他的妻子也能看到。查尔斯的内科医生本可以将这些视为他这个年龄的正常变化，尤其是考虑到他的整体功能水平很高，但是他想进一步调查。然而不幸的是，尽管查尔斯被诊断为痴呆症，却没有开始治疗。

梅根怎么样了？

在上一章，我们见到了乔和贝拉，他们都选择了积极治疗阿尔茨海默病并取得了良好的效果；他们都继续工作，保持社交活动，并保持良好的生活质量。我们还见到了刚开始接受治疗的梅根。我曾预测她会有很好的反应，因为她有良好的大脑和认知储备，尽管她相对年轻才 69 岁，斑块沉积严重。事实上情况是这样吗？

> **因为阿尔茨海默病是一种谱系疾病，而且每个患者都是独特的，所以没有一种适合所有人的治疗方法。**

梅根开始服用多奈哌齐（Aricept）和美金刚（Namenda）——两种经 FDA 批准用于治疗阿尔茨海默病的口服药物。她还开始每周进行经颅磁刺激（transcranial magnetic stimitlation，TMS）这一标示外治疗（稍后会更详细介绍）以及每周量身定制的一对一大脑锻炼课程。6 个月后，经过测试，尽管梅根的记忆仍然受损，但在神经认知评估方面得到了全面改善。她还注意到，自己在工作上做得更好了。

一年半之后，也就是在她确诊两年后，梅根病情稳定，继续工作。最终，她苦笑着描述自己是"谨慎地乐观"。虽然花了两年的时间才说服梅根相信她得的这种阿尔茨海默病可以成功治疗，但这是值得的。

乔和贝拉在药物、经颅磁刺激和大脑锻炼的结合治疗上也做得很好，并做了一些量身定制的调整。例如，贝拉喜欢她的每周大脑锻炼计划，但乔不喜欢，也没有继续做下去。因为阿尔茨海默病是一种谱系疾病，而且每个患者都是独特的，所以没有一种适合所有人的治疗方法。每个人对治疗的反应不同，治疗方案的选择不仅取决于患者的阿尔茨海默病类型，还取决于患者的偏好和舒适程度。

阿尔茨海默病的治疗

我坚信治疗阿尔茨海默病和维持身体机能应使用多管齐下的方法：通过改变生活方式和饮食来促进整体健康，以及结合 FDA 批准和标示外治疗。我主张：

- 改良饮食来改善健康，即优化热量摄入以达到 24 或更低的理想体重指数（BMI），并遵照美国心脏协会的规定饮食（与地中海饮食非常相似）。

- 治疗任何医学疾病，如高血压、糖尿病、甲状腺功能障碍和高胆固醇。

- 体育锻炼，包括增强骨骼健康的负重训练，以及每周做 3 次有氧运动。

- 通过治疗抑郁、攻击性行为和焦虑等症状来改善行为健康。

- 为个人量身定制脑力练习。例如，找词困难的人进行锻炼来改善相应大脑区域。这些最好由经过培训的人员完成，例如语言治疗师或心理学家。数独、填字游戏以及其他类型的脑筋急转弯也可能对一些阿尔茨海默病患者有所帮助。

根据患者的情况，我也可能开具以下药物和治疗方案：

- 胆碱酯酶抑制剂，如多奈哌齐、加兰他敏（Razadyne）和艾斯能（Exelon）。这些药物可提高大脑化学物质乙酰胆碱的水平，这种化学物质存在于记忆电路中，但在阿尔茨海默病中减少。它们可以通过药片或药丸形式获得，并伴有恶心、腹泻和头晕这些最常见的副作用。从低剂量开始并缓慢增加，让大多数患者耐受这些药物。虽然一般的想法是它们在几年后就不再起作用，但我发现多年后它们仍然有效。在我的实践中，几乎所有阿尔茨海默病患者都服用了这类药物。

- 美金刚，一种通过降低脑部化学物谷氨酸过度活性产生的毒性而起作用的药物。FDA 已批准美金刚用于治疗中度至重度痴呆症，但尚未发现它对治疗轻度痴呆症有益。我个人已经发现它对谱系中的大多数患者都有用。每天一次，早上给药，它通常耐受良好，最常见的副作用是嗜睡。

- Namzaric 是 FDA 批准的一种多奈哌齐与美金刚复方药物。因为每天只需要服用一次，所以它易于使用。

- TMS 经 FDA 批准但不用于阿尔茨海默病（因为其效用未经证实）。

- 非处方维生素和膳食补充剂，包括维生素 E、B_6、B_{12}、D 和叶酸、预防剂、银杏叶、欧米伽－3 鱼油和姜黄素（对于治疗阿尔茨海默病的好处尚未得到证实）。

　　我也十分支持参与临床试验，特别是使用针对大脑中斑块沉积的单克隆抗体的试验——这种试验看起来很有前景，但仍未得到证实。我们可在阿尔茨海默病协会网站上找到最新的临床试验信息。

痴呆症：她有；她没有；她有；她没有

　　苏珊，87 岁，是一名肥胖的高血压和关节炎患者，因为记忆受损严重，她的孩子带她到我这儿来看病。她和丈夫住在家里，她丈夫年纪更大，病得很重。苏珊的健忘意味着她的血压会经常升高，因为她经常忘记服用药物。

　　刚开始见到苏珊时，她的记忆力很差，以至于每次我离开房间再回来时，她都会笑着问候我，又说一次"你好！"，忘记了几分钟前就曾见过我。

　　苏珊第一次来后就进行了大量的检查，我诊断她患有缓慢进展性阿尔茨海默病，伴有中度记忆和生活技能障碍。她的语言功能良好，我给她开了处方药多奈哌齐和美金刚。然而，苏珊的内科医生认为记忆受损对于一名 87 岁的女性来说是正常的，她并没有患痴呆症。

什么才算是正常？这一问题是模糊的，可导致同一位患者被一名医生诊断为痴呆症而被另一名医生诊断为正常。诊断混乱可从内科医生中开始，一直延伸到痴呆症领域的"专家"。更复杂的是，即使我们这些所谓的专家一致认为患者可能患有痴呆症，但我们也可能就痴呆症的类型产生分歧。苏珊的孩子们决定去寻求第二意见。他们带她去看另一位医生——一位痴呆症方面的老年专科医生，他也告诉他们，母亲没有毛病。

孩子们感到很困惑，因为他们知道母亲的记忆在过去两年里急剧恶化。他们并不仅仅将其归因于年龄增长，因为他们的父亲（苏珊的丈夫，91 岁）尽管有严重的疾病并且比苏珊大 4 岁，但记忆力仍然很好。因此，苏珊的家人又去另寻意见，这次找的是一位大学记忆障碍中心的神经学家。苏珊被诊断为患有另一种痴呆症——路易体痴呆病，而非阿尔茨海默病。我感到宽慰的是，至少她被诊断为患有痴呆症，而不是仅仅将她的问题看作"正常的衰老"造成的。记忆障碍中心的神经学家提出了一种治疗苏珊的方法，但与我同孩子们商讨的方法不同。

治疗阿尔茨海默病患者的共存疾病

痴呆症通常有共存的疾病，治疗这些疾病有助于保持认知稳定，以下是一些与阿尔茨海默病共存的常见疾病：

骨质减少和骨质疏松症·高血压·高胆固醇·心脏病·糖尿病·中风·抑郁症·肥胖症·睡眠呼吸暂停·失眠

"我们很困惑，不知道该怎么办。"他们告诉我，"你说妈妈患有阿尔茨海默病，她的内科医生和另一位医生说她没事，另一位医生又说她患有痴呆症，但不是阿尔茨海默病。我们应该相信谁？更重要的是，我们该如何治疗呢？"

这种诊断混乱在该领域并不罕见。与其他多因素疾病一样，影响诊断和治疗的因素可能很复杂，结果也不是很明确。苏珊的家人和我最终解决了这一困境，一致否定了那些说她没有问题的医生。接着我们就要开始判断她所患的是哪种类型的痴呆症。斑块扫描是区分路易体病引起的痴呆症和阿尔茨海默病引起的痴呆症的决定性测试，但苏珊拒绝了。由于苏珊家人最终选择让我来进行治疗，而阿尔茨海默病和路易体痴呆症的治疗方法相似，所以我将她视为阿尔茨海默病患者。

在她接受治疗两年后，苏珊的病得到了极大的改善。最近，她告诉我一段《罗马假日》的情节——她（也是我）最喜欢的电影之一，还告诉我她（也是我）最喜欢的两位演员的名字：格雷高里·派克和奥黛丽·赫本。其改善部分可归因于她同意监测血压和其他药物，但在我看来，很大程度上要归因于她的痴呆症治疗。即使像苏珊这样复杂的诊断，也可以得到适当的治疗，并带来显著的改善。

更多的诊断混乱

维拉 82 岁时，我诊断出她患有缓慢进展性阿尔茨海默病，并给她开了美金刚和多奈哌齐。8 年后，维拉的情况非常好——事实上，她的记忆得到了改善。她的两个儿子开始琢磨她是否真的患了阿尔茨海默病。他们只是不明白，患有这种疾病的人怎么能保持稳定。

"阿尔茨海默病因人而异，"我解释道，"你妈妈对治疗有反应并且效果很好。"

然而，儿子们决定寻求第二意见，以找出其他可能的病因。另一位神经科医生对维拉做了彻底的评估，并认为她的痴呆症更可能与中风有关，而不是阿尔茨海默病。然而，维拉几年前最初的磁共振成像以及最近神经科医生才让她做的磁共振成像，都未发现中风的迹象。这位神经科医生得出结论，维拉的痴呆症实际上是由阿尔茨海默病造成的。

维拉的案例再次反映了一种情况，即家人开始明白对阿尔茨海默病的大众化看法是不准确的。尽管与大众的普遍看法相反，但通过适当的治疗，像维拉这样的人可以在对抗痴呆症的同时，保持多年的稳定。

我喜欢将阿尔茨海默病视为一个巨大的冰山，大多数人只能看得见尖端——小部分处于疾病晚期的成人——而绝大多数能够且应该接受治疗的人都会被忽视。尽管会显得啰唆，但请记住，即使在内科医生的办公室里，仍有90％～97％的轻度痴呆症患者未被诊断出来。这意味着只有3％～10％（相当于阿尔茨海默病的冰山顶端）的患者能被诊断出来，更不用说接受治疗的情况了。

"水脑"——阿尔茨海默病与其他脑部疾病共存

并不罕见的是，阿尔茨海默病与其他脑部疾病共存。这些疾病也会损害认知，甚至可能导致痴呆症，包括中风和脑内过多的液体积聚。有效的治疗必须满足患者保持独立的所有条件。积极治疗高血压、糖尿病和高胆固醇等医学疾病也很重要——虽然这些疾病并不主要是脑部疾病，但仍会影响大脑健康和功能。

大约8年前，退休的精神病学家彼得斯医生由两个儿子搀扶着，摇摇晃晃地走进我的办公室。他无法直立行走，73岁，记忆力出现严重的障碍。他告诉我："我几乎无法再照顾自己了。在记忆力和行走上，我似乎无法像以前那样处理事情了。"

彼得斯医生离婚了，独自一人住在公寓里。他的儿子们不放心他独自一人生活。

"我们觉得有必要把爸爸送进养老院，"其中一个儿子告诉我，"他最近老是摔倒而且很糊涂。我们担心他可能在家摔倒了也没有人知道，每天都打电话给他，但是……"

"不要这么快做决定，"我说，"让我们看看能为他做些什么。"

我想做的第一件事就是脊椎抽液，因为我认为彼得斯医生的记忆丧失可能与大脑中过多的液体积聚有关——这种情况称为脑积水，字面意思是"水脑/头"。我觉得这可能就是他走路困难的原因。

"哦，不！"当听到脊椎抽液时，儿子们惊呼道，"这听起来太危险了。"

但彼得斯医生向他的儿子们保证道："我年轻的时候，给患者做了很多次脊椎抽液。这真的很安全，你们不用担心。"

他的儿子们同意了脊椎抽液。仅仅在手术后的几天，彼得斯医生就得到了极大的改善。他不再像那些喝太多酒或者刚刚下船的人一样走路时摇摇欲坠。相反，他能够在没有帮助的情况下自信地行走。这证实了我的想法，过量脑脊液的压力导致了他的症状。

通过脊椎抽液引流过量脑脊液后，他确实得到改善，因此我安排彼得斯医生进行脑室—腹腔分流术。该手术需要插入一个小管，将流体从其堵塞的脑腔排出到腹腔，使其重新吸收并进入循环。虽然手术可能听起来很可怕，但实际上相对简单，并发症发生率低，患者在术后一两天就能回家。

手术后，彼得斯医生走路明显改善，但他的记忆力仍然很差。除了脑积水外，我诊断他患有缓慢进展性阿尔茨海默病，伴有轻度记忆丧失，没有语言或生活技能障碍。我开始让他服用多奈哌齐和美金刚，并针对他的轻度抑郁症增加了一种抗抑郁药。彼得斯医生反应良好，能够独自生活并照顾自己长达6年。

那时他的记忆已经恶化到忘记服用药物，并且似乎不好好吃饭。考虑到他无法再完全依靠自己，他的儿子安排了一位护工每天去父亲家几个小时，帮助他洗澡、购物和烹饪等。这位护工还能够陪陪他，这是他非常需要的。他起初拼命抵制这一安排，但是见到了他的新护工后，彼得斯医生就改变了主意。他俩喜欢上了彼此，每天都出去吃午饭。

多亏了这一额外的帮助，我们不用让他住进养老院。他的儿子和我都感到骄傲，因为彼得斯医生继续住在自己的家中并且能够独立行走，直到82岁时在自己的床上于睡梦中死去。

彼得斯医生是一个很好的例子，说明积极治疗（包括治疗共存的医疗疾病）是可以帮助维持患者生活质量的，并让他们能够住在自己家里。

寻求创造性解决方法

有时，对痴呆症患者进行适当且负担得起的治疗，需要跳出固有思维模式。

我的病人克洛伊，77岁，是时装技术学院的退休老师，喜欢穿高级定制服装，当时独自过来做记忆力检查。我诊断她患有缓慢进展性阿尔茨海默病，伴有轻度记忆丧失、中度语言障碍和良好的生活技能。她仍然独自生活，并且似乎一切都很好。然而，在听到对她的诊断后，她两个住在遥远州的孩子决定，唯一的选择是将妈妈安置在养老院。

"你必须帮帮我，德维医生，"克洛伊说，"我的女儿们想把我安置好。我试着让她们相信我现在待的地方很好，但是她们一心想把我送到养老院，我真的不想去那儿。"

经克洛伊同意，我安排了与她两个孩子的电话会议。

"她会更安全，离我更近，"克洛伊的一个女儿说，"在街上有一个很棒的地方，她会离孙子孙女们更近。"这是转移痴呆症患者的常见原因：善意地以"离我更近"为由，将其合理化。问题在于，从患者的角度来看，虽然他们离某个爱的人更近了，但他们被连根拔起，离开了朋友、日常生活和家，住在一个陌生的地方。

"但我们还没有开始对她进行治疗，"我恳求道，并代表克洛伊提倡，"让我们一起治疗她，看看她的效果如何。"

她们同意了，但问题仍然存在：如何让克洛伊服用药物。尽管她有很强的意愿，但经常忘记吃药。她的一个女儿同意打电话提醒她，但即便如此，克洛伊也会忘记吃药。我认为需要有人每天去看她一次，即使只有半小时，也要监督她吃药。克洛伊的女儿们让一位邻居来完成这项任务，只用付一小笔钱。

克洛伊的治疗反应良好。自从我们第一次见面，五年以来，她一直独立生活在家里。这一小小的调整——找到一个愿意并且能够每天短时间帮助她的邻居——帮助了克洛伊保持她的独立性。

在此补充一点，我尽量让我的病人每天只服用一次药物。我与其他医生协调：如果一些药物每天需要多次服用，我们要么换一种不同的药物，要么合并剂量。在我四分之三的患者中，我能够实现每日服用一次药物的治疗方案，这样可以提高病人的配合度，并在像克洛伊这种情况下简化外部帮助。

经颅磁刺激（TMS）

86岁的史密斯大夫是一位退休的内科医生，他自己的内科医生把他送到我这里来寻求治疗方案的第二意见。前一年，另一名神经科医生把史密斯大夫诊断为阿尔茨海默病，但莫名其妙地决定不治疗他。当我向史密斯询问这件事时，他说那位神经科医生认为治疗无济于事。尽管有疑虑，史密斯大夫并没有质疑这一决定，但由于记忆力继续衰退，他开始向内科医生抱怨，这便促成了这次访问。当我见到他时，史密斯大夫已经患记忆损失三年了。经过测试，我诊断他患有缓慢进展性阿尔茨海默病，伴有中度记忆和语言障碍，但生活技能良好。

我开始让他使用口服药物，然后我们讨论使用经颅磁刺激进行一疗程的标示外治疗。TMS 经 FDA 批准，用于治疗抑郁症和特定类型的偏头痛。我花了

> **TMS 帮助我的许多阿尔茨海默病患者改善了语言、运动和生活技能。**

10 年的时间研究 TMS 对阿尔茨海默病患者的影响，认为它对史密斯大夫有很大的帮助，特别是他衰退的语言技能。还记得大脑储备和认知储备的概念吗？ TMS 通过加强目标神经回路中的联系来增加认知储备。在 TMS 治疗中，当患者坐着、看电视或阅读时，置于大脑皮层的乒乓球大小的面板会产生磁场，而该磁场可以改变面板下方某一硬币大小的脑区所产生的大脑活动。尽管它不那么强劲，但也可以增加大脑储备。TMS 很可能在不久的将来被批准用于中风康复，因为它既能减少恢复时间又能增加功能增益。欧洲数据显示，它在治疗对药物有抵抗作用的慢性疼痛方面有很强的作用，我也发现了这一点。

由于早期试验（包括我自己的实验）的结果良好，使用 TMS 治疗阿尔茨海默病的大型试验正在进行。TMS 帮助我的许多阿尔茨海默病患者改善了语言、运动和生活技能。根据我的经验，大约 20% 的患者通过 TMS 治疗获得一定改善，另有 40% 的患者保持稳定，但其他研究人员发现，高达 80% 的患者得到改善。这些变化是由特定回路的参与引起的，导致新的神经通路生长，这一过程被称为神经重塑。

史密斯大夫使用 TMS 和药物治疗得到了改善。他还开始每周一对一的大脑练习，认为这很有帮助。不幸的是，由于保险没有涵盖 TMS 的治疗费——因为它属于标示外治疗，他的家人在一年半之后突然决定停止这一治疗方案。我非常喜欢史密斯大夫，在他离开我的治疗前，我和他之间建立了密切的交往并相互尊重。我没有机会跟史密斯大夫说再见，这让我很难过。

大约两周后，我的秘书呼叫我。"史密斯大夫来电。"她说道。

"德维医生，对不起，我当时没来得及说再见，"他告诉我，"我想告诉你，

我十分感激你的帮助。在遇见你之前，我被告知自己已经无药可救了，但是你帮助了我，所以谢谢你。"

一方面这一对话让我感到高兴：史密斯大夫的记忆得到了改善，他能记住我的号码并拨打电话，而这是他在来见我之前很难做到的，我也很高兴能够为他提供一些帮助。但这个电话也让我感到难过，因为史密斯大夫再也得不到维持病情好转所需的帮助了。

在像中风这类具有"一次性"损坏的疾病中，脑功能恢复后就不再需要脑刺激了。然而，对于像阿尔茨海默病这样的疾病，新形成的斑块和缠结沉积物不断攻击大脑，因此需要持续治疗。也就是说，在我的研究中，我们发现，哪怕只有 4 期的 TMS 治疗，似乎都能在结束治疗后的一个月或者更长时间里，依然保持功能性核磁扫描上神经回路中的血流增加。史密斯大夫在停止治疗后，从 TMS 获得的益处至少维持了几个月，甚至更久。

当疼痛掩盖了阿尔茨海默病

另一名患者埃利斯，82 岁，我第一次看到他时，他每天都因来源不明的顽固性剧痛而尖叫几个小时。尽管我的研究和临床重点放在记忆丧失上，但我和其他神经科医生一样，也治疗慢性疼痛、偏头痛、癫痫发作和中风等病症。因为埃利斯在整个诊断过程中都在呻吟，几乎无法进行检查，我从他的妻子芭芭拉那里了解了他的情况。他见过几位医生，没有任何缓解。我让埃利斯服用了一种不致瘾止痛药，他开始好转，甚至已感觉不到任何不适。然而，他继续使用助行器，似乎不愿意走路，这使我感到困惑，让我想起了那些痴呆症患者，他们在病后并没有恢复到应有的状态。

距他第一次来见我后约两个月，埃利斯不再感到疼痛，并且能够配合进行适当的检查。我发现埃利斯的记忆力与预期的不符，我和他的妻子都专注于他的疼痛，而没有注意到他的认知缺陷。我对埃利斯进行了彻底的认知评估（包括 Amyvid 斑块扫描），并诊断他患有快速进展性阿尔茨海默病，伴有中度记忆、语言和生活技能障碍。

针对他的记忆问题，我给他开了药，开始物理疗法，来试着让他摆脱助行器，但他无法做到。两个月后，我给埃利斯开了一个有针对性的 TMS 疗程。考虑到他的病情严重，我不确定它是否会有所帮助，但不到一个月，他能够在没有助行器的情况下到处走动。他开始与家人更亲密地互动，我对他的个性也开始有所了解，包括他带有讽刺意味的幽默感。结束一年的治疗后，他甚至去旅行，远至澳大利亚和新西兰。这是一个巨大的进步，许多反对者会认为这是不可能的。

由于需要昂贵的设备和人力，TMS 仍然是一种更高成本的选择。一旦在特定条件下批准了某一特殊治疗，保险公司就会承担费用。由于 TMS 现在在美国被批准用于治疗抑郁症，保险公司已为这种诊断制定了保险范围。虽然 TMS 在美国尚未被批准用于治疗阿尔茨海默病、中风或慢性疼痛，但是有越来越多的研究机构表明这种治疗方法对这些疾病的效用，这与我自己的研究和临床经验也一致。

大脑锻炼

大脑是一个包含"习得性废用"观念的器官。随着时间的推移，你使用大脑某一部位的次数越少，以后使用它的可能性就越小，在脑回路中的连接越少，它就变得越难使用。常言道："用进废退。"

例如，当痴呆症患者在语言方面遇到困难时，他们往往会把自己封闭起来，结果他们的世界变得更加安静。在这种安静的环境下，病人的功能变得更差，他们会失去更多的语言能力。这种神经可塑性（无论是积极的还是消极的），存在于我们所有人当中。例如，试着感到沮丧时就大骂，哪怕只维持一周，你会发现这会成为一种自动行为。但停几周后，再试着骂一句脏话，会发现很难找到一个合适的词并立即说出来。尽管 TMS 在不配合的病人中也能调节神经回路，但是一对一的大脑锻炼对像梅根这样希望积极参与治疗的病人有类似的好处。

1994 年我开始专攻痴呆症时，我很惊讶地发现，与中风或其他神经系统疾病患者不同，痴呆症患者得不到任何有针对性的行为治疗。说话有困难的中风患者会接受言语治疗，走路有困难的人会接受物理治疗，而有概念或语言问题的痴呆症患者却得不到这种治疗。当我在 1999 年建立记忆中心的时候，我开始在我的痴呆症病人中关注这一被忽视的领域。对我来说，仅仅因为一个病人被诊断出患有痴呆症，我们就放弃激活大脑区域，这在神经生物学上说不过去。我认为，病人可能会健忘，但在许多情况下，至少在我的实践中，他们在其他领域仍然具有认知能力。把他们摒弃似乎是个悲剧。

我认为认知矫正——一种"大脑物理疗法"——可能会有所帮助。我为我的阿尔茨海默病患者设计了一个认知训练计划，他们每周会在监督下在我的办公室做一到两次。我发现这有助于患者维持其功能水平，而且许多患者喜欢认知"家庭作业"。这也影响了他们对疾病的看法——他们认为自己可以做些什么来避免衰退，而不仅仅是坐在那里等待疾病的发展。

> 如果患者遇到语言障碍，我们将进行一系列结构化的认知练习，以帮助其保持词语使用能力。这些固定练习有助于防止衰退，并保持流利的说话和读写能力。

我将练习分为以下几类：语言和理解、言语和视觉记忆、视觉空间技能和抽象思维。例如，如果患者遇到语言障碍，我们将进行一系列结构化的认知练习，以帮助其保持词语使用能力。这些固定练习有助于防止衰退，并保持流利的说话和读写能力。如果不经常使用，这些技能可能就会丢失，并且维持这些技能可以让一个人继续充分参与生活。

当然，这会对一个人的幸福感产生重大影响。

我记得 1999 年的时候，一些同事对我的观点有些怀疑，因为我相信认知练习对痴呆症患者有益。当时的传统观点认为，认知锻炼对阿尔茨海默病患者不会起作用，也不会产生任何明显的影响。但从那以后，许多研究表明，大脑锻炼确实在阿尔茨海默病患者的治疗中占有一席之地。一些医疗保险公司也开始覆盖痴呆症患者的这类治疗费用。

我仍然坚信，认知矫正可以提高日常生活技能、注意力和语言功能，减少抑郁并带来其他好处。即便如此，医生和公众对此类干预措施的价值在大多数情况下仍然不那么乐观。

不再是"植物人"

马克是较早使我坚信大脑锻炼疗效的一位患者。我第一次见到他时，他是一名 69 岁的退休商人。当时我在哥伦比亚大学的阿尔茨海默病中心，马克在神经病学家、精神病学家、老年病学家、神经心理学家和社会工作者团队的共识会议上被诊断为患有阿尔茨海默病。如今，由于我把阿尔茨海默病视为一种谱系障碍，我会将这一诊断完善为缓慢进展性阿尔茨海默病，伴有轻度至中度记忆障碍、良好的语言和生活技能。他开始使用多奈哌齐，并且在条件允许的情况下使用美金刚。

在对马克做出诊断后的几个月，我离开哥伦比亚大学，建立了我的私人诊所，而他选择跟随我。我们开始每周进行大脑锻炼，重点放在他遇到困难的地方，包括找词、注意力和视觉空间功能。那时，我亲自监督练习，现在，我有很多有才华的心理学家接手了。我很喜欢和马克一起工作，他表现得非常好。5 年后，即 2002 年，英国广播公司就大脑修复计划对我进行采访时，马克和陪伴他 50 年的妻子布兰达自愿说出他们的经历。

以下为广播文稿，为了清晰起见，略有编辑。

采访者：你来到这里时，和德维医生一起做了些什么事情呢？

马克：各种各样的脑力回旋练习——我把它们称作游戏——可以刺激神经末梢。我以前是个植物人，现在我已经再次学会了如何阅读和写作。

采访者：植物人是一个难堪的说法。有那么糟糕吗？

马克：是的，我无法阅读，这对我来说非常重要。我无法用手做任何事情，比如艺术品、摄影和木工，这对我来说也很重要。德维医生把所有这些都带回了我的生活。我能够再次阅读报纸，而我之前已经忘记了，好像我从不曾这样做过。

采访者还询问了马克的妻子布兰达，在整个过程中都参与其中是什么感觉。

布兰达：马克当初是一个世界旅行家，也是一个商人，身体和精神都很活跃。但后来他开始失去兴趣，一部分原因是抑郁。他意识到自己变了，生命在消逝。我觉得正在失去自己的伴侣，但现在不这么认为了。他如今关注电视、音乐、艺术和电影，对世界上发生的事情很清楚，也很感兴趣。我们可以旅行，欣赏戏剧和电影并互动交流。高质量的生活又回来了。曾经对他的预后是将失去良好的生活品质，但现状相反，他找回了失去的东西。我们一直开玩笑，诊断是正确的吗？不该是这个样子呀。

马克在接受采访后又度过了8年，并且大部分时间病情都保持稳定，与布兰达一起环游，直到他生命的最后两年，病情开始恶化。接着我们给了他舒适的居家护理，他仍能说话并认出亲人，最终在家中死去。

饮食和锻炼

改善饮食可在患者治疗中发挥重要作用，几乎所有有益于心脏健康的饮食也有益于大脑健康。我建议我们的饮食应尽可能接近地中海饮食——蔬菜含量高，但也包括健康的瘦肉、鱼和橄榄油等不饱和脂肪。美国心脏协会的饮食是一个很好的参考。如果患者超重，我会将他们送去营养师那儿，让他们一起努力以获得更健康的体重。

患者经常会问我是否仍然可以在晚餐时喝一杯葡萄酒，而我的回答通常是肯定的。我觉得完全禁止酒精是没有必要的。另一方面，适度摄入完全是另一回事儿。我通常建议患者，每天饮酒不能超过两杯。

我还建议患者每周参加有氧运动3次，每次至少30分钟，并且每周做2次负重运动以保持骨骼健康。有氧运动可增加大脑的血流量，从而改善认知，加强神经细胞之间的联系，增强认知储备。如果患者出现平衡问题，停止或减少行走，我会调查并治疗这些问题，从而恢复他们对行走的信心。如果平衡仍然是一个问题，我会让患者使用类似滑雪杖的步行杆，而非拐杖或助行器。这些杆可以有节奏地使用，促进直立、自然的姿势和符合人体工程学的运动。更重要的是，它们传达的是一种健康感，而不是虚弱感。

这些相对简单、便宜且易于实施的饮食和运动干预措施对我的患者的生活产生了显著的积极影响。不仅仅是阿尔茨海默病谱系临床末端的患者，那些在症状变明显之前处于"临床前"阶段的患者也可以尝试这些生活方式的改变，因为它们有助于保持大脑免受斑块驱动的脑细胞的复原力，并对患者的功能水平产生巨大影响。

积极预防

本章快结束了，我将与您分享最后一个故事。杰拉尔丁是一个自信干练又直截了当的人，79 岁，独自一人生活，到我这儿来是想看看能做些什么来预防阿尔茨海默病。她在预约时间过来时，在我的桌子上放了一堆尸检报告。

"我的父亲和姑妈都在尸检时被证实患有阿尔茨海默病，而他们的母亲——也就是我的祖母——也患有此病，"她说，"我偶尔会忘记一些事情，而出现这种情况的时候，我就会走向极端。我脑子里会出现一个想法，然后忘记了它我就会发疯。"

虽然杰拉尔丁觉得健忘在她这个年龄是正常的，但她的家族病史却笼罩在她心头。"每次我忘记带钥匙，都会认为这是阿尔茨海默病的第一个征兆，"她说，"我知道每个人有时都会忘记带钥匙，但他们没有像我这样的家族病史。如果有一种我可以服用的药物将这种疾病赶走，"她补充道，一边比画着用手掌推开空气以示强调，"也许我会比父亲更晚得阿尔茨海默病。在生命的最后一年，他称我的兄弟和我为'亲爱的'和'甜心'，因为他记不得我们的名字了。"

"我姐姐说我简直疯了，"她继续说道，"她告诉我，如果我要得阿尔茨海默病，那么我现在就得了！但是我想按照自己的意愿去做——我想与之斗争。你得让我心智健全地活到 90 岁，这是我的目标。"

我钦佩杰拉尔丁的决心、勇气和精神，以及她面对众所周知的"恐惧之龙"的决心。测试显示，杰拉尔丁有 APOE 基因的 E4 型，Amyvid 脑部扫描显示中度斑块，记忆力受损极小，并且有几次中风的证据。结果显示，杰拉尔丁患有谱系中临床前阿尔茨海默病。我们开始一项改变生活方式、锻炼大脑和预防中风的计划，以帮助她维持认知功能水平，并防止阿尔茨海默病症状的发展。

我与杰拉尔丁的故事刚刚开始，所以我无法告诉你结局，但我想说：我希望更多的人像她一样关心自己的记忆力丧失问题。因为她有正确的态度，我相信我们能实现她的目标——活到 90 岁，仍然保持良好的精神状态。

由于阿尔茨海默病是一种谱系疾病，每个患者都是独一无二的，因此采用多管齐下的治疗方法至关重要。获得诊断并尽早开始治疗也很重要。通过使用药物组合（已经批准的药物和那些有前景的药物）、加强锻炼（包括身体和认知锻炼）、改变饮食和生活方式，以及通过治疗并存症，患者和家庭可以获得显著的益处。贝拉、乔、梅根和马克证明了与治疗相关的长期益处，特别是对患者而言，当然还有整个社会，因为可以继续享受这些人不断做出的大量贡献。

第三章

我是否患有阿尔茨海默病是我自己的事，与他人无关

▶ ▶ ▶

何时以及如何公开病情

　　我在一个八人参加的晚宴上遇见了露丝。她的穿着十分优雅，却用严峻、犀利又浑沌的目光打量着周围——就是那种在所有不合适的场合都眉头紧锁的女性形象。你可以想象成她用一把锥形雨伞的尖端戳着周围的人。在晚宴前，她的丈夫告诉我她患有阿尔茨海默病，也因为他，在座的其他各位数年前也都早已知晓露丝的病症。当时我就坐在露丝身边，试图引导她加入我们的谈话。但是露丝并不领情，断然拒绝我的建议，只是凝视着前方，显然不愿意加入我们。

　　我终于放弃了，开始与其他人攀谈起来。最后我们都绕开露丝进行交谈，仿佛她根本不存在一般。如果将露丝比作岩石，那我们就如同潮涨潮落的海水拍打着她，给她空间的同时又遗忘了她。时不时地会有人问露丝一个问题，却并不期待她的回复，或者心不在焉地听着回复，而思绪早已飘远。

　　大约 6 个月以后，露丝的丈夫打电话给我，问我是否能为她进行诊断，因为他觉得她需要一个新医生，我答应去看看她。听她丈夫说，自从 5 年前诊断结果出来之后，对他们两人来说事情开始变得难以想象。丈夫开始以不同的心态看待露丝。他越来越担心露丝，而露丝则变得越来越需要依靠他人。他很少

请求露西做什么，因为怕对露西来说是负担，露西也相应地做得更少，几乎停止了所有家务或社交活动。她也鲜少说话，大部分时间都待在家里，无所事事。她丈夫的这些描述完全符合那次晚宴她给我的印象——无互助、心不在焉、恍恍惚惚。

第二次见到露丝，是在我的等候室里，她穿着笔挺的西装，显得既冷酷又矮小。我跟她握握手，简单介绍了自己，然后带她走进我的办公室。

"你知道吗，"她说，"我们之前见过的。我不知道你还能不能想起来，在索菲亚为艾莉森举办的生日晚宴上，当时你坐在我旁边，我还记得你穿了一件非常漂亮的珊瑚色毛衣。"

我努力收起我的惊讶：一个患阿尔茨海默病5年的女性，居然还能想起连我都早忘了的小细节。那场宴会上她几乎没怎么说话，看起来与众人格格不入，而如今竟然不仅非常清晰地记得这件事，甚至还不忘夸赞我。

我们在办公室里聊了聊，讨论了晚宴上的人，她竟然全部记得。她还能说出当晚我们的部分谈话，包括关于砂锅鸡的长篇大论。

"我觉得砂锅鸡最多只能讨论两分钟。"露丝竟带着一丝诙谐地说道。

在那一刻，我意识到露丝患有阿尔茨海默病应该是被误诊了，她甚至没有多少认知障碍。事实上，就这几分钟可以看出，露丝的记忆力甚至比大多数人都要好。

我给露丝进行了身体和认知检查，发现她患有轻微的帕金森综合征，但没有任何痴呆症的症状。因为她被误诊为阿尔茨海默病，于是数年来身边每个人都区别对待她，真是令人遗憾。露丝其实是个非常有自尊心的女性，也非常在意自身的社交。出于内心的敏感，她开始作出不一样的回应与反应，以至于到后来她做出了痴呆症患者才有的举动。为了避免可能遇到的尴尬状况，她甚至开始回避社交场合。这是一个"生活模仿诊断"的案例。

因为一场病"失去"一个人

虽然露丝的案例是由误诊引起的极端的例子，但她的情况表明，当人们被告知某个朋友或同伴患有痴呆症时可能发生些什么。大部分人不会故意表现得不友好或者残酷无情，但是出于本能，我们会给他人贴上朋友或敌人、聪明或愚钝的标签。一旦我们认为一个人患有阿尔茨海默病，我们就会因为这场病而"失去"一个人，提起露丝时再也不会想到"她是我聪明而有趣的朋友，是我认识的最有意思的人之一"。我们就开始倾向于做出错误的假设，比如"她现在不一样了""她没有以前能干了"或者"我不确定她是否能理解我说的话，因此我要对她大声地/简单地/慢慢地说话，甚至干脆什么也不说了"。

对于患者的病症，人们通常不知道该如何回应。有一次一位病人告诉我："他们说的话简直出乎意料，不会说'我为你感到遗憾'，却说'天哪，我是肯定不能和阿尔茨海默病共存的！'说得好像我有得选择一样。"在她的圈子里，知道她患病的人往往表现出厌恶而非同情与理解，不幸的是，她并不是唯一遭受这种待遇的病人。

由于天性如此，人们总爱将他人分门别类，而阿尔茨海默病正好可以作为分类标准，因此我通常会劝告病人及他们的家人遵循"保密原则"。这个方法在大多数时候是管用的，但偶尔不管用，毕竟阿尔茨海默病跟生活中大部分事物一样，没有万全的解决办法。每个病人、每个家庭之间都有差异，最终还是要根据自身情况与病症作斗争。

是她的个性，还是病症？

哈罗德是一个身材矮小瘦弱的男人，76 岁，戴着圆形的镶边眼镜，秃顶，总是穿着皱巴巴的衬衫和羊毛衫，一看就是个博学的教授。他的夫人米利亚姆，74 岁，金发，高颧骨，喜欢一些奇奇怪怪的耳环和鞋子。她有着与生俱来的自信，只有从小就漂亮的人才有这种气质。米利亚姆经常说她以前从来没想过结婚，直到 30 多岁的时候遇见哈罗德。

米利亚姆是个非常散漫的人，对此她大方地承认自己是以随意的方式来生活的。"对我而言这样的方式非常有效，"她说，"当我需要帮助时，大家都愿意伸出援手。"

哈罗德则能把一切都处理得井井有条，并对此自豪不已。这对天生的冤家在结婚 40 多年间竟相处十分和睦。然而，最近米利亚姆越发地没条理，这让哈罗德感到很担忧。

"米利亚姆向来比较马虎，"哈罗德说，"但现在她变得，怎么说呢，更没脑子了。她能把所有约会都忘了，所以我总是得提醒她。"

"哼，"米利亚姆嗤笑着说，"我可没毛病。要我说，哈罗德就喜欢把所有东西都放在一起，这也太无聊了。你想想，要是你不记得把一双心爱的鞋子放哪里了，突然有天在橱柜里找到，那该多开心啊！而且有些东西我绝对不会忘的，比如你可以问我今天戴的首饰，来吧，问问看！"

"跟我说说你的耳环吧！"我顺着她的话说。

"这副耳环是艺术风格的，是我们结婚时哈罗德的母亲送我的。它很贵重，所以我不会经常戴，但来见你可不是什么普通场合，对吧？"她对我露出一抹灿烂的笑容，满脸通红。"我跟你说过吧，"她接着说，"我以前从没考虑过结婚，直到我遇见哈罗德。"

"她确实不会忘记她的首饰，"哈罗德勉强说道，"但你问问她昨天我们做了什么。"

哈罗德说得没错，米利亚姆确实不太能回忆起昨天做了什么，也不记得早餐吃的什么。做了一系列测试之后，我发现米利亚姆患有快速进展性阿尔茨海默病，伴随中度记忆障碍以及轻度语言和生活技能障碍。就诊期间我让他们都坐下来，然后告诉他们结果，米利亚姆十分冷静地面对这一消息。

> **每当米利亚姆忘事时，有两种可能的原因：其一是她与生俱来的"自我"；其二则是阿尔茨海默病。**

"好吧，我确实患有阿尔茨海默病，所以我应该做些什么？"她说道。

我告诉他们要继续推进治疗，需要口服用药和 TMS 治疗，并进行脑力训练。

她说："好吧，就按你说的办。虽然我觉得自己没有什么问题，但是我相信你知道自己在做什么。"

哈罗德反而完全崩溃了，之前他只是怀疑米利亚姆患有阿尔茨海默病，现在他最害怕的事情已经坐实了。作为一名努力控制未来的策划者，如今他感觉他们的世界完全被颠覆了。他和米利亚姆都处在不确定之中，对未来感到彷徨无助。

听到诊断结果后的哈罗德陷入恐慌当中，以至于他常忽视一个重要的区别：每当米利亚姆忘事时，有两种可能的原因：其一是她与生俱来的"自我"，其二则是阿尔茨海默病。此后每次米利亚姆忘记事情的时候，哈罗德就变得警觉起来，总觉得每次忘事都是她的病症加剧的信号。

"但我以前也经常忘事啊，哈罗德！"几个月后，米利亚姆在我的办公室里绝望地大喊道，"就算我的记性现在越来越差了，但我的记性从来都不如你啊。我也压根儿不想像你一样把事事都记得那么清楚，这只会让我感到焦虑！"

说着她转过头来，再次对我重复那句话："我以前从没想过要结婚，直到我遇见哈罗德。他就是我的真命天子，即使他从来不会忘事。"喜欢重复也是阿尔茨海默病的常见症状之一，而重复往往让亲人和看护人感到厌烦，因为患者会向他们反复提及同一件事情或者询问同样的问题，有时甚至一天要听到几十次。这一症状的产生是由于患者失去了储存和检索记忆的能力，因此他们会忘记自己在几分钟前才提过同一件事情或者询问了同样的问题。

米利亚姆不停辩驳，我也一直安慰哈罗德说她的病情需要一定时间才会发展。为了说服他冷静下来，我和米利亚姆都已经筋疲力尽了。

他开始与她周旋，并开始尝试教她诸如写记事簿和名单之类的事情，而这些事情米利亚姆以前从未做过。他变得易怒，因为米利亚姆总是不理解组织和整理是帮助她记忆的关键。我相信在哈罗德看来，组织和整理是克服和牵制疾病的一种方式。

"我搞不懂！"他沮丧地说道，"她坚持说她跟以前一样，但她已经变了。每当我跟她强调她患有阿尔茨海默病时，她总是否认。"

"哈罗德，"我说，"米利亚姆就是米利亚姆。她大多数时候和以前一样，但也有点不同，因为她比过去更健忘了。她不可能突然变成一个有条理的人，因为她这一辈子都很悠闲和散漫。她可能不觉得自己患了阿尔茨海默病或忘记了事情，可能觉得自己只是不那么有条理，但她却一直在接受并遵守规定的治疗方案。"

哈罗德说："这我当然知道，但是她为什么就不能干脆地承认自己患有阿尔茨海默病，反而总是要否认呢？还有，我不明白她为什么不愿意把要做的事写下来，这样就不会忘记啊！我不明白你为什么不让她这样做。"

他很生我的气，因为在他看来，我采取了一种无动于衷、置之不理的方式。

我说："我猜你本人总是通过组织和整理事情来应对压力，以此来保持你的理智生活。但你必须明白，如果你总是试图将你自己的方式强加给米利亚姆，那只会让你们双方的矛盾变得更加尖锐。我可以让她把事情写下来，但她会忘记我说的话。即使她真的把事情都记下来了，她也可能放错地方，可能不记得自己写过东西，具体写了什么，又放到哪里了。你的方法看起来很简单，但对她来说可能没什么用，只会让你生气和失望，加重你们两个人的负担。"

哈罗德越来越生气，我完全拿他没有办法。而他的愤怒来自对失去妻子、失去他们对未来的希望和计划、失去原有生活方式的恐惧。

哈罗德的恐惧还有一个原因。他和米利亚姆都属于有着很大社交圈的人，几乎每晚都会外出吃饭。他们都希望知道米利亚姆患病的人越少越好，因为他们觉得这是家事，与他人无关。尽管米利亚姆在社交场合总是显得十分自信，但是现在每次出门哈罗德都会变得很紧张。他总是担心米利亚姆犯什么错，随即在朋友面前暴露自己患病的事实。于是他就会整晚整晚地坐在米利亚姆身边，一边自己和他人交谈，一边还要竖起耳朵听听她在说什么。每次他感觉米利亚姆不知所措时，就赶紧纠正她或者代她说话。简而言之，只要他们与别人在一块，他就无法真正放松和尽兴。

然而，米利亚姆从不会失误，就如同一艘镀金的小船滑过平静的海面，她总能顺水推舟地掩饰尴尬。如果她忘记了一个人的名字，她会用"宝贝儿""帅哥"或"亲爱的"来代替。

米利亚姆告诉我："没人会注意的，大家不会在意我记性好不好。我一直跟哈罗德说，大部分人都以自我为中心，所以不会特别在乎别人说什么，但他就是不理解。他就是个完美主义者。"

在我看来，米利亚姆的社交方式是对的。如果一个人整体举止得当，那么通常别人不太可能怀疑其患有记忆障碍。如果患者坚持自身的"鸡尾酒派对性格"，使谈话轻松进行并且只是闲聊，别人往往不会注意到任何不妥之处。

但"保密原则"对哈罗德来说太难受了，他非常害怕有人发现他们的秘密，对于这个秘密他避而不谈，并且感到越来越焦虑。他尊重米利亚姆对自己医疗隐私保密的愿望，这个意识倒值得赞扬。但即便如此，他还是不能理解为什么大家都没发现她跟以前不一样了。

与此同时，米利亚姆仍然坚持自己的观点："我一直跟哈罗德强调我还是那个人，但他非说我变了。也许我变了吧，但我自己感觉不到！"这番话使哈罗德更加惶恐了。

有时候在我办公室他们就直接争辩起来。

"你就是变了！"哈罗德强调着，"你总是重复一件事情，也不记得我们朋友的名字，做饭的方式跟以前也不一样了！"

米利亚姆也不甘示弱："我就是有点健忘，但我还是我！"

哈罗德与米利亚姆、露丝与她丈夫的案例都向我们展示了一旦病人被贴上"阿尔茨海默病"的标签，在他们身上会发生些什么。患者可能会改变对自身的认知，比如露丝。别人当然也可能会改变对患者的认知。两位患者的丈夫都改变了与妻子的相处方式，不过露丝的案例比米利亚姆的案例更为极端。

"阿尔茨海默病不像麻疹，"我想起一位睿智的女性曾经这样告诉我，"你看不见它。它只是一种行为问题，而且必须表现得非常明显才能让人们注意到它。比如你妈妈问你：'你是谁？'这就很明显，你肯定会注意到。但是大多数人都会对这类行为做出解释，比如'也许妈妈在开玩笑'。阿尔茨海默病也是如此。如果你表现得轻松一些，大多数人不会怀疑或者替你做出解释。"米利亚姆的直觉是正确的。

就在这条街

即便身为痴呆症专家的我，在社会大环境影响下，有一次患者就出现在我面前，我也没有注意到。

在我女儿金妮 8 岁的时候，我们出门走了几个片区，在一家杂货店的冰淇淋区碰到一位非常友善的老人。随即他们开始讨论起金妮当时最喜欢的曲奇味冰淇淋的优缺点。

在排队结账的时候，老人询问我们住在哪里。

我说："就在这条街。"

"我也住在那个方向。"他说，于是我们结伴往回走。走了一个片区之后，他又问我："你们住在哪里？"

我重复道："我们就住在这条街。"

两三个片区之后，他又问："所以你们住在哪里？"

我又回答他："就在这条街。"

这个问题穿插在我们的谈话中。我们讨论了很多其他的东西，包括纽约城的噪音，他的家乡堪萨斯州的天气，以及他女儿刚刚生了宝宝，他要去看望她。

在分别的时候，他又问了一遍："你住在这附近吗？"

我再次回复道："是的，我就住在这条街。"

我们跟这位绅士分开之后，我对金妮说："他真是个好人。不过他的话好多，对吧？"

她非常惊讶地看着我，说："妈妈，他的话很多是因为他一直在重复。他有阿尔茨海默病！"

我突然明白了，立马意识到我女儿是对的，我们的这位新朋友确实有记忆障碍。而我竟然一直没有注意，还不停为他找理由，只是觉得他比较唠叨，而不是健忘。孩子们不太了解社交语言的细微差别，有时候反而比成年人更快注意到这些问题。他们之所以能注意到，是因为他们不会对事物做出判断。如果我察觉到这位新朋友喜欢重复，我可能会对他产生轻视的心理。我也希望我不会产生这样的心理，但是人类的天性令其很难避免。即使金妮发现了这位朋友的记忆缺陷，她也仍然会毫不犹豫地跟他谈天说地。

何时公开

当患者的记忆缺陷达到对所有人看起来都显而易见的程度时，"保密原则"也就不再适宜了。然而，患者出于保护自身隐私和自尊的心理，仍然倾向于不告诉他人。这一点对患者来说十分重要，即使医师和看护人认为症状已经很明显，是时候公开了，但我还是主张尊重和遵循患者的意愿。只有当患者本人做好准备以后，他们才会告诉别人。正如一些人对自己患癌症的事情绝口不谈，直至生命的尽头，有些阿尔茨海默病患者也可能选择从不在公众场合讨论身体状况。此时，尊重他们的意愿就显得尤为重要，不能因为他们患有痴呆症就剥夺他们的选择权。

告诉他人

当你在考虑是否将自己患有阿尔茨海默病或者痴呆症的事实告诉别人时，下列事情可以帮助你做出决定。

人们可能不明白阿尔茨海默病是一种谱系障碍，有多种表现形式，可能因此低估你的能力和智力，并以高人一等的姿态对待你。即使是出于好心的朋友或者家人，也可能用痴呆症来揣测你，把你的反应和决定归咎于痴呆症。

如果亲朋好友区别对待你，你的自信心可能大受打击，同时焦虑感与日俱增，你可能会因此倾向于拒绝任何社交场合。

然而，对一些患者而言，与其隐瞒病症，忍受其带来的焦虑感，不如坦率地告诉他人。

选择保密

洛伊斯和她的丈夫一同来找我。洛伊斯是一名一丝不苟、十分自信的退休英语老师，她的丈夫索尔退休前则是一名整天跟数字打交道的精算师。两个人身高都不超过 1.65 米。洛伊斯 70 多岁，索尔 80 多岁，比洛伊斯大 12 岁。他们结婚的时候，洛伊斯才 17 岁，索尔 29 岁，一直到现在白头偕老。他们的 3 个孩子都爱着他们，就住在他们附近，因此他们有大把时间跟孙子孙女们待在一起。

他们的大女儿卡丽在母亲前来面诊前就给我发了一封邮件。

"我觉得妈妈得了阿尔茨海默病。她现在很健忘，而且记性一天比一天差。虽然她自己可能没有意识到，我父亲也总是替她遮掩。"她在邮件里写道。卡丽请我别跟她父母提及她联系过我，因为她明白，如果洛伊斯发现自己已经留意到她的健忘症，肯定会感到很难受，于是悄悄拜托了洛伊斯的内科医生让她来找我。

洛伊斯做完诊断评估之后，我告诉她和索尔，她患上了快速进展性阿尔茨海默病，伴随轻度记忆障碍、语言障碍和生活技能障碍。然后我们开始讨论要不要将病情告诉家人、朋友。洛伊斯觉得没人注意到她得病了，完全不知道正是她的女儿卡丽让她来找我的。洛伊斯和索尔都不想将诊断结果告诉任何人，包括卡丽。

洛伊斯的脑部磁共振成像显示，她患有一些小中风，可能在几年前就已经患上了，但具体什么时候患上的就无从得知了。洛伊斯本人完全不知道自己患有中风，这很正常，因为她患上的是"静态中风"，往往不会伴随任何症状。然而，当提到认知能力时，他们不会用"轻微"或"少量"这样的词去形容。不过我们 3 个商量以后还是决定，每当有人问起洛伊斯为什么如此健忘时，他们就回答说因为她患有"轻度中风"。

以我的经验之谈，人们听到"中风"时的反应会比听到"阿尔茨海默病"时的反应好很多。大家总是认为中风听起来没有那么严重，但其实事实往往不是这样（有时候当我诊断出病人患有另一种预后更糟的痴呆症时，患者和亲人反而会如释重负地说："还好不是阿尔茨海默病！"）。

索尔和洛伊斯都坚持不将洛伊斯的病情告诉家人，即使他们是最亲近的人。想到背后卡丽的事，我不禁问她："你确定不告诉你的子女吗？"

"嗯，我们不想麻烦他们。"索尔说。这句话我经常从患者和看护人口中听到。

当卡丽询问我关于她母亲的病情时，我说："卡丽，你的父母不愿意我把病情告诉任何人，包括他们的子女。"

还好卡丽没有继续追问我，从我没说出的话中她得知了自己想知道的事，也就是她妈妈正在接受治疗。像这类情况我最关心的往往是患者的隐私权，但我同样能理解他们亲人的担忧。

很快地一年过去了，出于天性使然，洛伊斯夏天在科德角度过，冬天在佛罗里达，中间还要兼顾在纽约的家人，日子过得忙忙碌碌。洛伊斯非常自信，其间没有任何人发现她健忘的毛病。除了她的直系亲属和经常联系的好朋友以外，可能真的没人发现。

然而，就在这期间我又接到了卡丽的来电。

"我不知道该如何面对妈妈了，"她说，"我儿子成人礼那天，她就坐在他旁边，然后晚上我儿子问我：'妈妈，外婆是不是得了阿尔茨海默病？'因为他也注意到我妈妈一直在重复。"她接着说，"我觉得是时候把她的病情告诉大家了。"她甚至没有问我她母亲是不是真的患了阿尔茨海默病，因为她早就已经知道了。

"我了解你母亲，"我回复道，"我感觉如果把这件事告诉别人，可能会摧毁她的精神。一直以来她都靠自尊心支撑着，我们应该支持她。她只是不希望别人因为疾病而给她贴上标签，或者因此来定义她；她希望别人用正常的眼光看待她。"我想通过这种方式，我既可以给卡丽提出建议，同时也不会辜负洛伊斯的信任。

幸运的是，给卡丽解释这个概念比给哈罗德解释要容易很多，她立刻就理解了我的意思。

"你说得没错，"卡丽说，"这对我妈妈来说太残酷了。不过能不能请你再跟我父母确认一下？"

我答应了，又请索尔和洛伊斯来讨论是否保密的问题。

"没人发现，"索尔说，"我们把事情隐瞒得很好，一切都很好，没有人知道，我们真的觉得没必要告诉别人。"

洛伊斯也表示赞同。"要是有人察觉的话，我就把自己锁在家里，再也不出门了。"她斩钉截铁地说。

我说没问题，然后就没再提了。

首先是人，其次是患者

我之所以建议患者在公开阿尔茨海默病病情之前要三思，其中一个原因是这个病的谱系表现仍在持续发现中。我们知道所有的中风都不一样，有些中风是致命的，有些使人瘫痪，而一些仅仅让人行动不便。但是在人们的普遍认知中，阿尔茨海默病经常被想象成最严重的晚期疾病。无论是医生还是外行人，我们不像了解一些众所周知的神经系统疾病一样了解阿尔茨海默病，比如中风或头痛。

大部分阿尔茨海默病患者在自己的圈子里可以过正常的生活。

100 年前，宫颈癌是杀死女性的最大元凶。如今，当女性患有宫颈癌时，很少会致死，也不会被视为非常严重的病。现在我们都知道疾病是有分级的，从 HIV 病毒和艾滋病疫情中我们也了解这一点。20 世纪 80 年代，当我还在培训的时候，艾滋病检测呈阳性就如同下达了死亡判决书。而 30 年后的今天，虽然仍没有完全治愈的方法，HIV 病毒携带者和艾滋病患者仍然可以安度余生。然而，阿尔茨海默病的治疗方法还没有普及。一旦人们听到"阿尔茨海默病"，就会想到最严重的情况，想到那些在养老院的老人们，无法说话，也不认识自己的子女。

事实上，大部分阿尔茨海默病患者在自己的圈子里可以过正常的生活。在阿尔茨海默病谱系中，他们的病情可能属于最轻度的那种。或者他们虽然非常健忘，但仍是社会中正常的一员。或许他们有些健忘，但当他们从堪萨斯州去看望孙子时，还是会记得去当地的商店买些冰淇淋。他们可能在成人礼上反复唠叨，却能把分别在 3 个城市的 3 个家庭照顾得很好，还能协调好繁杂的社交日程安排。他们可能会忘记约定，可能会忘记早餐吃了什么，却记得自己佩戴的耳环是谁送的。

洛伊斯和米利亚姆首先应该被当作独一无二的人，其次才是患者。她们的病情可能会恶化到人人皆知的地步，到时候她们可能不得不公布自己的病情，但现在她们仍是值得托付和尊敬的人。

几年前，我参加了一家大型国际营销公司一年一度的春季庆典。当公司的创始人起身讲话时，满屋子的广告精英都全神贯注地听着，用崇拜的眼神看着他。虽然我知道他得了阿尔茨海默病（因为我是他妻子请来的，她担心他会出丑），但在场的其他人都不知道。我毫不担心我的病人，甚至相信他肯定会成功，所以积极地鼓励他去做。他以前做过成百上千次这样的讲话，我知道他有多想做这次演讲。

"如果他想做的话，"我告诉他的妻子，"就让他去做。毕竟这是他的公司、他的庆典。"

这位患者走到台前，开始他的演讲。这是一个标准的春季晚宴，女性们都穿着亮丽的春装，窗户也都开着透气，而他却说圣诞节是一个值得反思和自省的日子。我看见在场的人都愣了一下，随即他们认为他可能是要传递一种更广泛的信息，所以使用了隐喻或者打比方。

唯有我和他夫人知道是他记混了，他以为参加的是公司的圣诞节庆典，而不是春季庆典。不过他接下来的讲话都十分顺利。

事后，人们都对他和他夫人表示，这是他们听过的最好的演讲之一，充满了智慧与哲理。但是假如观众事先知道他患有阿尔茨海默病，那么他语言的力量也许会大打折扣。他在开头时混淆了时间，也许会使整个演讲黯然失色。正因为他们不知道，所以他们认为他没什么两样，是公司的创始人，是一位了不起的演讲者，能给他们带来启发和激励，他的智慧令他们钦佩。所以尽管他患有阿尔茨海默病，他仍然能够感动在场所有的市场精英。这也是为什么我经常说不要把病情公开更好的一个力证。

莎莉告诉了所有人

当然，任何原则都有例外。有时候隐瞒会带来一种恐惧，害怕被发现的恐惧，这种恐惧折磨着洛伊斯，也打破了哈罗德的秩序。为了避免这种恐惧，有些患者选择公开病情，但并未因此遭受打击。

例如，我建议莎莉要谨慎对待诊断结果，而她并未采纳我的建议。莎莉72岁了，但是看起来非常有活力，牙齿很白，脸蛋粉粉的，有着一头红发。她是一名演员，散发着天然的魅力，当她踏进我的办公室时脸上带着灿烂的笑容，使这间候诊室蓬荜生辉。

莎莉在另一位医生那里查出了阿尔茨海默病，但想听听其他医生的看法。我翻阅了那位医生对她做出全面评估的笔记，那是一位业内非常有名的医师。

"莎莉，"我说，"这是一名很棒的医生，他做的测试都是正确的。我赞同他的结论，也就是你确实患有阿尔茨海默病。"我继续解释道，我认为她患的是缓慢进展性阿尔茨海默病，伴随轻度记忆障碍，以及完整的语言能力和生活能力。

"好吧，那假如我病了，我确实病了，"莎莉用一种轻快的语气说道——我很喜欢这种语气，"那我们想想办法，能不能做点什么呢？"

我们讨论了一些可行的治疗方案，她从容地全盘接受了。

最后，我还是提出了跟往常一样的建议，就是不要告诉其他人。"莎莉，你的社交生活非常活跃和忙碌，因此我建议你：把病情保密。"

我建议她如果有人问起，一定要小心谨慎，也不要提及阿尔茨海默病。我还告诉她，自己尽量不要提健忘这件事，因为根据我的经验，一个人越是说自己健忘，别人就越容易注意到。

莎莉表示赞同，并开心地笑着说："嗯，那完全说得通！这是我自己的事，与他人无关！"

一个月之后莎莉又来找我，这次她看起来比第一次离开的时候更容光焕发了。

"我告诉所有人了！"她坦然地说。"我的理发师知道了，我还告诉了全家人，甚至还告诉了门卫。"她得意地说，"你不敢相信吧！真是一个奇妙的经历！"

我被吓到了，大声说："什么？！你告诉了所有人？"

她哈哈大笑："对啊，我当然告诉他们了，亲爱的。你以为我会怎么做？"

后来我才知道，她完全忘了我们讨论之后决定不告诉别人，只记得我确诊她患病的事实。

"我把它当作玩笑一样说出来了，"莎莉继续说道，"每次我忘记什么事情，有人问我'你怎么回事？'的时候，我就说'我怎么回事，你是什么意思？我有阿尔茨海默病，就是这么回事！哈哈哈！'这种感觉真是太好了！你简直想象不到他们的表情，他们立刻就闭嘴了。有一次我忘了跟朋友特里萨约好去看电影，于是她打电话过来数落我。我告诉她：'特里萨，我有阿尔茨海默病啊！'然后她就不再埋怨我了，我还让她别担心。有些人甚至根本就不信我得病了！有天一个门卫对我说：'莎莉，要是你得了阿尔茨海默病，我肯定也得了。'"

我认为这个方法对莎莉奏效是因为她告诉别人这个消息的方式令他们感到舒适，令他们想到：就算她得了这个病，但她首先还是我们认识的莎莉。通过这样的方式，莎莉向人们展示了阿尔茨海默病患者真正的一面，给人们上了非常重要的一课。当下次莎莉的朋友特里萨或者门卫想到阿尔茨海默病患者时，脑海里出现的不再是眼神空洞、呆呆地看着地板的病人，而是生机勃勃的莎莉。他们开始懂得阿尔茨海默病是一种谱系疾病，人们对其的固有认知是远远不正确的。

社区中的阿尔茨海默病患者

在前文中我已经证明了人们对阿尔茨海默病的看法会改变他们对待痴呆症患者的方式，而且往往是不好的改变。但吉娜的故事却向我们展示了一个群体能够很快适应患者并表现出巨大的善意。吉娜70岁了，长得很胖，黑色的短发中有着些许银发。她患有快速进展性阿尔茨海默病，伴随轻度记忆障碍和中度到重度语言和生活技能障碍。有一次她来我的办公室时，身着熨烫整齐的红色衬衫，衣角松散地挂在黑色的裤子上。她的眼睛是棕色的，那时闪闪发着光，不过后来我发现这微光其实是她还未擦干的眼泪，是出于焦虑和恐惧的泪水。

她画了棕色眼线和蓝色眼影，擦了梅子色的口红和腮红，看起来跟她的丈夫乔十分般配。乔是一名退休警察，穿着深蓝色西装和白色衬衫，大大的啤酒肚勉强塞进西装里，还打了几何图案的领带，他有些秃顶，头顶闪闪发亮，蓝色的眼睛在吉娜和我身上转来转去。

"我跟她说如果她不好好表现，我就把她送去养老院。"乔说道。

吉娜对乔很无语，摇摇头，转过来看着我，嘴唇颤抖着说："我不……不想……"

"吉娜，"我说，"如果他再开那种玩笑，我就给他一拳。"

"好，好。"吉娜笑着说。她一笑起来，脸上就洋溢着光彩，眼角就堆起鱼尾纹。

我们就在办公室里，我坐在我的桌子后面，乔和吉娜坐在我对面，彼此挨着。

"就因为她，我们迟到了。"乔说，转头看着吉娜。乔非常讨厌迟到，以前他们总是在预约时间之前的半小时就到我办公室。

"今天早上她上厕所还没完成就站起来了，"他继续说着，"我知道她是想帮我，但是医生，它流得到处都是，地板上、衣服上，哪里都是。你知道我在说什么吧，到处都是那玩意儿。本来她已经穿好衣服了，然后我又得带她去浴室，给她洗干净……把地板打扫干净……再把自己洗干净。是的，我冲她吼了。我大声地喊，大声地叫……我不是说我没有……我知道她不是故意的，但我就是控制不住自己。"

吉娜的眼里又开始泪光闪闪，乔虽然看着我、对着我讲话，但是把手伸过去握住了她的手。

"我……没错，我……我……"吉娜哽咽着说。

"怎么了，吉娜？"虽然她看起来很难把话说清楚，但我鼓励她说出来，不过乔又打断了她。

"我女儿闻讯从楼下走上来，大声指责我，"乔接着说，"她说我真可怕……我跟她说：'闭嘴！如果你真的关心你妈妈，为什么不来帮我？'"

乔和吉娜的女儿已经成年了，但还住在他们在长岛的单户住宅地下室里，她平时总是很忙，跟他们在一起的时间很少。当乔跟我说这些的时候，吉娜一直在摇头。

"我担心的是，如果在我工作的时候发生这种事可一点儿也不好，"乔说道，"可能这就是最后一次了，我再也不会带着她去工作了。"

吉娜睁大了眼，又开始摇头。乔每天都带着吉娜去工作，他退休后在布鲁克林一家大型非营利组织当安全主管。刚一开始，吉娜主动为那里的职员装信封、取咖啡。但现在她只能走过长长的走廊，对每个人报以微笑。

"大家都非常喜欢工作时的她，他们也愿意为吉娜做任何事情，但是如果……现在……他们可能会说我再也不能把她带过去了，如果我是他们的话，应该也跟他们一样吧。"

吉娜开始坐不住了，在椅子上摇摇晃晃。

"你们可以想想别的办法，"我说，"吉娜，事情没你想得那么糟糕。我们可以找一个人在家里照顾你。"

吉娜非常警觉地看着我，脸部扭曲起来，疯狂地摇头。她开始哭起来："没……没……没……像……乔……好……"

乔的身子完全转过去，整整注视了吉娜一分钟。他们高中的时候就是情侣，到现在已经结婚几十年了。"我发过誓，不管她是好是坏……她永远是我的小女孩，"乔很喜欢重复，"没错，吉娜，你快把我逼疯了，你知道的。"他抓着她的手，又转过来看着我。"她真的很爱和我一起去工作，医生，虽然现在我的同事们什么也没说……"他的声音渐渐变小。

我看着他们面对着我，却挪动着椅子，试图坐得离彼此更近一些。我知道，他试着努力去理解她所处的那个陌生的世界，努力弄清自己究竟身在一个何其混乱的情况中。我也明白，吉娜努力想让别人明白自己，努力让自己变得"更好"。看得出来，他们彼此都认为自己让对方感到难过，彼此都非常无助。从他们彼此凝视的目光中，我感受到了爱情的力量。

"吉娜，"最终我对她说，"我们会处理好的。如果你愿意，你还是继续跟着乔去工作，不管发生了什么，我们都能搞定的。"

吉娜终于破涕为笑，对我说："我爱你！"这是她那天面诊时唯一一句完整的话。

一年后，我参加了乔和吉娜的 50 周年"金婚纪念日"。他们在一家意大利餐厅举办庆典，餐厅里挤满了爱着他们的人，大家也都知道吉娜的情况。吉娜站在乔的身边，微笑着面对大家，对她而言这是一个伟大的时刻。吃饭的时候，我们得为她切好食物，但是没人介意麻烦。这就是群体的力量，而且来自群体的帮助渗透进日常的点点滴滴。乔和吉娜经常光顾这家餐厅，因此工作人员知道吉娜的病情，专门把他们安排在一个安静的位置。吉娜的美甲师总是对她十分温柔，甚至时不时去家里探望她，这样乔也可以歇口气。乔的同事们也对吉娜非常友好，还经常给她找些小事情做，比如叠叠报纸、分发食物，让她觉得自己被需要着。每个人都知道吉娜患有阿尔茨海默病，也都看得出这个病让她的生活处处受限，但人们仍然可以看到吉娜脸上洋溢着幸福，以及乔和吉娜之间充满了浓浓的爱意。

我在晚饭的时候碰到了吉娜的美甲师，她对我说："我很喜欢和她在一块，因为我可以完全做我自己。我知道，听起来可能有点疯狂，但的确是这样。在她面前我不需要掩饰任何事情。如果我很难过，她会和我一起难过。如果我很开心，她也会哈哈大笑。有她的陪伴，我真的很高兴。"

我希望随着时间的推移，人们可以更深入地了解阿尔茨海默病，人们对它的认知也会改变。这很重要，因为痴呆症影响了很多人。正如大部分人一样，等我到了 85 岁以后，就有超过 50% 的概率患上阿尔茨海默病。到时候的问题就是我"何时"会患病，而不是"假如"会患病。我希望所有知道我病情的人不要像对待白痴一样对待我，也不要当着我的面讨论我，不要错误地认为我不能理解事情。我希望他们可以明白，阿尔茨海默病有许多表现形式，而且无论是何种表现，我们都值得被尊重。

我相信在 30 年后，阿尔茨海默病患者所承受的恐惧和误解将成为过去式，有效的治疗方式也将与日俱增。

当我患上阿尔茨海默病的时候，希望我也有莎莉和米利亚姆的自信，有索尔那样的老伴，还有吉娜的那群好友，一直包容我、支持我。

第四章

我需不需要辞职?

▶ ▶ ▶

患上痴呆症仍继续工作,且懂得何时退休

"我还能不能继续工作?"这是每个新查出阿尔茨海默病的患者最喜欢问我的问题之一。他们通常会担心自己的工作表现,于是来找我,非常急切地问我他们还能不能继续赚钱,能不能做生意。

每一次,我的回答都是肯定的。

痴呆症并不会导致患者无法工作,我们需要明白这一点。能继续工作多少年取决于他或她患的是哪种痴呆症,以及具体哪些能力受到了影响。首先要确定患者哪些认知区域受到了痴呆症的影响(这取决于痴呆症的类型以及处于谱系的哪个位置),并与患者工作所需的能力进行比较。工作是什么类型?一天需要工作多长时间?是需要亲自动手的工作还是管理型的工作?参考患者的神经认知评估,这份工作是否需要患者仍保留的能力?假如患者因为病情而犯错,会导致什么后果?患者拥有什么支持系统?例如,患者是否拥有助理,可以作为辅助记忆系统提醒他们参加会议?

以上这些以及很多其他变量都可以帮助分析是否可以继续工作,并做出决定。

每当我看到阿尔茨海默病患者时，我首先会问自己，我是否能相信他或她的判断？他们的病情在阿尔茨海默病的谱系中处于什么位置？我是否会站在自身的角度，或者把他们当作我的家人，来判断他们在工作中的表现？我的评估会建立在对他们进行全面的神经学、神经认知学和实验室检查的基础上，并密切监测他们的病情进展。

如果一个人对自己的工作得心应手，并且长期从事这项工作，那么这项工作就会变成一种"深度记忆"，也就是说，这种记忆储存在大脑的多个区域，通常只有在阿尔茨海默病晚期才会受到影响。俗话说"熟能生巧"，我们从事一件事情越久，就会越熟练，比如我们长期保留进食、行走和开车的能力。

> 如果一个人对自己的工作得心应手，并且长期从事这项工作，那么这项工作就会变成一种"深度记忆"，也就是说，这种记忆储存在大脑的多个区域，通常只有在阿尔茨海默病晚期才会受到影响。

为了证明我确定阿尔茨海默病患者能否继续工作的方法的合理性，首先我将以患有痴呆症的医生为例。我曾经担任过纽约医生健康的顾问，因此有机会深入研究这个问题。此外，一想到患有阿尔茨海默病的医生还能继续行医，我们大多数人就会很难接受。我们可能会问："我怎么能将自己的健康托付给患有痴呆症的人呢？"在那之后，我将继续讨论从事其他工作的患者。另外，请不要忘记前面章节中提到过的患者：财务管理，乔；养老金经理，贝拉；以及私人公司的行政主管，梅根。他们在确诊患有阿尔茨海默病后仍然继续工作。

一名患阿尔茨海默病的精神科医生

82 岁的塞缪尔斯是一名精神科医生，虽然他的记忆力日渐衰退，但仍保留着专业知识和技能。即使他患有痴呆症，仍有许多患者到他这里求医，这让他的夫人感到不可思议。

"这些人是傻瓜吗？为什么还要花钱来找我丈夫看病？"有一次多里斯这样问我，"他甚至都不会帮我记个电话留言，还总是丢三落四的。天哪，按理说这些人挺聪明的，为什么还要来找他看病呢？他每次都穿着睡衣去给他们开门，我的老天爷！"

塞缪尔斯医生是世界知名的精神分析师，他能在短短 20 ～ 25 分钟的谈话里立即确定患者的一些主要问题。他的解释能力堪称首屈一指，有时候我也会问他一些在实践中遇到的问题，他的建议也总是能说到点子上。

这位医生拥有一大批独具慧眼的追随者，他们都是纽约市企业界的精英，处在职业生涯的巅峰时期。他总是能指导他们处理好复杂的工作和家庭生活，为此他感到十分自豪。

塞缪尔斯医生就在家里的办公室给患者面诊，不过随着阿尔茨海默病病情的恶化，他开始忘记一些预约。渐渐地，这些商业精英们就会按响门铃，然后他就穿着睡衣去给他们开门。

有趣的是，他的专业技术还是一如既往地好，患者们认为没有丝毫退步。所以他的业务依然十分繁忙，尽管他穿着随便，但患者还是蜂拥而至，并且都对他的医疗水平感到非常满意。

原因很简单：塞缪尔斯医生仍然是优秀的精神分析师。他这一生都在为患者做分析和解释，并且仍然可以很好地完成工作。即便他不会写预约簿，不会记留言，也不记得换上专业的制服，但他还保留着职业技能，可以继续帮助他的患者。

当塞缪尔斯医生意识到自己的记忆力正在衰退的时候，他找到了我。我检查出他患有缓慢进展性阿尔茨海默病，伴随轻度到中度记忆障碍，以及良好的语言能力和生活能力。他对此感到毫不意外："我猜也是这样。"

他的分析能力非常优秀，所以我们都认为他可以继续工作，不过不能为患者开药方。因为考虑到他的记忆障碍，我认为处方错误的风险太大，他也表示赞同。

塞缪尔斯医生继续工作了 7 年之久，极尽了他人生的意义，为他人做出自己的贡献，直至 89 岁高龄，他才决定退休。

我们的情境记忆，比如储存"地点"和"时间"的记忆，是大脑中"保存期"最短的记忆。对每个人来说情境记忆都是最容易忘记的，包括阿尔茨海默病患者。我可能只记得曾经和一个朋友聊过天，却很难回忆起具体的时间。我可能知道要和表妹一起吃晚饭，但是想不起我们约定在哪里碰面了。

类似地，塞缪尔斯医生只记得要见患者，但是忘了"什么时间"。然而，他还保留着"深度记忆"的事情和流程，这些记忆让他能够对患者各式各样的表现做出正确的分析。这一类知识和记忆在我们的脑海中储存时间更为长久。比如我们不会忘记如何骑自行车，阿尔茨海默病患者同样如此。也许我们会忘记什么时候见过一朵漂亮的玫瑰花，以及在哪里见过，但"什么是玫瑰花"是一种深度记忆的概念，因此患阿尔茨海默病谱系障碍的大部分患者都不会忘记。

大脑如何储存记忆

下面的简化示意图说明了不同类型的记忆分别储存在大脑的哪个区域，以及随着年龄的增长，阿尔茨海默病和其他痴呆症如何影响我们的记忆。

记忆

短期记忆：持续 60 秒以内，有限记忆能力；例如读完一句话后只记得开头；受注意力和晚期阿尔茨海默病影响，不受年龄影响。不是人们通常理解的短期记忆。

长期记忆：潜在终生记忆，无限制记忆能力；与大脑的物理变化相关。

内隐（程序性）记忆：无意识的"肌肉记忆"或"程序性记忆"；储存于大脑各处；例如，跳舞、弹钢琴，以及经验丰富的律师处理法庭程序等；对疾病带来的破坏具有一定抵抗力；受晚期阿尔茨海默病影响，不受年龄影响。

外显（陈述性）记忆：有意识的、可说的记忆；需要大脑的特定处理区域来储存新记忆并检索旧记忆；例如参加考试时使用的记忆。

情境（事件）记忆：与特定情境或事件相关联；例如，"他叫什么名字？""我最后一次和他说话是什么时候？在哪里？"就是人们常理解的"短时记忆"。在多种条件下都会受影响，如年龄、正常健忘、早期阿尔茨海默病。

语义（事实）记忆：一般事实；例如，"好"的同义词是什么？我的生日是哪天？我姐姐/妹妹叫什么名字？受晚期阿尔茨海默病影响，不受年龄影响。

　　而摩洛哥首都的名字，或者对塞缪尔斯医生而言，阿普唑仑的有效剂量，这一类不太深刻的记忆对无论是否患有记忆障碍的人来说都很难一直记得住。塞缪尔斯医生对预约时间的情境记忆几乎缺失了，但他仍然记得他的患者以及他们的故事。他的精神分析能力，以及对各类复杂的神经干预和流程的记忆仍然非常卓越，而这些正是他的患者所需要的。

一名尽职的医生

　　在阿尔茨海默病患者的能力方面，贝利医生是一个非常出色的例子。她在接近 40 岁的时候才成为医生，在那之前她当过老师和护士。当医生是她的人生目标，所以当她如愿以偿的时候非常兴奋。她对工作非常敬业，从她与患者建立起了非常亲密的关系和纽带中就看得出来。

　　随着年龄的增长，贝利医生治疗的患者逐渐减少，更多的时间是在一所大学的附属医院任教。不过她依然照料着一些对她而言十分重要的病人。因为她行医的时候越来越少，所以对一些患有复杂的长期疾病——包括创伤后应激障碍和性虐待史导致心理问题——的病人来说，她几乎成了他们的私人医生。这些长期患者在生活上非常依赖和相信贝利医生，所以她转而也对他们尽心尽责。

　　但是在 75 岁那年，贝利医生的记忆力出现了问题。在她还是护士的时候认识的一名社会工作者，后来也成为同事，建议她去寻求帮助。她在当地另一家医院的记忆障碍中心查出患有阿尔茨海默病，医生告诫她立即停止工作，于是她陷入了深深的绝望当中。

　　我们第一次见面的时候，贝利医生看起来非常沮丧。她不可能丢下她的病人不管，她很担心一些病人没有足够的时间去寻找下一个医生，尤其是那些因为过去的经历而对别人产生重大信任问题的病人。

贝利医生来到纽约医生健康委员会寻求帮助，因此碰到了我。这个委员会主要负责鉴定和评估疑似因健康问题而不能继续从医的医务人员。委员会不是要给予他们惩罚，相反，是要给予他们正确的治疗，并在适宜的时候帮助他们重新回到工作岗位。

通常是医院的管理人员要求进行评估的，因为部门工作人员对医生自己的判断表示担忧。但在少数情况下，是医生自己要求的。我是顾问团队的一员，代表委员会对这些病人进行评估。

贝利医生来见我的时候已经没有继续任教了，我个人对此深表遗憾，因为我认为她是一个很好的老师。对我自己而言，放弃行医比放弃任教意义更为重大。不过，我很快明白贝利医生其实将自己对病人的责任看得比对学生的责任更重。她对病人投入太深，所以如果没有万无一失的应对之策，她不可能轻易地丢下他们。

经过测试，我发现贝利医生仍然十分聪明，在 100 分制的认知能力测试中她取得了 98 分，而满分标准是参考与她同龄的健康女性。她的记忆力和认知能力同样在合理且安全的水平以内。我告诉她，只需要每个月按时向其他医生提交情况表，在其监督下她可以继续行医，因为她已经没有接受新的病人了。听到这里，她既欣慰又开心，在我的办公室放声大哭起来。

她轻声说："你不知道被倾听的感觉有多棒，我自己也试着成为一名善于倾听的医生。谢谢你倾听我的心声。"

我也开始热泪盈眶了，毕竟受到来自同行的赞美实在是太不容易了，我感觉自己得到了最高的荣誉。

在另外一名医生的密切监督下，贝利医生继续工作，又照顾了她的病人 3 年。最后一年贝利医生才告诉她的病人，自己其实患了阿尔茨海默病，并把每一位病人都托付给了她所熟识的其他医生。

在这段时间，她告诉我："这种感觉真好。能以他们所信任的方式照顾他们，我很开心。"就在退休之前，她说："你知道吗，我认为自己已经做好告别医学生涯的准备了。"

我没想到她会说这番话,不过感觉真的很棒,她也这么觉得。是时候告别这个花费了她大半生心血的事业了,能跟她心心念念的病人们建立起如此亲密的关系,她可以从容地退休了。

不过贝利医生退休后并没有闲着,她又开始写回忆录了,这让她的生活感到充实,也为她的职业生涯庄严地画上了句号。对贝利医生来说,她没有突然离开她的病人,而且强迫她离职也会对双方造成伤害。

有趣的是,故事的结尾还有一个转折。那个与我详细讨论病情并监督贝利的医生后来也得了阿尔茨海默病,不过他也坚持工作到最后,在退休 6 个月之后过世了。这位医生的案例同样证明,阿尔茨海默病患者可以继续工作,而且可以完成得非常好。甚至我和贝利医生都没有发现任何蛛丝马迹。现在想来,有时他会很迟才回我电话,有时一些事情还需要我反复提醒他,不过这都是事后诸葛亮罢了。毕竟在当时我没发现他有任何不妥,而且他把贝利医生的病情照顾得很好,直至退休。

一名患阿尔茨海默病的外科医生

虽然贝利医生的结局令人艳羡,但艾伦医生就没那么好运了。

63 岁的艾伦医生是一名骨科医生,他戏称自己为"膝盖侠",因为他的主要工作就是膝盖检查、膝盖注射、膝盖修复和膝关节置换。可以说膝盖就是艾伦医生的职业生涯。

"膝盖是所有关节中的谜,"他说,"虽然膝盖由最脆弱的关节所组成,却承受了最大的重量。"

第一个发现艾伦医生记忆力出现问题的人,是他的转录员。他的笔迹是公认地糟糕,因此他雇了一名现场转录员,在他给病人看病时替他做笔记。转录员注意到他有时候会反复询问病人同样的问题，有时候刚说完的事情转头就忘了。于是她跟办公室主任说了这件事，很快艾伦医生就去一名记忆障碍专家那里就诊，查出患上了阿尔茨海默病。

后来他又听了一个朋友的建议，转而找到我。经过一系列全面的评估（包括神经认知评估）后，我与原诊断医生意见一致。艾伦医生和他的夫人埃米利一同前来查看结果时，我告诉他们他患有缓慢进展性阿尔茨海默病，伴随轻度至中度记忆障碍，以及良好的语言能力和生活能力。

埃米利的第一个问题就是："他还能继续工作多久？"

而艾伦医生反而沉默不语，显然在他们的夫妻关系中，他的夫人掌握话语权和决定权。

听到妻子直白的问话，他也表示对这个问题很好奇。

我回答道："我认为你不能继续工作多久了，因为你的记忆障碍已经开始影响工作了。"

塞缪尔斯医生非常了解他的心理疾病患者，也同意不再开药；贝利医生只有少数长期患者，综合功能表现也很出色；而艾伦医生与他们不一样，他每天都要接待无数新的病人。此外，在100分制的认知能力测试中，他只取得了10分，综合功能测试也只有30分（满分标准参考与他同龄的健康男性）。在这种情况下继续工作会面临很大的风险，因为他的工作包括为病人诊断病情，开药，甚至替刚认识的病人做手术。

果不其然，埃米利又开始代丈夫说话："但其实他做的手术也不多，而且大部分对他而言都是常规手术。"

我解释说，没错，对艾伦医生而言，大部分手术靠的都是"肌肉记忆"或者"程序性记忆"，所以阿尔茨海默病暂时还不至于使这些记忆迅速退化。他的膝关节置换手术经验非常丰富，所以几乎属于机械操作。但是，我始终认为他的认知状况已经不足以让他保持在做手术的巅峰状态，不一定能为病人带来最好的疗效。

在我的一再劝说下，他的夫人终于勉强同意让他不再做手术了。多亏他是个经验丰富的"膝盖侠"，办公室里的工作对他而言非常熟练和机械化，所以我认为艾伦医生还能继续做这些工作。

> 作为家人和同事，为了帮助患者记忆或置身其中去监督他们，这种冲动行为其实是可以理解的。帮助他人是人类的本能。

为了让艾伦医生可以继续工作更久一些，埃米利也开始在他的办公室做一些工作。她想要弥补艾伦医生的记忆障碍，于是替他反复检查转录员的笔记，确保他开的药方是正确的，俨然成为又一个办公室经理。然而，埃米利并没有接受过任何医疗训练，因此她不断反复检查的行为对他们的婚姻造成了很大的负担。作为家人和同事，为了帮助患者记忆或置身其中去监督他们，这种冲动行为其实是可以理解的。帮助他人是人类的本能。不过在这种情况下，我认为这种努力也许没有必要。

我们3个一起讨论了很多治疗方案。我留意到尽管埃米利非常希望丈夫能够继续工作，但是一旦任何治疗方案需要额外的治疗时间，可能影响他的工作进而导致经济损失，那么她对该方案就会明显失去兴趣。而且艾伦医生拒绝尝试任何新的或者药品核准标示外的治疗方案，比如经颅磁刺激以及认知训练。虽然我建议他试试这些方法，但他还是只愿意接受标准药物治疗，也就是多奈哌齐和美金刚。不过我怀疑是埃米利示意他不要接受临床试验，因为她担心这些方法需要很多时间，可能会影响他继续工作。

艾伦医生的记忆问题始终没有得到缓解，不到6个月的时间，他的病情就变得明显不再适合继续工作了。于是他给病人们写了信，宣布从此退休。非常不幸的是，退休后艾伦医生没有继续在我这里就诊，因此后续情况我也就不得而知了。

一名患阿尔茨海默病的律师

瑞恩，64 岁，已婚，是一名律师，开了一家小小的律师事务所，主要办理遗嘱和不动产业务，生意非常兴旺。他与妻子还有 3 个孩子住在一起，他们一共有 5 个孩子，年龄在 12 ~ 25 岁。

他发现自己有时会忘记自己想说什么，还有开会时也非常健忘，于是找到了我。一些客户也逐渐发现他的问题。多亏了与他共事多年的两名助手和一名合伙人，在他们的帮助下，瑞恩才能弥补一些因健忘带来的困扰。正如艾伦医生的助手一样，他们也经常帮瑞恩收拾烂摊子。尽管如此，但瑞恩终于意识到自己需要寻求医疗救助。

我诊断出瑞恩患有快速进展性阿尔茨海默病，伴随轻度语言和记忆障碍，以及良好的生活能力。

瑞恩的双眼噙满了泪水，问我："那我应该怎么办？我和我妻子还没有攒够钱，我还不能退休。还有，我最小的孩子才 12 岁，我还得给两个上大学的孩子交学费。我必须得工作。"

于是我给瑞恩制订了比较积极的治疗方案，除了药物治疗外，还给他使用了药品核准标示外的经颅磁刺激治疗。然而 6 个月以后，当他回来复查和评估疗效的时候，他的记忆力还是发生了明显恶化。很遗憾，这些治疗并不能阻止瑞恩病情的恶化。

在他工作的最后一年里，跟贝利医生一样，他向客户公开了他的病情。

他会以一种命令的口吻对他们说："我有阿尔茨海默病，如果我搞忘了什么事，你必须得提醒我。"

客户们也的确做到了，不过最终他的病情不再适宜继续工作了。在患病两年后，瑞恩终于退休了。而且由于他的认知能力持续恶化，他不得不待在家里，愈发需要人帮助。

在工作单位公布病情只会事与愿违

当然，有时候我们的支持系统也可能令我们失望，比如埃莉的例子。埃莉是一名在职的大学教育学教授，58 岁的她看起来比实际年龄更小，因为她身材纤弱，有着一对神采奕奕的眼睛，还扎着一个马尾辫。她来自皇后区的一个工人阶级小家庭，是家里第一个大学毕业生。不仅如此，她还继续深造获得了博士学位，在一所久负盛名的大学里任教。

埃莉的精神病医生要求她来找我。因为她最近总是感到莫名的焦虑和抑郁，于是寻求了精神病医生的帮助，但她自己也说不清这是为什么。精神病医生替埃莉治疗抑郁，同时发现她在课程安排上有些困难，可是她已经教这门课程 20 年了。因此那位医生开始担心这恐怕不仅仅只是抑郁，于是把她介绍给我。

当见到埃莉的时候，我产生了一种保护欲，因为她看起来既讨人喜欢又容易受伤，甚至有一点孩子气。测试后我发现她患有快速进展性阿尔茨海默病，伴随轻度语言和记忆障碍，以及良好的生活能力。

埃莉在学校的课排得满满当当，虽然她看起来已经有些吃不消了，但在即将来临的学期里还是被安排了额外的教学课程。与埃莉讨论了病情之后，我建议她不要告诉学校里的任何人。

"你喜欢你的工作吗？"我问她。

"我爱我的工作。"

"好吧，那你就谨慎一点。我建议你在告诉别人之前三思而后行。大部分人不知道阿尔茨海默病是谱系疾病，他们可能会认为你不能再继续任教。"

第二次见埃莉，她的脸上挂着大大的笑容。

"你知道吗，德维医生，我终于释然了。"说话时，她的马尾弹动着。

"什么意思？"

"嗯，上次离开你办公室之后，我觉得如果不告诉同事的话会显得很不真诚。所以在职工大会上，我宣布了在过去一年里我一直这么安静的真正原因，就是我得了阿尔茨海默病。我宁愿他们知道我得病了，也不愿意他们觉得我傻。后来他们给了我前所未有的帮助与支持。我去见了我的上司，她过去一直都冷冰冰的，但听说我得了阿尔茨海默病，她从桌子后面走到我面前，给了我一个大大的拥抱。我感觉他们非常理解我。"

"埃莉，我为你感到高兴，"我说，"我很开心我之前想错了。没想到大学的机制可以这么包容，真的太好了。"

然而这还不是故事的结局。一个月之后，我又见到了埃莉，她跟我说她的上司把她叫到办公室，好几位同事也在那里。他们对她说，经查阅过去两年里学生对她的评价，最后决定让她停止任教。

即便在埃莉公开病情之前，他们还给她安排额外的教学课程，但就在他们得知她的病情以后，他们就开始戴着"阿尔茨海默病有色眼镜"看待她，而且几乎立刻就让她停止工作。埃莉的故事是一个悲剧，但它证明了当阿尔茨海默病患者想要公开病情时，选择告诉谁以及何时告诉他们是非常重要的，尤其是在工作单位。

一位让文字跳舞的教授

我的患者马瑟教授是一位大学讲师，他编写了许多关于语源学的教材，16年来一直患有缓慢进展性阿尔茨海默病。他在88岁时去世，就在去世前他甚至不能告诉我现在是哪年哪月，是一天中什么时间，但仍然能告诉我"polemical"这个单词的定义。事实上即便马瑟教授是一名阿尔茨海默病患者，他的词汇量还是远远超过大部分没有痴呆症的人。50多岁的时候他从学校退休了，转而开始编写教材。他编写的教材都非常好，因为他还保留着语言能力，并且拥有这方面的深度记忆。

> 因为人类总是非常善于"分类"以及"贴标签"，所以我们很容易因为某人在某些方面有所缺失而忽略这个人全面的智力，这是一种负光环效应。

因为人类总是非常善于"分类"以及"贴标签"，所以我们很容易因为某人在某些方面有所缺失而忽略这个人全面的智力，这是一种负光环效应[1]。比如马瑟教授，人们就因为他的记性很差而忽略了他的整体智力。他总是很健忘，有时候他的点心盘刚被收走就要求吃点心。假如有人明知马瑟教授对最近发生的事情记忆力很差，但专注于他的其他方面，比如他惊为天人的智慧，那么他们一定能进行一场别开生面、拨云见日的讨论。如果能避免负光环效应的产生，那么你就能沉浸于听马瑟教授讲述拉丁文 ex（外面的）和 cappa（隐匿）如何衍生出 escape（逃跑）这个单词的历史，或讲述恶灵，也就是恶毒的亡灵的故事。

我想说的是，虽然马瑟教授已经患病整整16年，但我很荣幸他能成为我的英语教授。这么多年以来，每次他来我这里面诊，临近尾声时我们都会玩几分钟的文字游戏，而且两人都非常沉迷其中。这让他感受到自己的能力，而不仅仅是病人，同样让我感觉自己不仅仅是医生，更像是他的学生。在这样的交流下，我们打破了各自的既定角色，双方都成为独立的个体。

马瑟教授就像一名杰出的傀儡师，牵引着这些文字以及它们的词根在我眼前翩翩起舞。我看着这些文字如幽灵般在我面前解体，然后又重组为一个个新的文字，仿佛从同一根茎里发出新芽。他用文字织就了崇高的魔法，直到现在

1　光环效应（Halo Effect）又称"晕轮效应""成见效应""光圈效应""日晕效应""以点概面效应"，它是一种影响人际知觉的因素，指在人际知觉中所形成的以点概面或以偏概全的主观印象。——译者注

我都还记得他教我的那些单词。认识他以前，我从来没用过词源词典，但现在我在查阅单词时总爱用词源词典查一查。尽管马瑟教授患有阿尔茨海默病，但他帮助我增大了词汇量，同时丰富和充实了我的整个人生。

患者做的何种工作

因为阿尔茨海默病是一种谱系障碍，所以可能引起各种各样的症状，就像大脑的不同功能一样，个体之间的差异可能非常大，所以其是否影响患者的工作表现取决于具体症状是什么。一名音乐家仍然可以完成一场杰出的授课，尽管他可能不记得自己孙子们的名字。假如让一名失去面部识别能力的人当门卫，尽管他还记得自己的家人，但显然他无法胜任这个工作。假如这个门卫只有轻度词汇检索障碍，但仍保留面部识别能力，那么他就能胜任这份工作，因为他可以会见并问候居民以及他们的访客。

> 一名音乐家仍然可以完成一场杰出的授课，尽管他可能不记得自己孙子们的名字。假如让一名失去面部识别能力的人当门卫，尽管他还记得自己的家人，但显然他无法胜任这个工作。

我们必须通过评估患者的症状以及该症状是否影响其工作需求，来判断其是否可以继续工作。正如上文中我提到过的那些患者，他们在患病之后仍然继续胜任自己的工作，无论身为木匠还是神经科医生，他们都能很自然地将技术融入自己的大脑，已然形成一种抵抗疾病带来的破坏的程序性记忆。这就是马瑟教授仍保留那些复杂词汇的知识，以及塞缪尔斯医生仍保留他的分析能力的原因。

你应该还记得我的养老金经理贝拉，她在75岁时患上阿尔茨海默病，5年后却还能为我制订完美的养老金计划。对她而言，平衡资金的能力是一种深度记忆，而且已经转变为程序性记忆，就像我会情不自禁关注神经疾病一样。

患痴呆症的总统?

再举一个例子，罗纳德·里根总统也是一名痴呆症患者。因为他超群的记忆力，22 岁时里根找到了第一份工作，成为一名电台播音员。他甚至能凭借自己的记忆对一整场足球比赛进行详细报道。

但在第一个总统任期快结束时，他的记忆力明显开始衰退。在竞选连任时，电视辩论上的他显得口齿不清、笨手笨脚。虽然他在离职 5 年后，也就是1994 年才宣布患有阿尔茨海默病，但最近有报道称他在自己总统第一任期和第二任期期间就表现出阿尔茨海默病早期症状，即在文字处理上有些困难。

在一次令人难忘的电视辩论中，里根显然有些糊涂。那是在 1985—1987年的"伊朗门"听证会上，这位曾经伶牙俐齿的总统一再重申自己不记得了。有人可能会认为这是经验丰富的政客在法庭上对自己的标准辩护，但这位总统可能说的是实话。他的儿子罗恩·里根声称父亲早在 1984 年就患有阿尔茨海默病，不过总统的医生否认了这一说法。

看过里根总统公开演讲的录像带后，我注意到他越来越依赖笔记，并且他的回答经常模棱两可。我认为他很可能在担任总统期间就已经开始慢慢患上阿尔茨海默病。然而尽管里根总统多次在电视上露面，美国公众却几乎没有人注意到他即将出现的问题。值得注意的是，里根总统直到卸任数年后才被诊断患病。

以治疗和支持帮助他们

只要给予他们正确的治疗方法和支持系统，大部分阿尔茨海默病患者都可以在患病多年的情况下仍为社会做出贡献。这些支持系统包括家人、朋友、同事、邻居以及更大的群体。只要我们摒弃负光环效应，放下我们的偏见，去感受患者保留的能力，而不是一味地为他们所失去的能力感到惋惜，我们所提供的支持就能最大限度地帮助他们。这样可以帮助患者不再担心智力下降，不再为那些尚未发生的事情感到伤心难过，从而重拾信心。同时，家人、朋友以及群体可以作为一种辅助认知能力的系统，帮助患者填补记忆缺失，替他们说完想说的话，或者弥补他们的过失。而像我一样的专业医生可以让患者的生活质量得到改善，为他们提供医疗服务并稳定病情。此外，为看护人提供必要的支持以及帮助可以让他们不再感到崩溃和沮丧。

事实上，无论向人们普及再多阿尔茨海默病的知识，或者一再告诉他们患者有多少支持和辅助系统，人们始终会质疑痴呆症患者能否继续工作。你愿意让得了阿尔茨海默病的会计替你报税吗？你愿意让得了阿尔茨海默病的司机开着校车每天接你女儿上下学吗？你愿意让得了阿尔茨海默病的技工修理你的车吗？又或者，你的技工得了中风或者脑肿瘤呢？再或者，万一他正在接受化疗，或者得了癫痫，或者正在遭受药物滥用的折磨？我猜大部分情况下我们许多人都会同意，但一旦他得了痴呆症我们就会拒绝，因为我们认为那是很严重的认知障碍。尽管对某些阿尔茨海默病患者来说是可行的，但大部分的人都会拒绝。

值得注意的是，可能许多电工的判断能力有问题，尽管他们没有任何认知障碍，但是一名患有阿尔茨海默病的电工也可能拥有极好的判断能力。我们对自己的工作或多或少有些天赋，在这个方面我们不是从一开始就处在同一起跑线上。

根据我的经验，一份良好的评估可以帮助痴呆症患者分析继续工作的可行性，只要辅以他们特殊的支持系统或工作环境。虽然像医生健康委员会这样开明的组织能够认识到这个现实，但其他组织比如埃莉所在的大学却不能理解。只要我们明白阿尔茨海默病是一种谱系障碍，就很容易理解此病的多样性，并满足患者继续工作的愿望。当然，对所有患者而言，不时的密切监视也十分必要。

前面我提到过，将痴呆症与癫痫、双相情感障碍或中风等疾病联系起来有助于我们更好地思考，因为这些疾病都可能影响人的思维和认知能力。因为我们了解这些疾病的多样性，所以我们允许这些疾病的患者继续工作并寻找他们生命的价值和目标。我希望在不久的将来我们也能允许阿尔茨海默病患者这样做。

第五章

谁说我不能开车？

▶▶▶

保持独立和尊严

"我不能开车？你什么意思？"艾娜怒不可遏地说道，"那真是我听过最好笑的笑话！"说着她转过头去看着她的孩子们以寻求支持。"你们听到她说什么了吗？你们跟她说说我是个多好的司机！跟她说我从来没有违反过交通规则，也没有收过罚单，从来没有！"

艾娜之所以这样，是因为她感觉到自己的独立性受到了威胁。我们能安排自己的时间，决定去哪儿，去见谁，这些都让我们感觉自己是一个自由的人，能够掌控自己的生活。因此对许多患者来说，他们最害怕的就是失去独立性。其实有很多办法能让你即使身患痴呆症却仍然可以保持独立，比如住在自己家里，自己决定吃什么，以及把钱花在什么地方。但是我发现开车对于痴呆症患者来说是最敏感的事情，这就是艾娜在我的办公室里一边哭一边激烈争辩的原因。

艾娜说的都没错，她的驾驶记录的确无可挑剔，甚至比我所认识的大部分人都要好——包括我自己。86岁的她已经拥有67年的驾龄。她坚持要从长岛开车送儿子和女儿进城赴约。就在这次面诊之前，我已经告诉艾娜她患有阿尔茨海默病，她很平静地接受了。在我嘱咐她需要吃哪些药的时候，她表现得很镇静，还问了几个关于药物副作用的问题，问问题时也显得很轻松。然而，就在我告诉她不能再开车时，就好像我用长矛刺进了她的灵魂一般，她像一只猫一样弹起来，把手放在我的桌子上以示抗议。

其实在面诊之前她的孩子们就已经私底下打电话告诉过我，艾娜开车时已经没有往日那般自信，在马路上总是畏首畏尾的。当时我已经工作了 5 年，所以她家人的担忧肯定了我的诊断决定，我们认为艾娜确实不能再继续开车了。

她的儿子把手搭在她的肩上，温柔地说："妈妈，或许这样更好呢。我们可以开车带你去任何地方，这样我们就有更多时间可以陪你。"

"你在说什么？简直是胡说八道。我不可能不开车的，我只能跟你说这么多，"艾娜把他的手拿开，感觉自己正陷入一场阴谋，然后她瞪着我说，"我跟你也只能说这些了，医生！"

事实上艾娜也没有经常开车，尽管她住在长岛郊区。她最常去的两个地方就是犹太教堂和超市，离她家都很近。而且她每周最多也就出门三四次，即便如此，她还是感到很崩溃。

她回到家之后把我给她面诊的几乎所有细节都忘了，她只记得不知道什么原因，她被一位才见过两次面的医生命令不准开车。这件事把她搞得怒火中烧，于是她去找她认识 20 多年的内科医生哭诉。

她对他说："他们觉得我不能再开车了，你不这么觉得，是吗？"医生心平气和地告诉她如果能不开车是最好的。然而为了证明自己，艾娜还是我行我素继续开车，但是她开车时非常谨慎小心，也没有发生过任何事故。艾娜的驾龄已经非常久了，她对开车已经形成了程序性记忆并深深地印在脑海中，因此对阿尔茨海默病带来的破坏具有一定抵抗力。但是她的家人感到越来越担心，不是因为她的驾驶技术明显下降，只是因为她得病了。他们再次找到我，于是我想到一个法子，就是告诉艾娜说应该把她的车送去维修。每次艾娜打电话给汽车修理厂，那里的维修人员受到她家人的指使，就会再找个借口说这车还是不能用。我知道这听起来好像是在操纵事实，而且有些卑鄙无耻，但我和她的家人都认为这比强行制止她开车要好一点。我们觉得这样可以避免与她产生冲突，因为这样她只会怪那些维修人员，但是她看穿了我们的把戏。

每次只要跟她儿子女儿讲话，她都会问同一个问题："我什么时候能把我的车取回来？"

渐渐地，艾娜越来越闷闷不乐，越来越沉默寡言，越来越心灰意冷。她开始绝食，几乎对一切都失去了兴趣，最终不到6个月就过世了。直到那一天，我才深深地意识到我应该对她的去世负一定的责任。

我跟她的家人串通起来，想办法阻止她开车，仅仅因为她患了痴呆症，我们夺走了对她而言非常重要的东西：她的独立感。

与我的许多患者一样，艾娜的案例促使我进行了许多自我反省，他们都是我的老师。我开始查阅关于老年人驾驶和痴呆症患者驾驶的文献，最终我的发现不仅让我十分惊讶，同时还改变了我对患者的治疗方法，使其更行之有效。

事实上，即便是患了阿尔茨海默病的老年司机，大部分也比刚取得驾照的年轻司机开车开得更好。据统计，30多岁的司机中总体交通事故率和致死率是最高的。老年司机驾驶得更为安全，因为他们驾驶速度较慢，驾驶距离也更短，而且除了重大悲剧事故以外，老年司机发生致死的交通事故时通常不会连累其他人。由于阿尔茨海默病患者仍保留程序性记忆，驾驶就是其中之一，因此在病情损害到他们的反应时间和决策能力之前，他们大部分都能安全驾驶。

行为失常时的驾驶

当然，有些痴呆症患者显然不适合开车，比如戴夫。64岁的戴夫是一名木匠，每次向别人介绍自己时，他都会说自己是个"热情洋溢"的人，然后就发出一阵大笑，很富有感染力。每次到我办公室，他都会跟候诊室里的每个人击掌，让大家都有些摸不着头脑。对那些年纪比较大又比较脆弱的病人来说，他的热情着实会吓到他们。他很奇怪，一定要我们叫他的名字。如果我以他的姓称呼他，他就拒绝回答我的问题，虽然我感觉叫他的姓会自然一点。

经过一系列的测试，我诊断出戴夫患了额颞痴呆症。跟阿尔茨海默病常见的症状有所不同，这种病更多地影响大脑额叶，干扰患者的判断能力以及社会交互，而不是记忆力，尤其在疾病早期。额颞痴呆症的病理也不一样，很少出现斑点沉积，而阿尔茨海默病往往伴随这个症状。戴夫最初的症状就是行为变得"反常"，他总是对街上碰到的陌生人显得过度热情，有时候会吓到别人。随着病情的发展，他开始在餐厅大声宣扬自己的宗教信仰并询问其他顾客的宗教信仰。他拒绝遵循顾客的家具定制要求，坚持说自己的制作想法更好，因此到最后他的顾客寥寥无几。一旦大脑额叶（影响判断能力和社交礼仪的区域）内部的连接受到破坏时，戴夫就会出现反常行为。有趣的是，这种无视社会规则和安全的行为在青少年额叶发育时却属于正常现象。

虽然如此，戴夫的生活质量仍然非常不错。他有两个孩子，离异后就住在新泽西自己的家里，继续在后院的工作室里做一些木工活，定期开车来我的办公室。

3 年后，戴夫的儿子告诉我，戴夫开始认为马路上的停车标志是一种建议而不是必须遵守的交通规则。这意味着他的病情开始恶化，而且与之前单纯的烦人和尴尬不同，这是一种非常危险的信号。

得知戴夫经常无视停车标志，我写信告知新泽西州机动车辆管理所，并让他们吊销了他的驾照。于是戴夫怒气冲冲地来到我的办公室。

"医生，你为什么那样做？"戴夫一边冲我大声喊道，一边却在放声大笑。然后他以一种威胁的口吻对我说："我要打断你的胳膊！"

"如果你还能继续驾驶的话，我觉得会很不安全，"虽然我快被他的行径逗笑了，但我还是平静地解释道，"对于我的行为我感到很抱歉，你知道我是真心希望你能保持独立，但是很明显你不能安全驾驶了。"

戴夫说："我发誓看到停车标志的时候我绝对会停车的。"

我对他说："戴夫，我相信你一定会那样做，吊销你的驾照我也很难过，但我真的不能再让你开车了。"

最终戴夫妥协了，他笑着说："我知道没错，但我还是想打断你的胳膊！"

吊销驾照之后，戴夫的兄弟会开车送他进城。每次来面诊的时候，他都会跟我抱怨不能开车有多麻烦，还总说我真是个古板的人。话虽然这么说，但他还是听我的话，再也不碰方向盘了。

偶尔碰到像戴夫这样的患者时，我就会坚持让他们不要再开车。不过在大多数情况下，我碰到的阿尔茨海默病患者或者其他痴呆症患者还是可以继续开车，其中一些可能已经拥有超过 50 年的驾龄了。对他们来说，驾驶已经是大脑构造的一部分了，不需要刻意思考。驾驶之于他们是一种机械性的能力，就像击球之于尤吉·贝拉一样，正如他的名言："你不能一边思考一边击球！"[1]

所以除非患者自己决定不再开车，或者开始发生一些小型车祸，比如撞到别人停在那里的车或邮筒，我认为还是让他们自己掌管车钥匙比较好。根据我的经验，如果真的有问题的话，在发生重大交通事故之前，患者总会表现出一些早期征兆。当出现这些征兆时，我就会跟他们商量，建议他们停止驾驶。有趣的是，在我的患者当中大约有 20% 的女性自愿减少驾驶或者停止驾驶（直到今天，我没有遇到过一位男性患者自愿这样做），因为她们开车时自己会感觉到焦虑或者不确定。

此外，患者和家属还可以选择一种更为客观的方式来评估他们的驾驶能力，请职业驾驶康复专家对患者进行模拟驾驶测试。通常我不会要求患者进行

1　劳伦斯·彼得·贝拉（Lawrence Peter Berra，1925 年 5 月 12 日—2015 年 9 月 22 日），昵称"尤吉·贝拉"（Yogi Berra），是前美国职棒大联盟的捕手、教练与球队经理，球员生涯主要效力于纽约洋基。——译者注

这项测试，因为大部分患者会因此感到不悦而拒绝测试。但有时为了让患者了解停止驾驶的重要性，这是唯一可以说服他们的方法。甚至有些患者即便不能通过测试，还是坚持要开车，此时就需要采取更极端的方式来制止他们，不过还好这种情况很少发生。

酒驾的痴呆症患者

还有一点值得注意的是，一些患者的驾驶障碍也许根本不是由痴呆症本身导致的。比如我的一个患者，名叫乔治娜，她是一名 60 多岁的退休女老师，孑身一人住在韦斯切斯特的郊外。乔治娜把自己称为"伏特加狂热爱好者"，她大部分的时间都在喝酒，经常开着她那辆 20 世纪 90 年代末的大型轿车去当地的商业街买酒。患了阿尔茨海默病后，她总是会忘记自己已经喝了很多酒，然后又接着喝。因为她一个人住，所以没有人监督，她还经常开着车到处跑。

尽管乔治娜喜欢喝酒，但是还没有发生过事故。事实上她是个不错的司机，有着良好的驾驶记录。问题是因为记忆障碍导致她不知道自己究竟喝了多少酒，所以她经常醉酒驾驶而不自知。

一些帮助阿尔茨海默病患者保持独立性的方法

只要好好计划，阿尔茨海默病患者仍然可以过上完善且独立的生活。下面这些技巧主要针对患者，不过对他们的看护人和亲人也很有帮助。

· 明确自己是想待在家里还是想去别处。

· 大部分阿尔茨海默病患者都能继续开车。如果对你的驾驶能力有所顾虑，可以请职业驾驶康复专家对你进行模拟驾驶测试，并评估驾驶的

> 安全性。
>
> · 想去哪儿就去哪儿，这是成年人应该享有的权利。如果家人担心你，你可以佩戴写有身份信息的手链让他们安心，没关系，它们通常设计得很有时尚感而且看起来像运动手环。如果家人还是感到焦虑，有很多不起眼的 GPS 定位装置可供选择，你可以考虑带上一个。如果需要有人在家里监督你服药，仅仅把这当作一种帮助你保持独立的方法，还能让你在家里待久一些。

她女儿卡洛琳尝试过很多对策但都没有成功，比如把她家里的酒全部搬走并告诫她别再买酒。后来我想到一个主意，让她悄悄把乔治娜的伏特加稀释了。卡洛琳住得很近，每隔几天就会去看看她妈妈，然后每次趁她不注意把她的酒稀释掉。或许痴呆症使乔治娜的味觉识别能力有所下降，她压根儿没注意到她的酒就这样慢慢地被兑了水。后来她的伏特加基本上没什么酒精了，于是她又安然无恙地驾驶了数年之久。

开车与一个人的独立感息息相关，拿到驾照的那一刻也是生命中的一个重要时刻，你会感觉到命运就掌握在自己手中。无论是开车去自驾游还是仅仅去街角的商店买东西，自己可以独立开车这件事本身就让人精神抖擞。

我还记得我第一次独自开车，是从布鲁克林的家里经过曼哈顿大桥去唐人街。当时是星期天的下午，天气很热，我的边境牧羊犬萨沙也在车里坐着，伸着舌头喘气。我们俩看着纽约城的轮廓映入眼帘，那种愉悦感、自由感和独立感令我难以忘怀而且刻骨铭心。

因为开车是一种情感的寄托，所以一旦阿尔茨海默病患者被禁止驾驶，他们就会感到非常难过，而他们的看护人却不能感同身受。要剥夺患者驾驶的权利可不是什么轻而易举的事情。

寻宝猎人

掌管财政大权也是独立自主的重要一环，也就是决定为谁花钱以及花钱买什么。痴呆症患者的家人也许相信驾驶可以形成条件反射，但他们却会怀疑患者无法做出正确的消费决定，从而夺走他或她的财务控制权，即使患者的消费习惯没有任何改变。那些一直都喜欢铺张浪费的患者会被家人所制止，再也不能随心所欲地消费了。虽然是因为他们的消费观念不同，但会被认为是痴呆症导致了患者过度消费的习惯。看护人会劝说患者把财政权转交给他们，但是这会让患者难以接受，尤其是男性患者。

不过有些患者的确会因为痴呆症而影响他们的消费习惯。他们可能会忘记支付账单或者压根儿不查看账单，要么就反复支付同一笔账单；有些患者可能接到诈骗电话然后上当受骗；还有的患者可能会忘记自己把现金或者贵重物品放在哪里了。我们甚至可能没有注意到这些事情其实经常发生。这让我想起我的一个患者，他叫彼得。

彼得是来找我帮他看慢性背痛的。虽然我专攻记忆障碍，但我也会看一些其他神经疾病，比如偏头痛、背痛、眩晕和中风。

他跟我说："我的背痛可能是因为工作导致的。"

彼得有着深邃的眼神，高高的前额，还带着淘气的微笑，这使他看起来十分英俊。

"什么工作？"我问道。

"嗯……"彼得咧嘴一笑，说道，"你知道吗？你可能有一些钱就在身边，而你对此一无所知。比如一些没有兑现的支票？还有汇给你的款项，你甚至都不知道？"

我表示怀疑，毕竟我的会计记录得十分详细。

彼得坚持说："非常有可能！"

说着他把我的名字和个人信息导入了我的电脑，结果发现几年前我真的有一张没有兑现的支票，现在就在纽约州的仓库里。

彼得解释道："我有点类似现代的寻宝猎人，只是不会出海或者下矿罢了。我每天都弓着腰研究电脑和那些老旧的电话簿。当银行在他们的保险箱里发现大笔现金，又找不到主人的时候，就会打电话给我。我的任务就是找到这些人。"

"从 20 世纪 50 年代起的电话簿我都有，只为找到那些从来不上网的人，"他继续解释道，"医生，问题是现在阿尔茨海默病非常普遍，所以银行的系统里就有了大量被遗忘的钱。我感觉再过几年我的生意会非常火爆。"

我觉得他说得有道理。随着年龄的增长，假如我们的记忆出现了问题，而且怀疑家人想要监督或者看管我们的财务，我们可能就想把钱存起来或者藏起来。这是因为金钱与我们个人的掌控感和独立感有着内在的联系。

问题就在于，当痴呆症患者的消费习惯真的受疾病影响的时候应该怎么办。在一些极端的例子里，患者甚至可能把自己搞得穷困潦倒，不过我暂时还没有碰到过这种情况。我曾经遇到过一位患者反复花钱买同一双鞋。另一位患者从各种各样的订阅服务中心订购杂志，后来他整个公寓里都堆满了杂志。

> **掌控自己的财务权能为我们提供一种独立感，这种独立感很重要，不能轻易地被夺走。**

"我妈妈又花了几百美元买床上用品，"一位患者的女儿跟我抱怨道，"我拿走了她的信用卡，她现在正大发雷霆呢。她对我大喊大叫，要我把卡还给她。虽然这是她自己的卡，但我不希望她这样花钱。"

我明白她女儿的感受，她也很难过，但她只是认为妈妈没有必要买那些多余又昂贵的床上用品。但我告诉她把信用卡拿走对她妈妈来说是很难接受的。掌控自己的财务权能为我们提供一种独立感，这种独立感很重要，不能轻易地被夺走。我说："我想最好的办法就是你把卡还给你妈妈，并设置一个消费上限，这样她会觉得自己仍然可以管理自己的财务。"

最终这位患者的信用卡被设置了每日消费上限，这样既保留了她一定程度上的财务独立，同时她的资产也得到了保护，母女俩因此便和解了。银行提款也可以采取类似的限制。

有时候患者会拒绝将财务权转交给家人。在一些案例中，我们甚至很难帮助他们监督开销。这时候我就会询问患者是否愿意自己选择并聘请一名会计或者助理，帮助他们支付账单，这样做也可以帮助他们保持财务独立。因为与家人相比，聘请他人来监督开销会让他们更容易接受，这样会少一些财务"被接管"的感觉，而是一种"聘请秘书"的感觉。有些时候家人可能会通过法律手段来转移财务管理权，这样会给患者带来心理创伤。不过在有些案例中，法律也许是唯一可行的手段，比如当患者拒绝承担以及支付水电费的时候。

还有一个常见的问题是患者喜欢把贵重物品给藏起来。我有一个病人把她所有的珠宝首饰都藏在康涅狄格州一栋杂乱的大房子的不同角落里。当她的子女卖房子的时候，他们怎么也找不到这些珠宝。

"妈妈，你把珠宝放在哪里了？"他们央求她说出来。

但她只是说："很安全！很安全！我把它们藏起来了。"

她的子女们最终也能没找到。

"只能说房子的新主人很幸运，"她的女儿跟我说，"房子里藏着很多宝藏，可惜我们再也见不着了。"

被囚禁的感觉

还有一个困难之处在于患者是否能出入自由。"辛西娅对我很失望，"有一天一位患者的丈夫对我说，"今年夏天有一次她在从你办公室回家的路上走丢了，从那以后我都不敢让她单独外出。她现在抱怨我就像个狱警一样把她囚禁了。她一直强调说自己是个成年人了，我不该这样对她，但我只是怕她又走丢了。"

"我懂你在担心什么，"我告诉他，"不过辛西娅需要的只是一种自信，知道自己有能力独自外出。有个好办法就是让她佩戴一个写有你名字和电话号码的手链，然后允许她独自外出，这样你就能感到安心。就算她真的走丢了，最终肯定也能安全回家的。"

还有一个办法既能让患者行动自由，又能让看护人确保他们的安全，就是让他们佩戴电子追踪定位设备。这些设备经常都在更新，市场上也能买到，所以我建议患者和家属去买一个最适合本人风格而且价格也不错的设备。我建议他们选择一个患者能随时佩戴在身上的设备，最好是远程且续航时间长的设备。一些具有定位功能的手机也能帮助家属追踪患者的位置，但是患者有可能遗忘或者弄丢自己的手机。所以通常我还是建议购买佩戴式定位设备，以确保设备不容易与患者分开。

> 一般情况下患者会很乐意佩戴定位设备或者写有身份信息的手链，因为这样他们仍然具备自己的独立性。

遇到像辛西娅这样的情况时，患者会抱怨自己受到监视，而他们的看护人又会担心患者走失，我就会跟双方都谈一谈，建议他们准备一个定位设备或者写有身份信息的手链。一般情况下患者会很乐意佩戴这两个东西，因为这样他们仍然具备自己的独立性，而且我把它们描述成一种"工具"来降低他们的焦虑感，而它们也确实只是一种工具而已。最后，阿尔茨海默病协会还有一个非常棒的"安全回家计划"，他们为患者提供写有电话号码的手链，这样当患者走失时，任何好心人都可以打电话通知协会。

独立感与安全感

能够管理自己的财务，随时都可以去想去的地方，这些都是成年人的标志。比起看护人的担忧，我更看重患者对自由的渴望。当然，这些权利总是与患者个人的安危相联系，有时为了维护这些权利可能会牺牲患者的绝对安全。但试想：如果更看重安全而不是享受乐趣，那么让你的孩子去滑雪或者踢足球也可能引发安全问题。如果看护人真的有必要担心患者可能过度消费，出车祸，或者走失，那么不妨为患者设置一些限制，不过一定要谨慎。我们必须要明白，首要任务是确保患者的自信心和掌控感得到满足，而不是降低看护人的焦虑程度。

对我们每个人来说，包括痴呆症患者，独立感对个人的士气是至关重要的。任何事情我们都希望能够自己做主，或者至少感觉到自己可以做主，没有人愿意放弃我们的固有权利。在对待阿尔茨海默病谱系疾病患者时，我们尤其要注意这一点，因为他们的成就感和自我价值感可能已经被疾病所破坏。从长远来看，帮助患者维护他们的独立感能够提高患者和看护人双方的生活质量。

第六章

会不会遗传给孩子？

▶ ▶ ▶

阿尔茨海默病的遗传和预防

"我们的女儿会不会得这个病呢？"西莉亚皱着眉头问道，脸上写满了担心。她的丈夫已经 70 岁了，静静地坐在她的身边，握着她的手。

西莉亚是一名 69 岁的退休记者，讲话总是轻声细语的。我刚刚诊断出她患有快速进展性阿尔茨海默病，伴随轻度记忆障碍和语言障碍，以及良好的生活能力。我们就治疗方案达成一致后，正准备结束这次面诊时，西莉亚问出了这个她最担忧的问题，我看见她丈夫也一下子紧张起来。他们很担心即将面临无所适从的新生活，同样也很担心自己的女儿。

"你们女儿患病的概率有所增加，"我告诉他们，"不过增加得并不多。根据你的疾病类型，只要稍微改变一下生活方式，你们女儿的患病概率是可以降低的，甚至能低于那些没有家族病史的人。"

很明显，他们都松了一口气。

就像西莉亚一样，许多阿尔茨海默病患者都很担心他们的病会遗传给下一代。很多患者认为自己的病情已经给子女带来负担了，而子女还要承担遗传疾病的风险，为此他们感到既内疚又害怕。很多患者的子女也为自己可能遗传父母的病而感到惴惴不安。

95% 的阿尔茨海默病病例都是迟发性的，在 65 岁之后才开始出现一些症状，西莉亚也是这样。这类案例大多是"随机的"，也就是没有遗传风险。本书主要讨论的也是这一类案例，而这类疾病是由多方面的因素引起的。60% 的迟发性阿尔茨海默病都可以通过控制这些因素来预防，而方法往往很简单，比如保持健康饮食，增加体育锻炼，以及多多参加社交活动。相比无家族病史的普通人，父母患有迟发性阿尔茨海默病的人患病风险只会略有增加。

另一方面，早发性阿尔茨海默病患者往往会在 65 岁前出现一些症状，这种情况通常是由基因决定的，目前尚无有效预防办法。早发性阿尔茨海默病病例只占总体病例的 5%，通常也是"随机的"，也就是由基因突变导致的，而不是遗传。然而，早发性阿尔茨海默病患者的子女则有 50% 的患病概率。

在阿尔茨海默病谱系中，大部分快速进展性疾病都属于早发性案例。虽然本书第一章里提到 44 岁就患病的乔纳森直至 64 岁还能独立生活，但这种情况并不常见。在这类病例中，基因的影响是非常强大的，并且这是一种"常染色体显性遗传"疾病，也就是说父母中任意一方患病会导致他们的孩子都有 50% 的遗传概率。但我们要知道，父母任意一方患病而四个子女均未患病，这种情况也是有可能的，虽然概率比较小。每个孩子都有随机遗传此病的基因，就像抛硬币一样，当然有可能连续四枚硬币恰好都是正面朝上，只不过这种可能性不大。

早发性阿尔茨海默病：西奥的故事

一些基因会引发早发性阿尔茨海默病的不同亚型，本书将不再赘述，不过在这里笔者要谈谈一个家族早发性阿尔茨海默病的故事，他们的故事有些例外。西奥、辛迪和迈克是同胞兄弟姐妹，受到命运的捉弄，他们都有患上阿尔茨海默病的风险。

16 岁时，他们的母亲帕特丽夏爱上了他们的父亲彼得。彼得当时是一名刚从朝鲜战争中回国的军人，外表英俊帅气。帕特丽夏年仅 3 岁时母亲就去世了，从此在孤儿院长大（因为当时的观念是，父亲不能独自抚养幼儿，尤其是女儿）。

相识 6 个月后，帕特丽夏和彼得结婚了，因为郎才女貌，这对新人的照片还被登上了全国性杂志的封面。这是帕特丽夏最幸福的时光，婚后的几年里，她陆陆续续生育了三个孩子，先是西奥，然后是辛迪，最后是迈克。

没过几年，彼得的行为变得有些古怪。其实他患上了快速进展性痴呆症，而当时的医生认为他的行为是由克雅氏病引起的，俗称"疯牛病"。到三十多岁时，彼得的日常生活能力都成了问题，就连上厕所也需要人帮助。帕特丽夏还要同时抚养三个孩子，实在没有办法照顾彼得，所以只能将他送到养老院。在养老院里的彼得无法开口讲话，卧病在床整整 20 年，最终在 59 岁时去世。尽管帕特丽夏背负着独自养育孩子的压力，她仍然始终坚持每周去探望彼得，靠着当护工的微薄收入和政府发给彼得的抚恤金艰难度日。

帕特丽夏是一位非常尽职的单亲妈妈。起初，她克服了种种困难苦心经营他们的小家庭，看着孩子们慢慢长大，似乎一切都非常美好。她的大儿子西奥也搬出去成家立业，在一家快递公司当司机。但是西奥在 29 岁时开始出现行为障碍，正如他的父亲一样。西奥的妻子玛丽娜发现他的行为时好时坏，还伴随着记忆障碍。两年之后，西奥的病情逐渐恶化，他连那些非常熟悉的接货地点也不记得了，最终快递公司不得不解雇了他。

一件令人惊恐的事情引起了全家人的警觉，他们终于决定采取措施。那天西奥和玛丽娜带着他们的小女儿莫莉在一家餐厅吃晚饭，莫莉开始哭闹，怎么哄也哄不好。于是西奥像往常一样把她抱出去安抚，但是几分钟之后他却独自一人回到餐厅。

玛丽娜很惊讶，问他："莫莉呢？你对她做了什么？"

"我把她安顿好了。"西奥回答。

"西奥，你什么意思？"玛丽娜问道，开始感到恐慌。

原来西奥把莫莉关在了车里，他还觉得这样可以让莫莉平静下来。从那一刻起，玛丽娜意识到事情已经没那么简单了。西奥原本对女儿宠爱备至，而那天晚上的行为完全不像他能做出的事情。于是玛丽娜带着西奥看了一个又一个医生，说什么病的都有，包括抑郁症和癫痫症。但尝试过的治疗都没有取得效果，因为西奥根本没有出现任何痉挛的症状，而且他的行为变得越来越"失常"。后来玛丽娜和西奥找到了我，因为当时我是镇里新来的医生，而他们迫切地需要一个不同的观点。

那是我从医的第一年，还是个新手，但是我接受过复杂的阿尔茨海默病诊断培训，并且经营着长岛的阿尔茨海默病援助中心。

我怀疑西奥患了阿尔茨海默病，但同时我又难以置信，很担心自己是误诊。

我不停地对自己说："不可能啊，他才 31 岁，只有老年人才会得阿尔茨海默病。"

我用我在痴呆症专业培训中学到的所有知识对西奥进行了测试。我给他做了磁共振成像、脑电图和正电子断层扫描来检查他的大脑对葡萄糖的利用情况。我还给他做了大量的实验室诊断检查和脊椎穿刺。在做神经认知评估时他甚至因为功能损害而无法完成测试。这一切的测试结果都表明，西奥的确患了阿尔茨海默病。

我还是感到非常困惑，又查阅了许多医学文献，想确认是否有年纪尚轻就患上阿尔茨海默病的病例。最后我发现世界上有文献记载的只有一名比西奥更年轻的阿尔茨海默病患者，是一名 24 岁的男性。虽然还是不敢相信我的判断，但我最终还是把我的想法告诉了西奥夫妇。实在是不可思议，31 岁的西奥患了早发性阿尔茨海默病。有趣的是，西奥和玛丽娜听了都毫不吃惊，或许是因为他的病来势汹汹，他们本以为是很严

不可能啊，他才 31 岁，只有老年人才会得阿尔茨海默病。

重的病吧。

这么多年来，西奥的母亲帕特丽夏眼睁睁地看着自己的丈夫离开人世，如今自己的儿子也患病了，她开始意识到或许这是家族遗传病，非常担心自己另外两个孩子很快也会饱受折磨。很遗憾，她的担心不是多余的。

就在这时，西奥的妹妹辛迪也开始出现病症。27 岁的辛迪和 22 岁的迈克还跟妈妈一同住在新泽西的一个小镇上，他们的家是一个普通的牧场房子。辛迪的病情发展也很迅速，很快她就下不了床了。帕特丽夏只得爬到床上，像照顾婴儿一样抱着她、安慰她。随着辛迪病情的恶化，帕特丽夏和迈克每天的生活就是围着她转。看着哥哥姐姐双双病倒，迈克感到无助极了，焦虑地等待着这病也降临到自己身上，就如同头顶悬着一把"达摩克利斯之剑"，这让他每天都寝食难安。

起初帕特丽夏拒绝让我给辛迪做检查，因为在之前给彼得看病时，她与医生发生了一些不愉快的事情，于是从此以后非常讨厌医生。我猜要不是西奥已经结婚了，我可能都没机会和他们当中任何一个人见面。多亏了西奥的妻子玛丽娜，我才能认识他并了解他的病情。

没过几年，西奥就因为患了快速进展性早发性阿尔茨海默病而无法讲话，大小便失禁。我很难过，因为我无法给他提供实质性的帮助。即便如此我还是希望能给辛迪做检查，提取她的血液做遗传分析。他们家族是世界上此病患者中最年轻的病例，我想利用手边的工具尽可能深入地进行研究。不仅因为研究结果可以为该领域的文献增添新的内容，我还希望能够对西奥的女儿莫莉有所帮助，如果她也不幸携带此基因的话。我费了很多时间和口舌，最终赢得了帕特丽夏的信任。我不仅拿到了辛迪和迈克的血液样本，还拿到了她丈夫彼得的血液样本。在做了大量研究工作之后，我发现辛迪和西奥很有可能产生了跟他们父亲一样的基因突变，导致他们都患上了早发性阿尔茨海默病。

迈克成了他们同胞中唯一没有出现此病临床症状的人。成年不久的他花了大量的时间照顾哥哥姐姐，而且笃定自己肯定会步他们的后尘。这些年我一直在研究他们家族的病例，我开始慢慢喜欢上这个有些腼腆又关心家人的小伙子。他总是默默无闻地为哥哥姐姐和母亲付出。有时候我听懂了他的冷笑话，我们就会一起放声大笑。那么迈克有没有携带这个让他们家族经历浩劫的"流氓基因"呢？

迈克直到 29 岁才知道这个问题的答案。他从 20 岁起就开始等着这个病降临到他的身上。然而，我们非常惊喜地发现迈克其实并没有发生与他哥哥姐姐一样的基因突变，而这个基因突变很快便会导致他们英年早逝。给他打电话报喜时我非常激动，可以说这是我职业生涯中最为难忘的一通电话。我以为迈克会如释重负，会为这个消息而感到欣喜若狂。

然而，电话那头的迈克却沉默了。

"迈克，你还在听吗？"我问道。

"在听，"迈克漫不经心地回应着，"所以你是说我没有这个基因……"

我记得我当时很惊讶，甚至感觉有点受伤。我没想到的是迈克现在完全不知道该怎样面对接下来的人生，他从来没想过自己还能活下去。突然间，他必须要面对自己不会患病的现实，面对这突如其来的生存希望，他有些不知所措。

辛迪最先过世，她躺在家里，在母亲帕特丽夏的怀里咽下了最后一口气。几个月后西奥也去世了，那是他第一次寻医问药的 4 年以后。

距离我给迈克打那一通电话已经过去 18 年了，我希望他的人生已经步入正轨并且生活得幸福美满。我知道无论他身在何处，都不会遭受那个曾经夺走父亲和哥哥、姐姐生命的疾病折磨。但当我现在再回顾这个家族的病例时，我发现帕特丽夏是如此配合我的工作，身为母亲的她一直用爱和坚韧来面对一切困难。即使如此憎恨医生，她还是选择与我交流，因为她想知道有没有办法可以救救她的小儿子。即使她的一生都厄运缠身，她也从不抱怨，而是以强烈的决心为自己的孩子奋斗，这份母爱令人敬畏。直到今天，每当我顾影自怜时，我都会想起帕特丽夏的力量，并告诉自己要重新振作起来。

多因素疾病

正如前文所述，迟发性阿尔茨海默病在很少程度上是由基因决定的。最好的例证就是假设一对同卵双胞胎的其中一个患上迟发性阿尔茨海默病，那么从统计学来看，另一个不会患此病的概率更大。如果某病完全由基因决定的话是不会出现这种情况的。很明显，一个人是否会出现迟发性阿尔茨海默病的临床症状在很大程度上取决于其后期生活因素（还有早期生活因素，而同卵双胞胎的早期生活因素通常是相似的）。

阿尔茨海默病的遗传模式

以下内容简要概括了阿尔茨海默病的遗传模式和主要相关基因。

迟发性阿尔茨海默病

· 65岁后出现症状。

· 阿尔茨海默病的常见类型，95%的病例都属于此类（其中5%的患者有迟发性阿尔茨海默病家族病史；95%属于随机病例且患者没有家族病史）。

· 属于多因素疾病，基因的影响微乎其微；60%的病例是可预防的。

· 情况因人而异，可能是快速进展型的，也可能是缓慢进展型的。

· 与19号染色体上APOE基因的APOE4等位基因相关。

早发性阿尔茨海默病

· 65岁前出现症状。

· 阿尔茨海默病中比较少出现的情况，5%的病例都属于此类（其中10%~15%的患者有早发性阿尔茨海默病家族病史；85%~90%属于

> 随机病例或患者有迟发性阿尔茨海默病家族病史)。
> - 在很大程度上受基因影响,患者子女有 50% 的概率患此病;无法预防。
> - 通常是快速进展型的,不过也有例外。
> - 与 1 号、14 号和 21 号染色体上的基因突变有关。

2011 年,阿尔茨海默病协会和美国国立卫生研究院引入了临床前阿尔茨海默病的概念。临床前阿尔茨海默病患者具有阿尔茨海默病的所有生物学标志,即脑部沉积和颅内变化,但是记忆能力和认知能力没有发生变化。这一阶段可能会持续 20 年及以上才出现临床症状。事实上,在阿尔茨海默病谱系中,处于这个阶段的患者有可能直到老去也没有出现临床症状。在他们的同卵双胞胎兄弟或者姐妹出现认知障碍时,究竟是什么让他们幸免于此呢?遗传起着什么样的作用,环境又是如何改变一个人基因倾向的呢?虽然这些问题尚无明确的答案,但我们可以确定的是,减少风险因素并改善心脏和身体健康可以有效预防此谱系上的多数疾病。

理解风险

我喜欢给患者及其家属提供一些关于阿尔茨海默病的数据使他们稍加安心,毕竟这些数据是我做过最深入的研究之一。我研究了超过 5 500 例父母和兄弟姐妹患有阿尔茨海默病,而年纪相仿的本人却没有患此病的成年人。我发现假设每个人都能活到 90 岁,家属患有阿尔茨海默病的人有四分之一的概率患上迟发性阿尔茨海默病,而没有家族病史的人则有五分之一的概率患上迟发性阿尔茨海默病。换句话说,如果我的父母和兄弟姐妹都没有患阿尔茨海默病(且我能活到 90 岁),那么我仍然有 20% 的概率患此病。而我朋友基蒂的妈妈患有阿尔茨海默病,那么她则有 25% 的概率患此病。

值得注意的是，数据往往令可能性看起来更具有警示意义。举个例子，通过研究我们得出结论，假如某人的母亲患了阿尔茨海默病，那么跟我这样的人相比（风险比为 1.0），会增加 50% 患阿尔茨海默病的风险（风险比为 1.5）。可能导致差异的变量有很多，比如教育背景。

类似地，我们可以用不同的方法对同卵双胞胎的大型研究统计结果进行说明，该研究覆盖了 11 000 对年龄在 65 岁以上的双胞胎。其中一种结论为，45% 的同卵双胞胎患阿尔茨海默病，而 55% 的双胞胎未患此病。另一种结论是，80% 的阿尔茨海默病与遗传有关。虽然这两种结论都是正确的，但是它们所传递的信息却截然不同。

遗传咨询

尽管有这些数据支撑，阿尔茨海默病患者的子女仍然会担心自己也患上这种病，对此我感同身受。我没有患痴呆症的一级亲属，但我的母亲患有缓慢进展性神经疾病，在饱受病痛折磨 10 年之后去世了。我亲眼见证母亲虽然生病，但从来不会意志消沉，因此我想尽一切办法保证她的生活质量。事实上，她就是我探索神经调节技术的动力，比如经颅磁刺激。虽然经颅磁刺激技术对我母亲来说已经太迟了，但我知道如果她看到这项技术造福其他人一定会很开心。我很感谢母亲给予我的动力与成就，不过每当我出现一些小毛病时，还是很担心自己会遗传到母亲的病。

每次我摔跤或者呛水时，我的大脑就情不自禁地闪过一丝恐慌。我会想："这是得病的信号吗？"我当然知道任何人在不平坦的路上都容易摔跤，我也知道一边说话一边喝水容易被水呛到。此外，作为一名神经科医生，我非常清楚我遗传母亲患病基因的风险微乎其微。但是大脑并不是一个理性的器官，在高度原始的层面上它非常容易受情绪的影响。我们当然会遗忘一些事情，其实遗忘是一件很正常的事，就像我们偶尔会摔跤或者呛水一样正常。但是一旦有了阿尔茨海默病的家族病史，人们就会把正常的遗忘看成一种患病的预兆，成为心中挥之不去的阴影。

当患者向我咨询遗传问题时，无论他们的担忧是理性的还是非理性的，我都会尽可能地体谅他们，还会告诉他们可以通过一些努力来降低他们患阿尔茨海默病的风险，甚至能比那些父母未患病的同龄人都要低。除了生活方式、饮食习惯、运动量，以及类似高血压和糖尿病的情况外，一个人的受教育水平和职业投入都会影响其阿尔茨海默病的患病风险。以上所有变量都会影响两个关键因素，即大脑储备和认知储备，它们最终决定了阿尔茨海默病的临床表现。

我在前面的章节中提到过，大脑储备是脑细胞数量的物理衡量结果。脑细胞数量越多，大脑的体积越大，储备能力也越好。中风及脑损伤都会导致脑细胞数量减少，从而影响大脑储备能力。另一方面，认知储备则由神经元之间的突触数量和脑回路强度来衡量；换句话说，也就是我们对大脑的利用情况。

正式和非正式的教育都能提高我们的认知储备能力，类似数独和跳狐步舞等活动能够刺激神经元和突触的生长，正如给予干枯的树木以适当的水土以及适宜的天气能够令其起死回生一样。即使在生病的情况下，只要保持良好的血液循环和健康的生活方式，我们800多亿的神经元也能够茁壮成长。长期静止和孤立会减少认知储备，使神经元萎缩，并弱化重要的脑回路。高血压、糖尿病和心脏病会减少血液循环，对大脑储备和认知储备都带来负面影响。

为避免斑块病理异常，以及在出现病理异常时能将病情控制在谱系中的临床前阶段（即保持在良性状态），我们应该保护大脑不受伤害从而保护大脑储备，并改善生活方式从而增强认知储备。

致力于预防阿尔茨海默病的泽维尔

"我好怕自己也变成父亲那样。"泽维尔说道。他是我一位病人的儿子，是一个 50 岁的商人，总是一本正经的样子。"我发现我跟他一样健忘。我需要知道自己是不是也会患阿尔茨海默病，这样我好对未来进行规划。我还记得你说过 60% 的阿尔茨海默病都是我父亲患的这种，是可以进行预防的。我们得想想对策。"

一年前我就认识了泽维尔，当时他陪着父亲来我办公室面诊。我诊断出他的父亲患有混合型痴呆症，是由阿尔茨海默病和小中风共同引起的。

"别误会，我的记性从来都不算好，"泽维尔接着说，"我向来都不太记得住别人的名字和长相，不过最近好像越来越严重了。前几天我居然忘了与我共事 12 年的合作伙伴的名字。我特别担心，尤其是看到父亲这个样子。"

那时候泽维尔正背负着另一个重大的压力：他已经成年的儿子在一场车祸中丧生，对他来说无疑是个巨大的打击。丧子之痛还导致他和妻子之间的关系紧张起来。

"当然，这件事直接影响了我的整体心态。我很难去集中注意力，因为实在是太难过了。"他说。此外，泽维尔体重超标，患有高血压和高胆固醇，还长期失眠，每晚只能睡五个小时。

我制订了一份测试草案给泽维尔过目，主要评估他患痴呆症的风险因素，尤其是那些可以预防疾病的因素。我们检查了他的实验室数据，包括胆固醇、糖尿病风险、甲状腺功能、中风风险指标和阿尔茨海默病的遗传风险。因为他的妻子抱怨他睡觉时总是打鼾，我们对

> 如果放任这些小中风数量增多的话，长此以往会导致严重的思维和行动问题，甚至会导致痴呆症。

他的睡眠进行了研究。他做了脑部磁共振成像，以寻找脑循环的潜在问题。他还做了神经认知评估，这样我们可以准确测量他的大脑功能并为将来的比较提供基线。

为了帮助泽维尔量身定做阿尔茨海默病预防方案，我们非常需要这份彻底的评估结果。睡眠研究结果显示他患有睡眠呼吸暂停综合征，这是一种由体重增长而引起或者导致恶化的症状。睡眠呼吸暂停综合征患者在睡眠时会出现呼吸暂停，有时一个晚上会暂停几百次，暂停时长在几秒钟到一分钟，这会导致大脑暂时性缺氧。我认为泽维尔的睡眠呼吸暂停综合征会导致他的高血压、记忆障碍和抑郁症更加严重。于是从此睡觉的时候他开始佩戴一种特殊的面罩，这是他多年以来第一次每晚可以连续睡上几个小时。佩戴这个面罩不仅能为他提供更好的睡眠质量，还可以进一步控制他的高血压并缓解抑郁症，从而帮助他减少阿尔茨海默病的患病风险。他的脑部磁共振成像显示他患有一些小中风，这让他感到很吃惊，但我一点也不惊讶，因为这类小中风在高血压和高胆固醇患者身上是很常见的。像许多患者一样，泽维尔甚至不知道自己患有小中风，因此预防新的小中风也就无从谈起了。如果放任这些小中风数量增多的话，长此以往会导致严重的思维和行动问题，甚至会导致像泽维尔父亲患的那种痴呆症，因此我让他务必控制好自己的高血压和高胆固醇。于是他开始了有益于心血管健康的"地中海饮食"，并且每周进行 3 次 45 分钟的有氧运动。我还与他的内科医生取得了联系，确保他的高血压和高胆固醇在药物作用下得到控制。控制高血压和高胆固醇，预防小中风的增加，保持有益于心血管健康的饮食，以及进行有氧运动，这些都能降低患阿尔茨海默病的风险。

他的神经认知评估显示他患有轻微记忆障碍和语言障碍，但我认为这与他的焦虑和压力有关，而不是谱系疾病的病理表现。他开始在神经科医生的监督下服用抗抑郁剂。泽维尔是 A 型人，表现为"极度好胜，渴望成功"，因为他已经 50 多岁了，这种性格使他有心脏病发作的风险。我建议他和妻子向法律顾问说明一下他们在痛失爱子之后产生的问题，并鼓励他做一些冥想或者放松疗法，因为减少压力和焦虑也是保持脑部健康及其正常运作的重要方法。

> **理想状况下，女性和男性在50岁时都应该建立神经认知基线，就像我们建立骨密度基线和做结肠镜检查一样。**

泽维尔认为自己太"亢奋"了，所以可能没办法用冥想的方法来放松，因此他选择跑步，他感觉跑步能让自己冷静下来。跑步不仅能增加脑血流，帮助他恢复体型，还能有效预防阿尔茨海默病。基因检测显示，他携带一个 APOE 基因 E4 变体，患阿尔茨海默病的风险较高。我把这个情况告诉了泽维尔，于是他更为积极地进行这些预防工作。我告诉他只要坚持做下去，极有可能防止阿尔茨海默病。即使出现一些与此病相关的大脑病变，也能及时将病情控制在临床前阶段，避免出现一些功能性问题。

自从我们确定了预防策略以来，泽维尔这些年的养生都做得非常好。他已经恢复了大学时代的体重，而且他说现在的体型其实比那时候还要好。他的身体非常健康，睡眠呼吸暂停综合征也已经痊愈，再也不需要睡眠面罩了，紧接着高血压也逐渐恢复正常，不需要药物来维持了。

从各方面而言，泽维尔都是一个成功的例子，尤其是他敢于挑战那些看似不可能改变的命运。

虽然他提前知道自己患痴呆症的风险比常人高，但他所做的努力不是所有人都能做到的。痴呆症患者的子女往往都很担心自己患上此症，但不会做任何预防措施。我想或许是因为他们出于对疾病的恐惧，而且认定这个病无法预防，但其实这种恐惧完全没有必要，泽维尔的变化就是一个明证。其实阿尔茨海默病的遗传并不像患者及其家属所想象的那般不可避免，尤其是在采取了一些预防措施以后。医生普遍认为，60% 的迟发性阿尔茨海默病实际上是可以通过广泛可行的治疗方法和相对简单的改善生活方式来预防的。

因为很多可能导致阿尔茨海默病的因素都是可以改善的，经验告诉我高风险人群能够通过养成健康的生活方式大大减少患病风险。理想状况下，女性和男性在 50 岁时都应该建立神经认知基线，就像我们建立骨密度基线和做结肠镜检查一样。这样就能帮助个人建立简单又有针对性的方法来改善认知健康并延缓认知能力的衰退。此外，当出现认知障碍时，基线还能作为表现能力的参考。许多神经心理学家在门诊时都可以提供类似的测试。虽然这类测试很花时间而且价格昂贵，有时保险公司也不会赔偿这些测试的费用，但我相信它的长期效益是非常显著的。

虽然阿尔茨海默病的遗传很复杂，不过好在最常见的阿尔茨海默病（迟发性阿尔茨海默病）是非常容易通过采取有效措施来预防的。我建议无论是否有家族病史，大家都要采取这些方法来预防阿尔茨海默病，毕竟这种病很有可能会在某个时刻威胁到我们自身或者至爱之人的生命。

第七章

身为女性是否会面对特殊的挑战？

▶ ▶ ▶

性别与阿尔茨海默病

提到阿尔茨海默病，不管是作为护理人员还是患者，女性总是背负着过多的负担。在阿尔茨海默病和痴呆症患者的非职业（无偿）护理人员中，女性占三分之二。妻子更可能照顾丈夫，反之则不然，女儿往往担任护工的角色而非儿子。女性提供更加细致的护理，在提供全天候的护理的工作中男女比例为3：7，由此造成的后果是，更多女性患上了与护理有关的抑郁症。作为职业护理人员的女性也更多，从事全职护理和兼职护理的占20％，而男性的比例则为3％。有偿护理人员中也是女性远多于男性。

此外，女性更容易患阿尔茨海默病。在美国，女性阿尔茨海默病患者占三分之二。女性平均寿命比男性长5年的事实是这种风险增加的一部分原因，但女性本身就具有额外的风险。这种风险大部分发生在晚年，通常在80岁之后。虽然当前出现了一些关于女性为什么会面临更高风险的理论，但都没有给出明确的答案。其中的可能性包括教育程度的差异、激素和基因的相互作用——尤其是雌激素与基因的相互作用，以及较年轻女性而言，年轻男性有更高的心血管死亡率。最后一个因素意味着年长男性的心血管系统比女性更健康，因此也降低了患阿尔茨海默病的风险。

由于更年期症状与阿尔茨海默病的一些症状类似以及一些医生的诊断偏见，本章节我将重点放在本人多年实践中特别关注的领域以及多年来一直致力于研究的领域当中，即女性的误诊。关于记忆丧失类的书籍很少涉及这一主题，因为这样的误诊可能对这些女性产生长期的、毁灭性的影响。

更年期是认知功能丧失的一个原因，但人们对这一点认识不足，这就导致四五十岁的女性在经历更年期过渡期时产生不必要的警觉。一些经历更年期的女性，其记忆力、多任务处理能力和语言表达能力都发生了变化。她们担心自己将患上阿尔茨海默病，因此其焦虑程度飙升。对这些女性进行评估时，我的测试结果能够让大多数女性安心。然而，有时候，就像我们在第一章中提到的凯瑟琳一样，全面的测试确实显示其患上了阿尔茨海默病。幸运的是，无论是心脏病还是阿尔茨海默病，医生对诊断女性疾病的偏差都不太常见。然而我担心的是，尽管是基于性别的，但这双重问题却进一步加重了妇女在阿尔茨海默病方面所面临的巨大负担。

与更年期相关的认知变化

在我职业生涯早期，我第一次意识到有认知问题的女性所面临的不同寻常的挑战，是在我做出了一个错误的诊断之后，这个错误极大地改变了我的职业轨迹。正如我在实践中经常遇到的情况一样，是一位病人激发了这种变化的。

格蕾丝带着四个健壮的儿子来到哥伦比亚大学阿尔茨海默病中心的办公室。她从巴西来到纽约市，不仅是为了购物，还要进行全面的神经系统检查。"我失去理智了！"她说道。

格蕾丝是一位 58 岁的金发女郎，你能想到的所有整容手术她都做过。尽管如此，她的天然美仍然闪耀着，年轻时她也曾是一位选美女王。她所有的儿子都像电影明星，当他们全都挤进我狭小的办公室时，我觉得我松垮的实验室外套显得格外不得体。

经过大量的临床和实验检测后，我们这个由神经学家、精神病学家、神经心理学家和社会工作者组成的会诊团队探讨了格蕾丝的案例。这样的多方会诊可以从多角度进行信息融合，并且有助于防止决策中的临床错误。当这种多专业反馈顺利进行时，对于所有参与者来说，这都是一次宝贵的学习机会和提升诊断准确性的机会。我们团队共同诊断出格蕾丝患上了阿尔茨海默病，我告诉她后，她在我的办公室里哭了，一直陪伴着她的儿子尽力安慰着她。

为了对抗这种疾病，我让她服用相应的药物，包括雌激素。当时的研究表明雌激素在治疗女性阿尔茨海默病方面有效，因此，我认为值得一试。

6个月后，格蕾丝再次从巴西来到我的办公室。那是12月里阳光明媚的一天，她推开门，穿着一件紧身夹克，扎着金色的辫子搭在胸前。跟从前一样，四个儿子像四个保镖一样围在她身边。

"我痊愈了！"格蕾丝高兴地宣布道，"我的阿尔茨海默病已经好了！"

"你的意思是？"我问道。我心里暗暗想着，这是不可能的。因为虽然阿尔茨海默病的临床表现可以控制，但它尚不可治愈。

"我已经治好了！"格蕾丝笑着说道，"不信你问问我的儿子！"

"妈妈已经恢复正常了。"她的一个儿子说，几个儿子都和他们心爱的母亲一起点头。

我们再次让格蕾丝进行了一系列的测试。令我惊讶的是，她是对的：她的所有病症都消失了，她也没有任何记忆丧失的症状或认知方面的问题。

我在想这怎么可能呢？

我感到很困惑，便回过头来查看格蕾丝的病例以及我们对她做过的大量的检测，包括一次脊椎穿刺。重新检查她的病例时，我发现她的认知变化可能是由更年期引起的。58岁的她比大多数女性的更年期更晚，一年前才绝经。有趣的是，在她回来复诊并且看似奇迹般的治愈之后，我才发现了这个事实。在初步评估时,我对她的绝经史毫无兴趣,甚至完全没有注意到它。

我曾希望通过让她服用雌激素来减轻她阿尔茨海默病的症状,但结果证明这样做得到了更大的发现:找到了她认知损伤的真正原因,即与雌激素水平下降有关,这一发现跟之前的认知完全不一样。随后,经过多年的经验累积,我了解到雌激素替代疗法有助于一些患有更年期记忆丧失的患者恢复其认知,但并不适用于所有的病患。在这个特殊病例中,这样的发现是机缘巧合之下的意外所得。

感谢格蕾丝,是她促使我去思考中年妇女认知变化的重要原因,我后来在这方面所做的研究中,她也起到一定的作用。因为格蕾丝,如今我对患有记忆障碍的女性的把控变得更好且更全面了。

凯的阿尔茨海默病

凯是多年后从格蕾丝的诊断错误中受益的一名患者。她是一名资深的主任医师,也是一名眼科医生的妻子。四十多岁的时候,凯开始在工作中遇到麻烦,她在语言表达方面遇到困难,不能处理预约工作或进行多任务工作。凯感到恐惧,害怕自己得了严重的病,她开始寻求医疗帮助,并最终被转到校医院的阿尔茨海默病中心。

凯在该中心接受了两年的观察,在此期间她的症状恶化,客观的认知测试证实了这一点,她被诊断出患上阿尔茨海默病。

不久之后,凯因为妇科医生的转诊又来向我寻求其他建议,妇科医生意识到凯更年期后的认知变化,这个时候的她52岁。对她进行认知测试之后,我发现她的记忆丧失就是典型的与更年期有关的认知丧失,而不是阿尔茨海默病引起的。

我回顾了凯在阿尔茨海默病中心的大量诊疗记录,毫无意外,里面完全没有提到她的更年期症状。因为一般来说，神经病学和记忆障碍方面的专家不会记录病人的月经情况，除非女性患有偏头痛和癫痫等受激素水平影响的疾病。

我把我的诊断告诉了凯和她的丈夫，他们给我的反馈带着一些怀疑和一丝希望。一位记忆障碍领域受人尊敬的资深医生对凯进行了仔细的追踪和诊断。他们想知道我对自己的诊断有多大把握。很明显，我的诊断与阿尔茨海默病的诊断对预后的影响有很大不同。我说我对自己的诊断很有信心，同时也很理解他们的困惑，为了解答他们的疑惑，我们一起探讨了我的研究。

不幸的是，在她收到阿尔茨海默病诊断书后的几个月里，凯和她的丈夫对他们的未来和凯的生活能力的看法都发生了改变。曾是完美主义者的凯对自己几乎完全失去了信心，就像第三章的露丝（其帕金森综合征被误诊为阿尔茨海默病）一样，凯开始表现得像阿尔茨海默病患者一样。此外，鉴于她的诊断书，她的丈夫已经让她申请残疾福利。申请很快得到了批准，这证明凯对她的功能紊乱程度有着深深的担忧。

凯对阿尔茨海默病这一诊断特别沮丧，因为她有一个 10 岁的女儿，她害怕自己会错过女儿生命中的重要阶段。她认识到，65 岁之前出现的阿尔茨海默病通常是一种侵略性的疾病，会在 10 年内迅速发展到使人功能丧失。

"我想看到我女儿结婚，"凯跟我说，"比起世界上任何其他东西，这才是我真正想要的。"

我告诉凯，她会好的，并且我认为她根本没有患上阿尔茨海默病。尽管凯想要相信我，但她仍觉得自己身体不佳，而且记忆障碍中心的其他医生和保险公司告诉她她确实患有阿尔茨海默病。

快进到 5 年后的 2012 年，当时市场上出现了一项大脑斑块的新测试：Amyvid 扫描。凯回来找我，看到她的病情稳定，我非常欣慰。实际上，她的病情似乎有了显著的改善。凯问我是否应该接受这个新的测试，我几乎可以感觉到她颤抖的内心夹杂着惶恐与希望。如果同她暗中希望的一样，她没有阿尔茨海默病该怎么办？如果同她担心的一样，测试证实了除了我之外的其他所有人的说辞——她确实患有阿尔茨海默病，那又该怎么办？

测试完成后并没有证据表明凯的大脑有斑块。此前她一直以为自己患有阿尔茨海默病多年，事实上她并没有，她所患的不过是与更年期相关的记忆丧失，并且在那之后已有所改善。

凯如释重负，然而，多年来她一直贴着阿尔茨海默病的标签生活着，纠结于自己的缺陷，不再继续工作。这些年来，跟露丝一样，这些东西已经将凯完全改变。凯多年来一直在反复拷问自己并且纠结于每天轻微的记忆丧失——我们都有过的经历——这让她的自信心破灭了。

> 凯多年来一直在反复拷问自己并且纠结于每天轻微的记忆丧失——我们都有过的经历——这让她的自信心破灭了。

凯的案例说明了记忆丧失的女性特有的情况，她的认知问题来自绝经过渡期。她的妇科医生意识到了这些变化并将她转诊给我。尽管她的另一位神经科医生在记忆障碍方面经验丰富，但她却没有将更年期作为认知丧失的原因，而是将凯诊断为阿尔茨海默病。显然，记忆障碍中心需要更好地了解更年期相关的认知缺失。在寻求认知评估的女性中，了解月经周期变化的历史应该和了解头部受伤或中风的历史一样成为一项基本工作。1988年，麦吉尔大学的芭芭拉·舍温是第一个揭示这种联系的研究人员。然而，近30年后，尽管许多研究证实更年期与认知变化之间存在联系，但专家们并没有定期寻找答案或进行思考。对于父母患有阿尔茨海默病的成年女性来说尤其成问题，她们可能比一般的中年女性更加警惕记忆丧失。她们注意到与更年期相关的认知变化，却在极度担心的状态下错误地将其归因为早期阿尔茨海默病的症状，然后去寻求帮助的时候可能得到一个错误的诊断。

咨询者克莱尔

克莱尔就是一位带有这种风险的女儿，她来找我咨询遗传相关的事情。克莱尔是一位精力充沛、活力四射的 50 岁女性，跟我是多年的熟人。她曾在一家房地产公司担任秘书，她的父母住在离她几小时路程的地方，我知道她花费了挺多时间来照顾他们。

克莱尔的母亲 82 岁，患有阿尔茨海默病，身体状况很糟糕。她的父亲 86 岁，比他自己愿意承认的虚弱得多。多年来，克莱尔偶尔会问我一些照顾父母的建议。虽然我不是她母亲的神经科医生，但我很乐意提供帮助。我建议她可以通过雇用一个住家保姆以帮助父母安心待在家中，可以用他们的小额退休金支付酬金。她的父母一生都住在同一个小镇，克莱尔最初想让他们离自己更近，但我认为那样对他们的健康非常不利。

有一天，克莱尔非常惊恐地给我打电话。

"我觉得我得病了，"她说，"我得了阿尔茨海默病。"

她告诉我发生了什么事："我以前能记得所有客户的名字，但现在我总是会忘。我以前能记住经纪人的预约时间表，但现在这些东西就像从我脑海中抹去了一样。我吓坏了，我需要你的帮助，你必须告诉我，我是不是会像我母亲那样走到生命的尽头。"

> "我以前能记得所有客户的名字，但现在我总是会忘。我以前能记住经纪人的预约时间表，但现在这些东西就像从我脑海中抹去了一样。"

克莱尔来到我的办公室，我们继续交谈。

"我太像我的母亲了，"她解释道，"我们长得像，都对贝类过敏，都很容易发脾气。我没有孩子，将来谁来照顾我？"

经过更仔细的询问,我发现克莱尔最近一直在经历围绝经期,她的月经在去年变得不那么频繁了。她去找了她的内科医生,医生给她做了血液检查并告诉她尽管她有些绝经症状,但是测试显示她还没有绝经。我向克莱尔解释,虽然测试结果还未显示,但鉴于她以前月经不规律以及她开始有盗汗的症状,她很可能会开始进入更年期。我补充道:"临床表现才是更年期的更为敏感的指标,而非实验室的测试。"

克莱尔接受了神经认知评估,这是我专门为测试像她这样的女性而做的。她的神经和常规体检均是正常的。但神经认知结果显示凯在记忆和语言方面有问题,早期阿尔茨海默病也会出现这样的症状,这就是凯被错误地诊断为阿尔茨海默病的一个原因。然而,克莱尔的测试结果与更年期相关的认知丧失一致。我能向克莱尔保证她的症状来自更年期,而不是阿尔茨海默病。

在咨询了克莱尔的妇科医生之后,我给出了两个方案:激素替代疗法或者通过大脑锻炼来治疗她的症状。克莱尔害怕激素,她回忆起她一生中至少有两个人在服用荷尔蒙后患上了乳腺癌。我试图向克莱尔保证,在激素替代治疗的前几年,她患乳腺癌的概率与未接受激素治疗的妇女相同,但她并不相信。

"万一中风怎么办?"她问我,"这种疗法也会存在血栓的风险吧?"

我不得不承认激素替代疗法确实会增加患血栓的风险。

"还有记忆力的问题呢?你确定使用激素会使记忆力好转吗?"

"不确定。"我回答道,"我们必须要尝试才能知道结果。有些女性采用激素替代疗法后有所好转,但也有一些没有。"

克莱尔决定不采用激素替代疗法,但为了提高记忆力和词汇提取能力,她开始了每周定制的大脑练习课程。6个月后,她觉得自己已经恢复到了正常状态,从那以后她就一直保持着良好的状态。

在与克莱尔类似的其他病例中,我开了多奈哌齐,这是一种治疗阿尔茨海默病的药物,因为绝经相关的认知损失中潜在的神经化学缺陷也是用同样的治疗办法的。无论是阿尔茨海默病还是更年期,一部分大脑中负责记忆的乙酰胆碱含量都会降低。在我的研究和临床经验中，多奈哌齐对患有绝经相关的认知障碍的妇女有一定的益处。

无论是采用激素还是服用多奈哌齐，有些女性在治疗前期可能都不会注意到她们的认知能力有所提高。因为平静的睡眠是恢复记忆功能的关键因素，而激素替代疗法对影响夜晚睡眠的夜间出汗和潮热有非常好的治疗效果，即使这种疗法无法对认知恢复产生直接效果，但它可以通过改善睡眠间接实现治疗效果（研究发现，睡眠不佳以及使用常见的助眠剂如安定会使患上阿尔茨海默病的风险增加 50%，因此，在治疗中我从来不会开出这类药物）。

克莱尔这个病例中，我很高兴能让她安心，减轻她的压力，让她继续有效地照顾她的父母。克莱尔现在有一个认知基线，对此我感到很欣慰。这样多年后，如果她的记忆出现恶化，她会有一个比较。我很感激克莱尔的故事与凯的故事如此不同，还要感谢多年前遇见了格蕾丝，以及舍温博士等心理学家开创性的研究工作。

医生在诊断女性方面的偏见

> 患有阿尔茨海默病的女性通常表现出更严重的焦虑和抑郁水平，这一事实有时会导致医生误诊为精神疾病，而不能准确诊断为痴呆症。

虽然我一直知道女性患者在诊断中可能受到偏见，但患者罗莎的案例还是让我大开眼界。在那之前，我遇到的大多数女性被误诊的案例，主要与医生缺乏对女性特有病症的认知有关，比如更年期相关的记忆丧失。还有一些其他情况，女性患者表现出的症状也会导致误诊。比如，患有阿尔茨海默病的女性通常表现出更严重的焦虑和抑郁水平，这一事实有时会导致医生误诊为精神疾病，而不能准确诊断为痴呆症。那些被诊断患有危及生命的脑炎或脑卒中的女性患者，带着抗焦虑药物从急诊室出院，即使在这样的病例中也总会存在部分合理的理由来解释为什么会出现这样的误诊，可是在罗莎这一病例中却找不到合理的理由。顺便说一句，在我的实践中，我想不起任何一个男性患者有过类似的经历。

罗莎是我的病人卡门的妹妹，卡门8年前去世了，有一天她女儿瓦莱里娅——罗莎的侄女给我打电话，我感到很惊喜。

"你好吗？"我问道，我已经很多年都没有听到过瓦莱里娅的消息了。当年我还是一名年轻的神经科医生，她的母亲一直是我的病人。长期以来，去世很久的病人家属打电话给我，都只是打个招呼。我无法表达我有多喜欢接到这样的电话，以及它们对我的意义。很高兴听到患者家属聊他们的生活近况，并一起回忆那些悲伤和快乐的往事。但是瓦莱里娅打这个电话有更直接、更严肃的原因。

"我挺好的，谢谢你，德维博士，"她回答说，"但我想和你谈谈我姨妈。我觉得她和我母亲患了同样的病。"

我的思绪又回到瓦莱里娅的母亲卡门身上，我还清楚地记得她，因为她的病很难诊断。卡门第一次来找我的时候，58岁，身材矮小，在学校系统的行政部门工作，但在那里工作时出现了一些问题。她再也打不好字了，老是出错。尽管她在同一个办公室工作了将近35年，但她还是很难认出她的同事。

我们第一次在记忆障碍中心见面时，卡门说道："我不知道我这是怎么了，我觉得我的脑袋不再是我自己的了……"

检查后，卡门被诊断出患有一种不寻常的痴呆症，叫作皮质基底节变性。在这种痴呆症中，除了较晚出现的认知功能丧失外，早期可能存在单肢意识和运动障碍，还可能存在帕金森综合征症状，如僵硬和迟钝。我开了一些药，但没有一种是很有效的，因为皮质基底节变性通常具有很强的侵略性。

卡门的病情恶化时，我问她，在她去世后是否愿意让我们对她的大脑进行解剖，卡门欣然同意了。

"我希望能够帮助我的女儿，"她说，"我只有一个孩子，如果我有什么可以帮助你们医生弄清楚病症，这也能帮助我的女儿。"

不到四年，不幸就发生了。卡门去世后，我们解剖了她的大脑。我发现她没有我们诊断出的异常痴呆症。事实证明，卡门的症状在阿尔茨海默病的范围内，但具有侵略性，是非典型的疾病。她的症状非常罕见，如果没有现在先进的血小板扫描技术，皮质基底节变性似乎是个合理的诊断。

在跟瓦莱里娅的通话中，我很遗憾听到她的姨妈罗莎正遇到类似的问题。多年前我接诊卡门的期间就认识了她的妹妹罗莎，当时，她经常陪同瓦莱里娅和卡门来我的办公室。

"立刻带她来见我。"我指示道。

罗莎在一周内来找我了。她55岁，比当年找我问诊的卡门年轻几岁。她跟卡门在同一所学校里工作。她一直未婚，与她的姐姐一起抚养瓦莱里娅。罗莎见到我很开心，但我立刻觉察到她内心其实很焦虑。

她紧张地抚摸着她的卷发，告诉我："我不想像我姐姐那样死掉，但我担心同样的事情会发生在我身上。"

"我简直不敢相信，"瓦莱里娅补充道，"罗莎一直是我的第二个妈妈，为什么同样的事情会发生在她身上？"

对罗莎进行一系列检查过后，我们得出了一个悲伤的结论：她患上了跟她姐姐一样侵略性的阿尔茨海默病。我不知道该怎么把这个消息告诉她家人，毕竟，我在卡门的诊断上犯了一个错误。虽然很明显罗莎正遭受着某种相当严重的痛苦，但为了安全起见，我想再听听别人的意见。

幸运的是，我所在医院的神经科邀请我在即将到来的病例研讨会上介绍一位有趣的病人。研讨会每周一次，在那里，所有科室的医生都会介绍病人的病情，并讨论他们的诊断结果。研讨会期间，讨论病人既欢乐又有争吵，但这始终是一个学习的经历。我很荣幸被邀请来做这个演讲，我想这将是一个很好的机会来介绍罗莎。

对于这场研讨会来说，罗莎这个病例从各方面来看都是一个理想的病例。关于诊断的问题，她也很愿意接受并全力配合各项检查，另外我还查询了她的家族病史。更好的是，参与这次盛大研讨会的专家有国际知名的神经病学家帕克博士，他能与我们分享他的临床智慧，我们感到非常兴奋，这也是传授技能的好机会。

首先，我向礼堂里的 50 多名医生和学生详细介绍了罗莎的故事，谈到了罗莎的病史和检查的细节，以及她姐姐卡门的情况，展示了多年前我们对卡门进行的解剖细节。

之后，我们邀请了罗莎，她同瓦莱里娅一直在会议室外耐心又紧张地等待着。帕克博士戴着红黄格子领结，浑身散发着博学与智慧的光芒——他是这个领域的佼佼者。他对罗莎进行了全面检查，并以礼貌、冷静的方式向她提出了一些问题。

我和其他神经科医生以及医学院学生一起观看了整个诊断过程。其间，罗莎轻声叙述了病症的所有细节：她在工作中遇到了问题；她的记忆力出了问题；她无法在计算机数据库中输入信息；她和她姐姐的情况完全一样；她害怕同样的遭遇会发生在自己身上。

在彻底地检查了神经系统后，帕克博士仔细地阐述了以下内容：罗莎记忆力出现了问题；她无法遵从指令，例如，当帕克博士让她握拳时，她不知道该怎么做；言语表达困难；出现了行动迟缓；显然，她也很焦虑。这也并不奇怪，因为她在几十个从未见过的人面前接受着检查。

检查完之后，我护送罗莎离开礼堂，以便医生们可以私下讨论她的病例。

"好了……"帕克博士说着，转向大堂。

每个人都像我一样紧张地等待着，希望他可能给出不同的诊断，尽管我知道他不能做到这一点：看着罗莎在聚光

> 当我环顾房间，发现每个人都对帕克博士的离谱诊断点头表示赞同时，我内心的恐惧急速上升。

灯下接受如此仔细全面的检查，这对我来说是一种似曾相识的体验。罗莎与卡门有着相同的症状，同样明显的迹象。而且，在看到帕克博士熟练地掌握病史和检查之后，我现在比以往任何时候都更加坚信罗莎和卡门患上的是同样的病。

"她的诊断结果是什么已经很清楚了，"帕克博士说。他转身看着我，继续说道："很明显，罗莎患的是癔症，诊断结果就是癔症。"帕克博士以平缓的声调和陈述事实的方式作出诊断，好像是为了强调他的客观与公正。

我无法表达我是多么震惊、恐惧和愤怒。当我环顾房间，发现每个人都对帕克博士的离谱诊断点头表示赞同时，我内心的恐惧急速上升。而这时，医学院的学生正观察着、学习着。

"她身上没有痴呆症的症状，"他继续说道，"显然，她只是在寻求关注，她想继续残疾，这就是她这样做的原因。她看到她姐姐经历过这种疾病，知道如何模仿病症，她比姐姐早一点'患病'，因为她希望在残疾人福利方面占得先机。对我来说，这一切都很明显。"帕克博士总结道："她装病只是为了再度获益而装腔作势。"

我特别生气，帕克博士关于装病部分的言辞极具侮辱性，这暗示着好像罗莎的病症都是自己装出来的。虽然带有明显的性别偏见，但癔症这一诊断意味着罗莎的症状与无意识的心理原因有关。癔症是公元前 1900 年（大约 4000 年前）创造的一个术语，用来描述女性无法解释的症状，现仍存在于临床医学词典中，但在教科书中很少发现它的踪迹。哪怕帕克博士把罗莎的症状归咎于她显著的焦虑感，也许我还可以尝试着去原谅他。

"但帕克博士，"我抗议道，"她的所有认知评估都失败了。她姐姐的尸检证实她患有早发性阿尔茨海默病，你知道这种病有很强的遗传性。"

"是的，"他说，"但那不重要，我们无法真正证明这名女性不是在故意地或无意识地模仿她姐姐的症状，或两者兼而有之。"

随着会议的结束，我咨询了一位我信任的同事。我们一起诊治患者时，如果有疑问，我们会共同探讨。

"艾德，"我说，"你认为呢？"

让人意外的是，艾德同意帕克博士的观点，帕克博士因其非凡的声誉而完全把控了在场人员的观点。

那天对我来说是一次学习经历，但不是我所希望的那种。我意识到，尽管听到了同样的病史和看到了相同的检查结果，但是在一个坐满神经科专家的会议室里，无论是关于接受检查的患者还是关于检查患者的医生，都可能会因为固有的偏见而得出截然不同的结论。

病例研讨后，我会见了瓦莱里娅和罗莎，她们正在会议室外等待"判决"。

"他怎么说？"她俩焦急地问道。

我陪着她们回到我的办公室，努力抓紧时间组织好语言。我不忍心告诉她们，在这位著名教授看来，罗莎的症状都是她自己伪装出来的。我竭尽所能坦诚地向她解释我们的研讨结果。

最终，我还是对罗莎说："帕克博士认为你可能对于卡门的经历太过于焦虑，这也是为什么你现在正在经历这些症状。他认为这些症状并非是大脑中任何神经系统的问题。"

罗莎和瓦莱里娅都说不出话来。"她当然会很焦虑，"瓦莱里娅终于说道，"谁处在她这种情况中都会焦虑，但我很难相信焦虑是我姨妈病症的唯一原因。"

"我同意你的看法，"我说，"我也不相信罗莎的症状来自焦虑。焦虑可能会促使这些症状变得更糟，但我不同意帕克博士的诊断。有他的意见很好，但我们将继续我们目前的治疗计划。"

她们沮丧地同意了我的意见。像我一样，她们一直期待着奇迹般的——但至少也能说得通的——诊断和一个奇效的治疗方法。她们离开后，我写了一封电子邮件给帕克博士，感谢他如此细致周密的评估，并询问他是否注意到罗莎肌肉的细微抽搐。我提醒他，在癔症患者的身上是看不到这种肌肉抽搐的。或许在这种情况下，他会重新考虑之前的诊断。我一直等待着帕克博士的回复，但从未收到过回音。

罗莎的病情跟她姐姐一样进展很快，她在三年内去世了。我无法提供任何实质性的帮助，对于她姐姐的遭遇我也同样无能为力。

性别偏见

尽管罗莎的事迹是我遇到过的最令人震惊的事迹，但她并不是唯一一个被误诊的人。女性经常被忽视，她们的抱怨被贴上"歇斯底里"或焦虑的标签。女性阿尔茨海默病患者在诊断上遇到的困难与男性不同，她们往往表现出程度更深的抑郁以及与焦虑相关的症状。因此我们更应该做一个开放性的、全面的评估，而不是简单地做一个带性格偏见的医疗判断。

当一位症状与罗莎相似的女性出现时，因为帕克博士的原因，那次病例研讨会上新一代的医学生和一些神经科医生也会做出这种可笑的诊断。因为没有机会在病例研讨会上再次提起罗莎的病例，我的同事们并没有得知三年后她癔症的进展。那次研讨会上的医学生陆续成为培训医生，现在也在其他地方成为经验丰富的医生，帕克博士的全面检查和荒谬的结论也成为他们医学教育的一部分。

> **对我们来说可悲的是，癔症仍然是当今医保可报销的一部分诊断词汇。**

在我多年的实践中，在对相关文献进行详尽的查询后，我发现癔症这个词几乎只适用于女性。我认为我不会对此感到惊讶，毕竟，这个词来源于拉丁语和希腊词根"子宫"一词，而且含有子宫功能障碍的内涵，指代的是不受束缚的子宫，在身体周围徘徊，对身体造成严重破坏，无论是头痛、痴呆症还是癫痫发作都与此有关。维多利亚时代的女性携带嗅盐的习俗就源于这样一种信念，即子宫不喜欢这种气味，会迅速回到它在女性身体下体的位置，使她的思想和灵魂恢复和谐。

对我们来说可悲的是，癔症仍然是当今医保可报销的一部分诊断词汇。对我而言，所有这一切的讽刺之处在于，罗莎的问题被隐喻性地归因于子宫，凯将自己的问题归咎于原发性脑功能障碍，但其实这些问题都是由卵巢激素的变化引起的。

性别对于诊断准确性的妨碍比我想象的更为严重，而且不仅仅局限于脑部疾病。例如，我之前诊治过的患有偏头痛的病人玛乔丽，她48岁时因胸口痛被送到急诊室，担心自己是心脏病发作。最后她被告知只是急性焦虑症，她可以回家了，这才让她松了一口气。几个星期后，她又回到急诊室，胸部疼痛更加剧烈，医生还是告诉她："只是急性焦虑症，回家吧。"

一天以后，她昏倒了，检查发现她曾多次轻微心脏病发作，并最终发展成严重的心脏病。测试显示她患有罕见的血液凝固障碍，这也是她身体出现这些问题的原因。在那些事件发生后，她只活了5年，最终倒在了她衰竭的心脏之下。我很难想象一个40多岁的男性胸痛患者会被告知他患有急性焦虑症并被医院送回家的情况。

作为医生，我的目标之一就是继续保持自己的原则，并且让其他人（包括医生和患者）意识到性别因素是如何给医学实践带来诊断挑战的。虽然与更年期相关的记忆丧失在神经学方面仍然未得到充分认识，但大多数产科医生和妇科医生都了解这种情况。我想帮助更多记忆方面的专家，以避免出现像凯和格蕾丝这样的误诊。同样重要的还有，作为医生的我们要认识到我们自身带有的先入之见，无论是"这是一个中年妇女，这一定是急性焦虑症"还是"一个焦虑的女人？显然就是癔症"，这些言辞都是带有偏见的。如果我们想要妥善照顾我们的病人而不是毁掉他们对医生的信任，那么认识和挑战我们的先入之见是非常必要的。

第八章

我不再关心任何事了

治疗痴呆症中的抑郁和焦虑以及如何处理情感淡漠

▶ ▶ ▶

64 岁的德拉是当地社区中心的舞蹈教练，在丈夫和两个孩子的陪伴下，她来到我的办公室跟我说："我就觉得我有点不对劲。"

"我们告诉妈妈她反应过度了，"她的女儿说，"在我们看来，她完全没问题啊。"

德拉变得越来越沮丧，因为她注意到自己的思维发生了微妙的变化。在她生命的大部分时间里，她都是一个充满活力、眼中散发着光芒的女人，但在过去的两年里，她变得越来越孤僻。

"其实我知道自己出现了问题，"德拉说，"我想这就是为什么我一直很沮丧，我本来不是一个容易沮丧的人。7 岁时母亲去世，19 岁时父亲去世，但我仍然努力完成了大学学业并结婚了。这俩孩子出生前，我有过几次流产。所有这些事情都非常悲伤，但我都熬过来了，变成一个坚忍的人。我不明白为什么自己现在突然变得很沮丧，我觉得应该是因为我记忆力不太好了吧。"

"可是你没有任何问题啊，妈妈，"她的儿子插话道，"你的记性和我的一样啊，所有事情你都记得！"

"但汤米，并不是你说的那样，"德拉坚持道，"我的思维跟以前不一样了，一定是哪里出问题了。我越来越健忘了，这让我觉得很沮丧。"

关于这一点，德拉的丈夫之前一直保持沉默。"德拉说的可能是对的，"他开始说道，"我发现她更健忘了，假期有客人来家里，准备晚餐时她会变得更加慌乱，她以前不会这样的。"

事实证明，德拉患上了阿尔茨海默病。在过去三年中，她经历了一些她无法清楚表达的轻微的记忆问题。但她已经意识到她的抑郁和焦虑程度越来越深，患有阿尔茨海默病的女性比患有这种疾病的男性更容易经历这种情绪。她感到孤独，因为她知道她的记忆丧失就是一种预兆。她无法说服任何人，尤其是她的家人，她的记忆力在退化。

我一次又一次地发现，像德拉一样，阿尔茨海默病早期患者容易变得焦虑和抑郁。超过一半的阿尔茨海默病患者在患病期间的某些时候都会变得焦虑和抑郁。这两种症状通常是有关联的，都具有类似的潜在神经变化。很容易理解为什么患者在思维、功能和独立性下降时会感到沮丧和 / 或焦虑，但是一些研究表明：这些症状与痴呆症的病理学无关，与功能的变化无关，而是由大脑中化学反应的单独变化引起的。无论原因是什么，治疗这些症状都非常重要。治疗不仅可以改善记忆力和注意力，还可以帮助患者积极参与社交活动，那些曾经担心自己的认知缺陷过于明显的患者也变得更加放松和健谈。反过来，当患者继续他们的社交活动进行语言交流时，这也有助于防止病情进展，防止因为缺乏运用而丧失这一技能（验证了一句俗话："用进废退。"）。许多已经变得孤僻的患者，拒绝走出家门，对社交活动感到焦虑，但在治疗产生效果以后，他们开始重新享受这些活动，而这一疗程通常需要 4 ～ 6 周。

我开了新型的抗抑郁药以缓解症状，比如选择性血清素再摄取抑制剂（SS-RIs）。我们通过舍曲林（左洛复）和艾司西酞普兰（列卡普罗）这些品牌了解了这些药物，其在治疗阿尔茨海默病患者的抑郁和焦虑方面非常有效。这类药中的第一种也是最著名的药物氟西汀（百忧解）现在并不常用，因为新型的药物副作用更少。

一位焦虑的病人在接受处方时，可能会说："可是医生，这是一种治疗抑郁症的药物，我又没有患抑郁症，我只是很焦虑。我不应该服用像阿普唑仑或氯硝西泮这样的药吗？"

> **我不喜欢同时使用多种药物，因为副作用产生时难以确定哪种药是罪魁祸首。**

"对，你不是抑郁症，"我赞同道，"但这些药物在治疗焦虑方面也很有效，而且出于多种原因这种药物反而更好，它不会让人上瘾，不会干扰你的记忆力或使你困倦。唯一的缺点是这个药物需要几周时间才能起效，所以我们必须耐心等待。"

在临床中，我很少开通常用作焦虑药物的苯二氮卓类药物，如地西泮、氯硝西泮、劳拉西泮和阿普唑仑等药物。我会在后文给出我的理由。

我给德拉开了小剂量的依他普仑，两个多月后，她发现病症有了显著的改善。

"我觉得更加平静了，"德拉说，"我和朋友一起出去时，我不会一直担心出洋相。"随着她的焦虑和抑郁情绪得到改善，我增加了药物来治疗她的阿尔茨海默病。我不喜欢同时使用多种药物，因为副作用产生时难以确定哪种药是罪魁祸首。

几个月后，在一次后续访问中，德拉的儿子汤米对我说："妈妈看起来好像已经回到原来的状态了。她不再闷闷不乐了，她想再次跟我的孩子们待在一起。"

隐藏在烦躁不安下的焦虑和抑郁

某些情况下，抑郁、烦躁和焦虑难以区分。这并不是一个特有的问题，对于患有和不患有痴呆症的焦虑患者都是如此。

"她最近变得特别暴躁，"杰瑞抱怨道——他的妻子琼，最近被我诊断出患有阿尔茨海默病，"她曾经是一个天使，可现在不管我说什么都会让她心烦意乱。我们俩去年发生的争执比我们结婚 42 年发生的争执都要多。每次我问她怎么回事时，她总说没什么。但是天哪，这几天与她相处简直就是件苦差事！我试着让她平静下来，但那只会让她更加烦躁不安。"

一直安静听着杰瑞说话的琼，突然打断了他："好吧，杰瑞，你有没有想过也许是我厌倦了当一名天使呢？"

当我私下跟琼交谈时，她告诉我，她担心自己记忆力越来越差，脾气也越来越暴躁。

这些都是阿尔茨海默病早期可能出现的抑郁和焦虑的典型症状。选择性血清素再摄取抑制剂在治疗这两者方面同样有效，琼服用这个药物的治疗效果很好。在这种情况下服用正确的药物可以减轻患者和护理人员紧张的神经。

能治疗焦虑的阿尔茨海默病

"我妈妈太难应付了，"一位病人的女儿曾经告诉我，"我没法和她相处——老实说，没人能。对她来说，什么都不够好。但现在她得了阿尔茨海默病，她变得更友善了——甚至我的孩子们也注意到了。她不再说尖刻的话了。我的父亲、兄弟姐妹和我花了一生的时间试图取悦她，但我们从未实现过。现在我什么都没做，她却一直在微笑。也许她以前很痛苦，这就是她把气出在我们身上的原因。变化太惊人了！"

女儿说到点子上了：我的病人患有慢性焦虑，这让她一生中的大部分时间都处于批评和愤怒的状态，随着阿尔茨海默病的进展，她变得更加放松和成熟。这并不罕见。在我的痴呆症患者中，大约有 10% 会发生这种情况。阿尔茨海默病有一种软化作用，会让病人更容易相处。

焦虑和抑郁可能会以非典型方式表现出来。我的病人贝蒂，87 岁，是一个能说会道、喋喋不休的老妇人，她总让我想起巅峰时期的伊迪丝·华顿。她和患有心脏病的丈夫住在一起。她的焦虑以广场恐惧症的方式表现出来，即她害怕离开家，害怕离开熟悉的环境。贝蒂在患上阿尔茨海默病之前，她非常善于交际，喜欢外出，与朋友聚餐，去参加音乐会。然而诊断结果出来之后，她将自己封闭起来，拒绝离开她的公寓，因为她担心在社交场合出丑。

贝蒂在家里变得更加孤僻。随着时间的推移，她花了很多时间策划解雇她患病丈夫的护理人员，她给他们安上自己瞎想的罪名，包括偷她的内衣和珠宝以及与她丈夫调情。她经常质疑他们的智商。当焦虑感将她压垮时，贝蒂就变成了一个愤怒、刻薄的女人。

"以前，每个跟我们一起工作的人妈妈都喜欢，"她心烦意乱的女儿告诉我，"她是那么地善良。我记得几年前，我的保姆病了，为了她、她的丈夫和他们的两个孩子，妈妈让她带薪休假一个月回到他们的祖国。她只是觉得这是他们所需要的。这才是她原有的样子，我对她的转变感到震惊，幸好爸爸的护理人员知道她曾经是个怎样的人，"她继续说道，"否则，我觉得没人会受得了这种污蔑行为。"

贝蒂的焦虑隐藏在愤怒和焦躁之下，好消息是，这种病症可以通过使用非常规的小剂量的抗精神病药喹硫平来治疗。我选择这种药物而非选择性血清素再摄取抑制剂，是因为我认为这样可以更好地解决她日益增长的偏执症状。贝蒂在短短三周内就恢复了正常，对她之前的过失完全没有记忆，这样或许还更好。随着我对贝蒂了解的加深，我发现她真的是一个特别亲切的人。要是她知道之前自己的所作所为，她会很沮丧的。很高兴发现她是一个慷慨、善良、有趣的人，而不是我第一次遇到的那个女人——那个因为自己的病情而焦虑、害怕自己的病症被别人发现，以及担心丈夫健康状况的女人。

选择性血清素再摄取抑制剂和抗精神病药

我非常主张让阿尔茨海默病患者尽可能地减少焦虑情绪和保持头脑清醒。如果有药物能实现这一目标时，我就会采用。如前文所述，我对抑郁症和焦虑症患者采用的第一线治疗方法是服用常用的不致瘾的抗抑郁药，如选择性血清素再摄取抑制剂。选择性血清素再摄取抑制剂对焦虑程度不是很高的患者和伴有焦虑情绪的抑郁症患者有一定作用。

如果选择性血清素再摄取抑制剂对患者的症状没有作用，或者症状更加严重且有精神病或高度烦躁的迹象，像贝蒂这种情况，则第二线治疗方法就是抗精神病药，非常规地使用小剂量这类药，包括利培酮、喹硫平和奥氮平，这些药物有助于消除阿尔茨海默病患者的焦虑，而且没有任何成瘾的风险。并且至关重要的是，这些药物不会使大脑变迟钝。当服用熟悉的地西泮或劳拉西泮没有问题的患者和家人对服用与精神病相关的药物产生怀疑时，就会出现问题。另一些人又担心这些不熟悉的药物产生的副作用。

更让人困惑和焦虑的是，最新的抗精神病药物出现了一个警告，说明它们不能用于痴呆症患者，因为有副作用的风险，包括中风和死亡。然而，在这个时候，对于那些行为异常的患者已经没有更好的选择来进行治疗了。根据我的

> **如果谨慎使用并仔细监测，这些新一代抗精神病药物的耐受性良好，而且对许多服用选择性血清素再摄取抑制剂无效的患者有效果。**

经验，如果谨慎使用并仔细监测，这些新一代抗精神病药物的耐受性良好，而且对许多服用选择性血清素再摄取抑制剂无效的患者有效果。

我小心谨慎地与我的病人及其家属讨论和处方相关的所有事项和风险。我向他们解释了目前流行的观点，即这些药物在治疗痴呆症方面没有效果，然后

说明为什么我的经验使我以及我所在领域的许多专家都相信这些药物是有效的。我解释说，在我看来，这些药的益处远大于风险。当他们拿起这些药时会发现一个带警告的插页，我告诉他们："当你看到警告时，不要害怕，不要扔掉药物，如果你真的很紧张，给我打电话。"通常来说，这就足以消除他们的恐惧了，可有时候，尽管事先进行了讨论，但患者和家属都不愿意尝试明确标注为对患者有害的药物，谁能责怪他们呢？

一旦患者听完对利弊的完整解释，他们往往会尝试小剂量药物并意识到其有效性。一旦进行尝试，最有用的推荐就是药物的功效。即便如此，与所有药物一样，副作用的产生有时会阻碍患者继续使用此药物，其中最常见的是嗜睡，通常会在治疗前期发生并随时间消退。附注一点，虽然我相信这些药物的功效，但我不是要支持任何特定品牌。

阿尔茨海默病中的苯二氮卓类药物

正如我们所见，由于这些常用的药物的存在，焦虑是一种可治疗的疾病。正如前文提到的，我没有开苯二氮卓类药物，包括地西泮或氯硝西泮。这是因为我认为这类药只是治标不治本，不能解决根本问题。更重要的是，给阿尔茨海默病或其他类型的痴呆症患者使用苯二氮卓类药物会在短期内造成困扰和记忆丧失，长期服用也会偶尔出现这种情况。通常情况下，随着时间的推移，需要增加剂量来达到与耐受性相同的效果，镇静这样的副作用也会出现，这会使患者容易跌倒和骨折。在某些情况下，可能出现相反的效果，即患者会因为这些药物而变得更加焦虑。

即便如此，我想澄清一点，我所尊重的许多医生同事并不像这样保守，他们在实践中使用了苯二氮卓类药物。从好的方面来说，这些药物相当强大，能立刻产生效果（不像选择性血清素再摄取抑制剂，需要过些时间才开始起效），并且可以根据需要使用，不必每天使用。此外，患者和护理人员"喜欢"苯二氮卓类药物，因为镇静作用立竿见影，这也是造成他们过度使用和滥用的主要原因。最后，这类药不会像抗抑郁药和抗精神病药那样给病人带来病耻感。尽管如此，由于我之前详述的原因，我并不会给病人开这些药物。

治疗阿尔茨海默病相关的行为改变

以下是许多常用于治疗阿尔茨海默病行为症状的药物的简要概述，包括抑郁、焦虑、烦躁、冲动和睡眠障碍。

抗抑郁药——用于治疗抑郁症和焦虑症，我主要采用较新的 SSRIs，如依他普仑和舍曲林。

抗精神病药——用于治疗严重的焦虑、烦躁以及冲动情绪，我采用的是：

·新一代药物：利培酮，奥氮平，喹硫平，阿立哌唑

·旧药物：氟哌啶醇

两种类型的药都会增加死亡率和患心血管疾病的风险（1% ~ 2%）。

抗痉挛药——用于治疗某些类型的焦虑和冲动情绪，我采用的是丙戊酸。

睡眠药物——有助于缓解失眠和睡眠周期障碍，我采用的是：

·非处方药补充剂：褪黑素、缬草根

·处方药：多塞平、曲唑酮、雷美替胺

我不会给患有痴呆症的病人开劳拉西泮、地西泮（安定）、阿普唑仑这类苯二氮卓类药物。

"家" 是一个概念

安妮是一个 86 岁的小妇人，身高不超过 1.45 米，一头浓密的白发，发尾微微翘着，修剪得整整齐齐。她穿着朴素的小裙子，裙摆略高于膝盖，脚上穿着玛丽鞋，看起来很像一个认真、早熟又消瘦的女学生。

> 与其说家是一个空间场所，不如说它是一个概念—— 一种归属感、一种对这个空间的掌控感。

因为安妮的焦虑越来越严重，于是她女儿带她来见我。安妮和保姆在家里一起住了 50 年，不管她女儿和保姆怎么安慰她，告诉她她就在家里，她就是日夜不眠，要求甚至恳求把她"带回家"。

她总是不停地说："带我回家！"

不管她们给安妮看了多少张她在家里的快乐时光的照片，也不管她们提醒她多少次她精心挑选并摆放在厨房后挡板上的瓷砖，这些都不管用。当她们给她看她在墙上为孩子们的成长所做的记号时，她甚至都不相信。安妮只会听一会儿，然后就变得焦躁不安，更加坚持要回家。

对我们大多数人来说，家是一个让我们感到舒适的地方，我们对所有东西都非常熟悉，都知道它们分别放在哪里。与其说家是一个空间场所，不如说它是一个概念———一种归属感、一种对这个空间的掌控感。这是一个我们了解所有事物的地方——对，那是我的床，这是厨房的火炉；这是一个我们知道如何使事物运转的地方——提起水龙头取水，不要转动它，马桶冲水用的是提杆，不是按钮。家是一个舒适又安全的地方。

安妮说她想回家时，她说的不是生理上的家，而是心理上的家。家是一个让安妮的身体和心理都感到舒适的地方。当阿尔茨海默病患者认不出自己的家时，这就意味着他们不再以一种熟悉的方式看待环境。他们觉得在那个空间里没有存在感，这个地方的生活方式也是不可以预测的。

所以，当安妮的女儿对她说"你在家"时，安妮并不相信，因为她们所谈论的是两种不同含义的"家"。

> 当阿尔茨海默病患者认不出自己的家时，这就意味着他们不再以一种熟悉的方式看待环境。

安妮听到的是："嗯，你挺舒服的！"她马上解释说："这里我不熟，我觉得不舒服，对于这个地方、这些不熟悉的事情，我的内心都感到很焦虑、很恐惧。我想回家，因为家才是让我感到安全和温暖的地方，只有在家，所有的一切才变得有意义。"

安妮的女儿和保姆都感到沮丧和困惑，安妮无法抑制她的焦虑情绪。她在我的办公室里踱来踱去，一刻也坐不住。我很同情她。

我尝试了一系列的药物，包括选择性血清素再摄取抑制剂、抗精神病药和抗痉挛药，这些药单独用过也一起用过，但对安妮都不起作用。我试着用夜间灯光和策略性地摆放她的家庭照片来治疗她的定向障碍。我也尽力让她的保姆在白天的活动中耗尽安妮的体力，然后晚上筋疲力尽地回到她的公寓睡觉，但都没有任何帮助。我甚至试着从收容所带来一只年纪稍大的救援猫，因为动物可以帮助缓解焦虑，但安妮没有理睬这只猫（幸运的是，保姆很喜欢它）。

日落综合征

有时，烦躁和焦虑只会在夜间折磨患者，这种症状通常被称为"日落综合征"。当患者自身的"生物钟"与外部的 24 小时模式分离时，就会发生这种情况。当外界的方位提示（如阳光）被移除时，生物钟就会被触发。随着时间的推移，病人可能会变得烦躁、易怒或困惑。有些人要求外出，或者即使他们在家也要回家，往往这就是动作行为恍惚的动因，即使已经凌晨 2 点，而且他们已经退休多年，他们也可能起床穿衣去上班。

这种情况下，除了药物帮助停止焦虑以外，最有效的行为方式就是转移注意力，而不是与他们对抗。转移注意力可以让病人挽回面子，而不去挑战他们对自己的假设。例如，委婉地告诉他们今天放假，所以不用去上班，这比告诉他们15年前你就退休了要好得多，因为无论事实如何，他们内心都坚信自己仍在上班，于是"早已退休"的说辞对于他们来说完全站不住脚。其他的策略包括使用定向提示（如夜灯），保持夜晚的宁静，保持规律的日常生活。

安妮整日整夜地踱来踱去，不停地想"回家"。因为她经常走来走去，导致体重减轻了。虽然她认出了她的女儿和儿子，也跟保姆相处得很愉快，但她不知道自己在哪里，只知道她不在家。安妮唯一一次停止踱步是我们给她服用了药物来强迫她睡觉的时候，但这么做的后果就是，她醒来后会比以往任何时候都昏昏欲睡和焦虑。

一年后，安妮去世了，直到生命的最后她都在焦躁和不安中踱着步。我想象着她的公寓地板上有她踱步留下的痕迹，我却无法帮助她。直到今天，我还在想，当时还有没有别的办法让她平静下来。

让人平静的动物

我非常相信动物的治疗作用。我很高兴能把我的狗洛拉和哈克带到办公室来。它们不仅降低了我们所有工作人员的焦虑程度，还缓解了我的病人的焦虑程度。几项研究已经表明：宠物不仅在痴呆症的治疗中很有效果，而且在降低血压和抑郁方面也很有用。一项对住院痴呆症患者的研究显示：有狗在场时，与噪声相关的烦躁和焦虑水平较低，心率也较低。洛拉和哈克是我办公室团队中令人难忘和珍贵的成员。

　　印象特别深刻的一次是，一位 93 岁
的阿尔茨海默病患者已经想不起一周前
陪伴她 70 年的老伴已经去世了，却告诉

> 动物既能让它们的主人更
> 积极，也能提供一种联系和亲
> 密感。

我她的丈夫还在家里等着。我最后一次见到她是在 3 个月前，她不记得我了，
但她在我办公室里环顾四周，问道："狗狗们在哪儿呢？"狗狗们当时被牵出
去散步了。另一位患者对我只有一点模糊的印象，尽管如此，他还是把我和狗
联系在一起，问我："你那些尾巴摇摇的狗狗呢？"

　　有些病人在预约时特别要求他们来的时候小狗要在办公室，不要出去散步
了。通常，那些对医生的服务感到不安的病人，在看到毛茸茸的哈克和优雅的
洛拉后，就会心生微笑。每周有两三次，我都能看到一名患者和一条狗躺在铺
着地毯的地板上，特别轻松自在。要说服他们为了接受检查而放松是很困难
的，虽然接受检查对他们有好处。自从我开始把小狗带到办公室以来，对于我
来说，用药物让患者平静下来的情况就少多了，现在大约每年一次。在此之
前，尽管我的工作没那么忙，但我每隔 2 ~ 3 个月就会用药物来安抚一位烦躁
不安的病人。

　　我支持病人收养一只猫或一只年纪稍大一点的救援犬，因为动物既能让它
们的主人更积极，也能提供一种联系和亲密感。对于我的痴呆症患者来说，年
幼的小狗可能太吵闹了。

当浴室成为一个可怕的地方

　　如果有人让你进入一个装满蛇的坑，你肯定会拒绝，即使那个人向你保证
你不会受伤。如果那个人试图把你推进坑里，你肯定会因为根深蒂固的恐惧和
个人认知而对推你的人又踢又打，高声尖叫。同理，当一个阿尔茨海默病患者

拒绝淋浴时，可能是因为他们无法理解淋浴的目的，也不知道从莲蓬头上流下来的是水。即使淋浴曾经是一种熟悉和愉快的活动，但他们仍会对此感到焦虑。

如果你试图强迫一个已经认不出水的痴呆症患者进入浴缸，你可能就是在无意中强迫他们做一些让他们感到害怕的事情，让他们的焦虑程度达到了极点。对于一个不再理解水这个概念的病人来说，对他说"这只是水"不会比跟他说"这只是蛇"而让他更安心。处理这种情况的唯一方法就是让病人的大脑平静下来。你可以从尝试一些行为技巧开始，包括保持冷静的态度，保持浴室光线充足，逐渐将病人引入浴缸，或者在需要的时候使用海绵浴。如果这些策略都不起作用，那么减轻焦虑的药物可能会有很大的作用。

同样，病人可能会拒绝上车或换掉他们已经穿了好几天的衣服，因为他们选择了熟悉而舒适的环境，而不是他们认为不太为人所知和容易引起焦虑的环境。对一些阿尔茨海默病患者来说，即使是像走路这样平常的活动也会让他们感到恐惧。每一步都可能充满恐惧，因为大脑将想法转化为行动的能力已经因为这种疾病而丧失了，即意识运动性失用症。失用症会在最意想不到的时候扰乱普通平常的活动，因为大脑本质上是一块巨大的电路板，上面有开关和电线，开关有时会失灵，有时却能正常工作。所有这些都会让看护人员感到困惑和疲惫。

> **如果你和某人很亲密，并且看见他吃过无数次东西，那么当你发现他突然吃三明治都很困难，你就很难不感到沮丧。**

我记得我第一次滑雪的情形。我已经是一个成年人了，身边的每个人都知道怎么滑雪，即使是滑雪初学者训练坡地上的小孩子都知道，我都惊呆了。我不懂这些设备，越多的人告诉我我能做到，我就越焦虑。尽管教练耐心地告诉我没事，我还是笨手笨脚，经常摔倒。我一直在想，如果她是我的一个家庭成员，她很可能会因为我的笨拙而感到失望，也不会像现在这样温柔，甚至也许她会对我大吼大叫，让我站起来继续。我经常想起我第一天治疗病人的情景，周围的人觉得如此明显和容易的事情却使他们感到惊恐和困惑。曾经他们也能理解这些事物，但现在已经变了。

如果你和某人很亲密，并且看见他吃过无数次东西，那么当你发现他突然吃三明治都很困难，你就很难不感到沮丧。当他们的各种能力随机出现和消失时，这会让人特别沮丧，就好像病人在随意"开启"和"关闭"他们的能力一样。今天不记得如何使用叉子的病人，第二天就可能完全正确使用，这会让护理人员认为他们是在假装自己的症状，或者是故意拒绝使用叉子。这样的指责会让情况变得越来越糟糕，因为压力会增加病人的无力感，无论是走路、说话还是下车。病人越沮丧，他们的能力就越差——不管有没有得痴呆症，这对我们所有人来说都是如此。处理这些"开"和"关"能力变化的最好方法，也是唯一的方法，就是耐心和理解。

当然，只有一些阿尔茨海默病患者才会出现这种症状。绝大多数患者直到去世前洗澡、开车、换衣服都是很容易的事情。我有一位病人尽管患有阿尔茨海默病，但仍记得如何打马球。直到80多岁时，他才因肠胃紊乱去世。

睡眠障碍

随着年龄的增长，睡眠障碍在我们所有人身上都很常见，老年人入睡更加困难，睡眠时间更短，更早苏醒。使这些问题复杂化的是，阿尔茨海默病患者的睡眠——觉醒周期和昼夜节律可能会受到干扰，因此他们往往会在夜间起床，白天睡着（这种内部和外部时钟的脱节也可能发生在没有阿尔茨海默病的人身上，即顽固的"夜猫子"身上）。四分之一到三分之一的患者经历了睡眠变化。白天长时间不活动，这可能是痴呆症的后果之一，也会增加白天嗜睡和夜间警觉的倾向。出于这个原因，我建议患者尽可能在白天保持活跃。

马维斯是一位84岁的寡妇，满头银发，笑容迷人。前年，我诊断她患有缓慢进展性阿尔茨海默病，伴有轻中度失忆，语言和生活技能良好。她正在接受药物治疗，每周都会来我的办公室一次，和我们优秀的心理学家凯西一起做认知练习。她做得很好。接受治疗一年后，我们再次对她进行测试，发现她的阿尔茨海默病似乎已经稳定下来了。

测试几个月后，我碰巧和马维斯谈起我给她开的药，当时她漫不经心地说她每晚都服用唑吡坦（安必恩）。我惊呆了，这种情况以前从未发生过。

"马维斯，你正在服用唑吡坦？"

"对呀，"她耸耸肩说道，"我之前没告诉过你吗？"

"没有！"我回答道，"谁给你开的这个药？"

原来，马维斯每晚服用唑吡坦已经将近十年了。她丈夫生病时，内科医生第一次给她开了这个药。随着丈夫癌症病情恶化，她一直在全职照顾他，她也一直坚持服用此药以确保自己休息得很好。丈夫死后，她继续服用，她也从来没有想过要告诉我这件事。

我告诉马维斯，我认为她最好停止服用安眠药，但她不同意。

"只有5毫克，"她反对说，"我吃这药这么久了，效果还不错，不是吗？"

我同意她的观点，但我仍然认为，如果她不再每天服用唑吡坦可能会对认知有一些好处。

马维斯不情愿地同意尝试戒掉此药，整个过程她都在抱怨。我们慢慢地减少了她的剂量，所以四个月后，她的剂量降到了每天只服用四分之一的药片。然后在接下来的一个月里逐渐减少到每隔一天吃一次。又接下来的一个月，我们让她每隔三天服用四分之一的药片。

在唑吡坦逐渐减少和停用期间，马维斯的睡眠被打乱。我没有那么担心，因为我知道随着时间的推移，这个问题会逐渐缓解的。不管是生理上还是心理上，马维斯都会摆脱对这个药的依赖。最终，在马维斯成功地一个半月不服用唑吡坦后，她告诉我，她的睡眠恢复到了正常，她不再失眠了。

听到这个消息我很高兴，但对我们来说真正令人高兴的是，她停止服用唑吡坦后，她的记忆力有了巨大的改善。突然间，她能重述整部电影的情节，有一次，她热情地和我谈论那一年所有的奥斯卡奖提名。这是一个巨大的改善，我很惊讶，这么小剂量的唑吡坦竟然能对她的认知功能产生如此大的影响。这段经历让我更加坚定地相信，像唑吡坦这样的安眠药会对阿尔茨海默病患者产生有害的影响。

在我的工作中，我几乎从未开过像唑吡坦、扎来普隆、埃索匹克隆和地西泮等用于睡眠的药物，我也从未给阿尔茨海默病患者开过这类药物。这样做主要有两个原因：首先，随着时间的推移，这些药物需要更大的剂量才能继续发挥作用，这可能会让患者在白天昏昏欲睡；第二，这些药物通过抑制人的反射来干扰人的认知能力，就像酒精一样。我对那些抱怨睡眠问题的阿尔茨海默病患者的第一个治疗方案是褪黑素，这是一种非处方的睡眠辅助药物，有助于恢复被打乱的睡眠周期。如果这种方法不管用，我会尝试草药补充剂缬草根，这也是非处方药。如果这也失败了，我会转向处方药，如曲唑酮、多塞平和拉美尔酮，这些都有助于睡眠，不会上瘾，一般不会造成严重的认知副作用。

是情感淡漠还是抑郁？

情感淡漠是一种奇怪的症状，常见于痴呆症患者，但也常与抑郁症混淆。区分两者是很重要的，因为二者的治疗和预后都有很大的差异。

哈丽特和她的丈夫汤姆来到我的办公室，因为哈丽特确信 74 岁的汤姆患有抑郁症。汤姆本身患有缓慢进展性阿尔茨海默病，伴有轻中度失忆，但语言和生活技能良好。事实上，他的问题完全不同。

哈丽特，留着一头金色短发的安静女人，透过金色边框眼镜看着我说："他整天无所事事，毫无乐趣。那天，我们的孙儿孙女过来，他甚至都没有离开过沙发。我不知道该怎么办。"

她身上的 T 恤对她来说太大了，我能看到她的锁骨，她的衣服在脖子下耷拉着。自从汤姆被诊断出这个病以后，她的体重减轻了很多，她所有的焦虑都暴露在她日益消瘦的脖子上。

> **由于阿尔茨海默病引起的大脑变化，患者进行任务或活动的动力和主动性往往会降低。**

汤姆坐在她旁边，摇了摇头。"我没有抑郁，哈丽特，"他抗议道，"我不明白你的意思，我真的一点也不沮丧。"

"你整天坐在沙发上看电视，"她转过身，对他说，"你什么都不想做，每天都是这样！你不想跟朋友们出去，也不去打桥牌。以前你每个星期天都打高尔夫球，现在也不打了。"

"那是因为我想看新闻。"汤姆平静地回答。

"好吧，那你说说昨天有什么新闻？"突然间，温柔的哈丽特就像是法庭中的诉讼律师一样，严肃起来。

"嗯，就是些平常的新闻啊。"汤姆耸了耸肩说道。

"什么平常新闻？"哈丽特问，"你告诉我，给我举几个例子。"

"我不想谈这件事，"汤姆说，"你知道，就是很平常的政治话题，我喜欢看的东西。"

"这就是我的意思。"哈丽特叹了口气，转身对着我说，"他都不知道自己在看什么。有时，我会让他说说刚刚在电视上看到的内容，但他做不到。我真的觉得他不能集中注意力，而且很抑郁。"

汤姆又摇了摇头。"我没有！"他喊道，"我真的没有！"

我同意汤姆的看法，他没有抑郁。他只是情感淡漠，这一症状常被护理人员误认为是抑郁症。由于阿尔茨海默病引起的大脑变化，患者进行任务或活动的动力和主动性往往会降低。病人经常不想锻炼、看书或出去约见朋友，更不会想去看医生。家人和护理人员发现这种情况是非常麻烦的，而且常常与病人陷入无数次的争论，就像刚刚汤姆和哈丽特之间的争吵。家属认为自己必须成为监工，要时刻监督病人，让他们在日常生活中更加"活跃"，更能"融入"社会。

"我有一大堆事情要汤姆做，"哈丽特告诉我，"我想让他穿好衣服，刮好胡子，我想让他去杂货店购物，但他什么也不做。如果他不是抑郁，那是什么？"

"汤姆的症状叫作情感淡漠，"我告诉她，"这不是抑郁症。这是驱使我们做事的内在驱动力减少的结果。虽然对你来说这看起来像抑郁症，但汤姆完全满足于当下的状态，只是不想做事而已。"我接着解释说，我们可以治疗抑郁症，尽管有时候，像利他林这样的兴奋剂可能会有点用处，但是情感冷漠是无法治疗的。

"但对他的身体状况来说，多活动不是很重要吗？"哈丽特问道，"难道让他保持思维活跃和社交活跃不重要吗？这不都是你告诉我们的吗？"

"是的，"我回答，"确实如你所说。你尽了最大努力确保汤姆保持活跃，这令人特别钦佩。可是，你的角色不是他的治疗师、护士、计划人员和教练，如果你一旦开始做这些事情，那么你就不能真正享受你最重要的角色——汤姆的妻子和伴侣。"

我经常提议，家属可以让拿薪酬的人承担一些非配偶的角色，在大多数州这些都是医疗保险和医疗补助计划可以报销的。如果任汤姆自行其是，他可能永远也不会运动了。我告诉哈丽特重要的是要有一个人（当然不能是她！）进来带汤姆去散散步，让他的一个朋友来陪他偶尔打打桥牌或打高尔夫球也很重要。

我也希望哈丽特能照顾好自己。她回忆起前一周他们的儿子来看她，当时儿子对她说："我不明白你为什么对爸爸这么大惊小怪，我觉得他挺好的。"

"我简直不敢相信，"哈丽特在我的办公室里哭着说，"他知道我要听多少遍同样的问题吗？他知道我现在必须为汤姆做所有他自己不能做的事情吗？他觉得汤姆很好，是因为听汤姆说的话好像还很在理，可儿子并不像我那样每天每时每刻都和汤姆在一起。"

这种经历让哈丽特感到更加孤独，这是配偶作为看护人的普遍经历。我建议她寻求一些专业的心理健康帮助，但她认为她不需要。后来我又建议她让儿子和父亲共度周末，而她去拜访朋友或家人，或去水疗中心。这可以给她一些喘息的机会，也让他们的儿子能理解他的父亲和母亲所正在经历的一切。尽管让家人和朋友参与进来可能会给他们带来更多的负担，但我真的相信，因为这种联系的增加，对于患者和正加入的家庭成员或朋友来说，都是一种丰富的体验。就我个人而言，我发现自己与病人独处的时间确实有限，但也充满了惊喜，有时是令人愉快的惊喜，有时则不然，不过都具有启发性和成就感。这就是我想要传达给哈丽特的信息，但是她仍选择孤军奋战。

照顾者的治疗

正如我们在汤姆和哈丽特身上看到的，也许不仅病人需要处理焦虑、抑郁或冷漠的情绪，照顾者通常也会受到影响。事实上，我相信哈丽特比汤姆更痛苦，因为汤姆的病使他在感情上变得漠然了。在本和盖尔的案例中，盖尔才是那个需要帮助来缓解焦虑的人。

本身材高大，温文尔雅，穿着考究，最近刚从一家跨国公司退休。在 40 年里，他从一个股票经纪人一路晋升到首席执行官，到他退休时已经建立了一个相当大的商业帝国。

这位精明的商人在 71 岁时发现自己患有缓慢进展性阿尔茨海默病时，他很平静地面对。"我会失忆！"他会惊叫道，"每个人都会失忆，而我只是比其他人更容易忘记，这有什么关系呢？没什么大不了的，又不是得了癌症。我会尽我所能来治疗这个病——这就是我能做的最好的事情。"然而此时，他的妻子盖尔被丈夫的诊断结果吓呆了，她神经极度紧张，紧张到需要服用抗抑郁药物才能平静下来。

本早就警告过我："你不要在意我妻子，她就是个杞人忧天的人，这个结果让她受到了惊吓。"

每次本忘记什么事，不管多么无关紧要，盖尔都会给我打电话。"他忘了带钥匙，"她说，"他想连续两天穿同一条裤子。"每天都是不一样的事情。"他开车的时候不知道从哪个出口离开，这是不是代表他的情况越来越糟了？这是不是意味着他明年就要死了？这是不是说明他快要发疯了？"

有时候，他俩都在我办公室的时候也会发生这种事。本会转向她，说："你能不能消停一点，放松点！"但他的妻子就是做不到。

盖尔知道自己是个杞人忧天的人，她的焦虑起不了任何建设性的作用，但她就是停不下来。有一次，我非常生气，开玩笑地对她说："我要把你锁在壁橱里，然后把钥匙扔掉！"

"这个主意不错。"她笑着说——我们已经熟悉到她会允许我取笑她的焦虑，"我知道我有时会很让人抓狂。"

第二天我接到她内科医生的电话。"德维，"他说，"我听说昨天你威胁要把盖尔关起来。我真希望你几年前就想到这一点。她是个万人迷，但是，天哪，她现在是不是把自己弄得很神经兮兮的了？"

盖尔的魅力之处在于她对自己的焦虑有一种幽默感。她没有把我的话当成一种羞辱，而是把这些话当成我无法让她平静下来而感到沮丧的表现。

经过一番劝说，我和她的内科医生终于说服她去看精神科医生，医生给她开了一种抗抑郁药，这种药也有助于缓解她的焦虑。本对此感到非常满意。

"她现在更容易相处了，"本告诉我，"40年前我们就该这么做，要是我早点知道就好了！"

关注病人及其照顾者的情绪需要是很重要的。他们的需求交织在一起，彼此的心理健康在很大程度上都会影响对方，比恋爱中双方对彼此的影响都要大。值得庆幸的是，焦虑和抑郁都能得到很好的治疗，由此才能提高彼此的生活质量。

第九章

如果不是妄想症，那我就是疯了！

▶▶▶

  失用症、妄想症和其他令人沮丧的行为，以及当逻辑不起作用时如何有效沟通

  一些阿尔茨海默病晚期的患者的行为会让护理人员和家属感到困惑和沮丧。一个信任别人的父亲可能会突然指责他的孩子偷他的东西；一向配合的丈夫可能会把牙膏涂在梳子上，或者拒绝打开车门；一贯理性的父母可能会坚持认为，有陌生人闯入家里并且将家里的东西重新放置了。这些行为并不是病人想要惹恼看护者或寻求关注，而是因为大脑在将想法转化为行动方面遇到了困难。想要有效地处理这些问题，就必须了解其背后的原因。这样不仅能减少护理人员的困惑和焦虑，还能让病人感到自己被他人理解了，从而减少他们的焦虑。

反反复复的失用症

  "他状态好的时候，我就很轻松，"病人朱尼尔的妻子科拉告诉我说，"但是在我很忙，想要出门去上班的时候，朱尼尔似乎就无法做任何事情，连裤子都穿不上！就像是他为了激怒我而故意这么做的，为了让我和他待在家里。有一天，我让他刷牙，他在浴室里待了很长时间。我最后检查了一下，他把牙膏全挤到了水槽里而不是牙刷上。我受不了了，喊道：'朱尼尔，你在干什么？'自从我吼了他以后，他就乖乖地刷牙了。在我看来，他就是故意这样做的。这个男人这辈子都喜欢惹我生气！"

科拉现在仍然在兼职当一名旅行代理人，我告诉她，在我看来，她的丈夫似乎患有失用症，即不能完成已经习得的技能，比如穿衣或煮咖啡。我解释说，对朱尼尔大喊大叫似乎是解决的办法，但事实并非如此。对于朱尼尔来说，要把穿衣服这样的想法转化为自己的一系列行动会变得越来越困难：首先是内衣，然后是袜子、衬衫、裤子、腰带，然后是鞋子。他可能把内裤穿在裤子外面，或者不穿裤子，或者只穿衬衫。这些情况可能会时不时地发生。朱尼尔的大脑有时能执行这种自动的、有顺序的动作，但并不总是如此，就像一个有故障的电灯开关，有时能开，有时又不能。药物治疗对失用症没有用，处理这类问题，理解和行动是有用的。

观念运动——即将一种头脑观念转化为运动行为——我们从小开始学习这种转换，到现在几乎已经成为一种自动发生的行为，而在这种转化过程中失用症随时都可能发生。例如，门铃响了，病人却跑去接电话，或者已经穿了一个星期的衣服还没换，失用症可能就是这些行为的罪魁祸首。其他常见的受影响的行为包括化妆、上厕所、洗澡和吃饭。因为这些都是日常活动，像科拉这样的看护人在看到病人的思维转换出现问题时，就会特别沮丧。对她而言，尤其是在她匆匆忙忙的时候，丈夫突然变得无能就像是他自愿的选择。在转化行为中加入紧迫感会让我们更容易陷入恐慌，表现也会更差。不管我们是否患上阿尔茨海默病，匆匆忙忙的情况之下，我们都会犯下更多的过错。

值得庆幸的是，大多数患者从未出现过失用症，或者只有轻微的失用症。而那些出现失用症的病人，比如朱尼尔，在其他方面也还正常。他喜欢和我大谈特谈他的爱好——飞机引擎。一旦我向科拉解释了失用症，并明确表示朱尼尔不是故意的，面对朱尼尔病症发作时她就能更轻松地应对。科拉意识到他在某些事情上失用，比如穿衣打扮，但还没有对吃饭、洗碗、叠衣服这些事情失去能力。所以，她帮他穿衣服，他也帮她打扫房间。

再次见面时，科拉说："最终，我得了一个'家政保姆'，虽然我得帮他刷牙。"科拉这次轻松多了。

吞咽困难

霍莉八十多岁，身材瘦小，患有阿尔茨海默病。她喜欢穿色彩鲜艳的紧身衣，即使她的痴呆症已经很严重了。由于失用症，她已经不能很好地进食。例如，她无法正确地使用餐具，会努力用勺子去切肉。她的身体在逐渐消瘦，她的丈夫对此很担心，所以他总是试着去喂她。

"问题是她不咽下去，"他告诉我，"她把食物放在嘴里，有时，吃完后我看她几乎把早餐都包在了嘴里。"霍莉没有将食物吐出来而是包在腮帮子里（这是另一种转化行为），她用这种行为试图取悦她的丈夫，因为她感觉到丈夫想让她吃东西。

霍莉的大脑很难激活吞咽过程的机制。我让霍莉的丈夫监督着，确保她在吃下一口食物时，前一口没有包在嘴里。确保食物被吞咽的一个简单方法就是在吃东西时给病人一小口的液体，因为液体的吞咽比固体的吞咽更自动，并且液体会帮助把所有的东西都吞咽下去。幸运的是，霍莉吃东西的时候，这种情况不是每次都会发生。有些时候，她的大脑吞咽开关工作又一切正常。

坐立困难

护理人员难以理解的痴呆症的另一个症状是患者难以在其环境中协调好他

们的身体。失去身体在空间中的位置感会导致患者坐在椅子的边缘或扶手上，或者完全脱离椅子；他们伸手去拿一杯水，却可能完全没碰到，或者伸手过去，却在过程中将水洒了；他们可能会把一杯咖啡放在半空中而不是桌子上。婴幼儿也会这样做，但随着年龄的增长，他们变得更加协调。与其他类型的失用症一样，药物在这方面也没什么作用，因此最好尽力去改造生活环境，以避免潜在的危险。帮助病人直接坐到椅子上，使用有盖子的容器，并做好溢出的准备！

失去认知

失认症就是患者对某物是什么或如何使用失去了概念。比如在极端的情况下，我递给病人一支笔，她可能不但拿着不顺手，而且可能不知道这个东西的名字或功能。患者可能不知道梳子是什么，也不知道如何握住或使用它；他们可能会用遥控器舀汤；在患者眼中，门把手也可能失去了它的意义（一种通过一扇关着的门的机械装置）。

在我职业生涯早期，有一个令人难忘的失认症的例子发生在一位优雅的女士身上，虽然已经90多岁了，她也穿着漂亮的丝绸连衣裙，还提着一个小小的黑色鸵鸟皮手提包。有一次，她的护理人员惊恐地发现，她正将她的大便放进她心爱的手提包中。

她坚持要把手提包带进浴室，但排便后她没有冲马桶，而是取出了形状良好的粪便，并将它们放进手提包里。她拒绝丢弃她的粪便，因为她认为这非常珍贵。小孩子并非天生厌恶处理粪便，但他们会随着成长而对此生出厌恶感。不幸的是，我的病人因痴呆症而失去了这种厌恶感，患上了粪便失认症。这是一个令人印象深刻的例子，但幸运的是，这种情况并非经常发生。药物治疗对失认症没有效果，但行为疗法有时会起作用。例如，在这种特殊情况下，我们最终能够哄劝患者在上厕所时将手提包放到旁边。

与逻辑无关

另一种可能出现在患有痴呆症的男性和女性身上的症状叫作"非自主抗拒"，在德语翻译中，意思是"反压力"。任何与婴儿相处过的人都知道，如果你伸出两根手指，他们会用自己的小手紧紧抓住你，这样你就可以把他们提起来。他们的抓握反射是一种本能，即他们不能选择不抓或放手。随着我们的成长，我们能够克服这种反射，即我们可以随心所欲地抓放。这种克服婴儿时期抓握反射的能力在该谱系中的一些患者中丧失了，这是非自主抗拒最常见的例子之一。对其他被动动作的抵抗也可能出现，如当护理人员试图把病人从椅子上扶起来时。米莉和沃尔特的例子说明了一些与非自主抗拒有关的问题。

"沃尔特想好好时，状态就会特别好，"他的妻子米莉对我说，"但有一天，我想把他从扶手椅上挪到床上，他却开始抓着椅子不放。我越想挪动他，他就越反抗，最后我向他吼道：'沃尔特！放开！放开！'但他就是不愿意。最后，我走开了，过了一会儿回来发现，他自己毫不费力地从椅子上起来睡到了床上。"

沃尔特大脑中让他克服原始抓握反射的开关失灵了。

我向米莉解释说，沃尔特正在经历"非自主抗拒"。沃尔特84岁，4年前被诊断出患有缓慢进展性阿尔茨海默病，且伴有轻度记忆障碍，语言和生活能力也出现了问题。沃尔特大脑中让他克服原始抓握反射的开关失灵了，而83年前，他还是个婴儿的时候，妈妈在婴儿床边逗他，将他抛向空中，他会本能地用双手抓住妈妈的手指。米莉当时做出了正确的选择——在沃尔特脑中的反射动作开关还没打开的时候，她走开了并在几分钟后才回来。

　　我问米莉，沃尔特有没有抓其他东西，她回答说："我们去别的地方的时候，他有时会牢牢抓住车门把手。有时，他会紧紧抓住叉子，就像黏在他的手掌上了一样。"

　　沃尔特冲厕所时也遇到了困难，他老是抓着水箱的手柄不放，这种情况一半是因为"非自主抗拒"，另一半是因为失用症（他已经失去了完成系列动作的能力，即用完厕所之后再冲水）。

　　"沃尔特认为水箱坏了，"米莉说，"水箱质量很好，冲一下就可以了，但他现在有一个习惯，总是拉着把手不松开，这样就会导致水箱不能加满水。虽然我向他展示了厕所完全能正常使用，但他还是想打电话给水管工。"

　　"米莉，"我说，"你还好吗？"

　　"我没事，"她说，"大多数时候，我都挺好的，但是沃尔特生气、大吼大叫的时候，我就会不高兴。"

　　"当你让他知道他做错了什么的时候，他会非常生气吗？"我问。

　　她说是的。

　　我对米莉说："嗯，虽然这听起来可

> 他的理性赋予了他尊严，帮他挽回了面子。指出他的错误是没有用的。我知道你们都喜欢坦诚，但我认为最好还是顺着他。如果你不这样做，那他理解到的就会是："你真笨，连冲厕所都不会。"

能有点奇怪，但我建议，与其让他知道他没有好好地冲水，还不如同意他说马桶有问题。这样他会很高兴地认为厕所的冲水机制出了问题，而不是他的大脑出了问题。你得让着他。他的理性赋予了他尊严，帮他挽回了面子。指出他的错误是没有用的。我知道你们都喜欢坦诚，但我认为最好还是顺着他。如果你不这样做，那他理解到的就会是：'你真笨，连冲厕所都不会。'"

　　"但这不合逻辑啊。"她说。

　　"逻辑毫无用处，"我答道，"这种情况下你还试图跟他进行逻辑沟通只会让你们俩都感到沮丧和愤怒。"

　　一旦米莉理解了沃尔特这些行为的原因，她就更容易处理这些情况，也更容易理解她的丈夫。沃尔特就是想放手也不能放手，有时，他其实是被困住了。

我发现理解照顾者的感受并向他们解释患者行为背后的原因都很有效，虽然这样的行为看起来是无法解释的，但在神经学上是有意义的。关于处理像非自主抗拒和失用症这样的症状的全面解释和建议，可以使照顾者和患者之间建立更紧密的沟通，也能减少照顾者的压力。

妄想症：嘘！她正在偷听

我最喜欢的一个病人莫，在我们刚开始认知练习时，他坐在我对面，身体前倾，低声问我："她在哪儿？她听得到我们说话吗？"

我问莫是什么意思，他重复了一遍："她在哪里？"他低声说："你听得到她说话吗？"

"你在说谁？"我困惑地问道。

"玛莎。"莫鬼鬼祟祟地低声说道。

"你的妻子吗？"我问。

"对，"他用口型默示我，"她在哪儿？"

"我想她可能出去喝咖啡并散步去了，"我告诉莫，"我们做练习的时候她不都是这样的吗，她没在办公室，也听不到我们说话。"

"好吧，"他说，"她老是打我。"他透过眼镜悲伤地看着我，迷人的脸上充满了悲伤。

这让我非常震惊，因为莫的妻子玛莎是我遇到的最有奉献精神的照顾者之一，她非常爱她的丈夫。作为一名曾经的中学教师，她散发出一种坚定的善良，只有那些花了几十年时间指导青春期不安的孩子的人才能做到。玛莎总是耐心地听着莫绞尽脑汁地回忆事情、组织语言，我发现她的耐心非同一般。我从未见过她打断她丈夫的话，但现在她却被丈夫指控家暴，我简直目瞪口呆。

"你什么意思，她一直家暴你？"我问。

"我们睡觉的时候，她把我推到一边，"莫说，"离她远点。"

我什么也没说，松了一口气，因为莫只是把一个简单的举止误解成了更严重的事情。

然后他说："她有外遇了。"

"谁？"我问。

"我的朋友乔，"莫认真地告诉我，"我上中学的时候就认识乔了，他的妻子两年前去世了。我们结婚前，玛莎告诉我她喜欢过乔。现在我看到他们总是在一起。"

> 阿尔茨海默病中的妄想症常常像希腊悲剧一样，以婚姻忠诚和财务状况为中心，如果没有得到正确的认识，就可能引发家庭冲突。

大约 7 年前，我第一次见到莫，那时他是个将自己封闭起来的人。因为记忆问题，他做了一次磁共振检查，当他给内科医生的办公室打电话询问检查结果时，无意中发现自己得了阿尔茨海默病。电话那头的秘书直截了当地告诉他："扫描结果显示你得了阿尔茨海默病，你的大脑有些萎缩。"

莫悲痛欲绝，他特别害怕这种情况，因为他的父母都死于阿尔茨海默病。后来，他告诉我："我挂了电话，感觉我的生活也好像被挂断了。"

听到这个消息时，他 68 岁。虽然几年前就已经退休了，但他每天都在外面和朋友们交往，打高尔夫球。打完电话后，他开始宅在家里，对自己的未来感到害怕和沮丧。玛莎劝他去看医生，甚至只是让他去核实一下接待员对扫描结果的传达是否准确，他都拒绝了，并告诉玛莎："我知道这一天总会来的，只是时间问题而已。"

莫成为我职业生涯早期的病人，我们很快建立了友谊，在与他疾病的斗争中成为战友。在他 70 岁的时候，我诊断出他患有缓慢进展性阿尔茨海默病，轻度记忆力减退，语言和生活能力完好无损。除了采用药物治疗，每周我都会与莫会面，进行脑部锻炼，因为大量的锻炼可以让他的大脑尽可能保持活跃。在这段时间里，我们成为密友。

慢慢地，莫走出了阴霾，变得更加积极乐观，又开始和孙子们打打闹闹，甚至开始和玛莎一起去度假。

玛莎的"风流韵事"让我大吃一惊。尽管我对阿尔茨海默病患者妄想症的多疑程度很高，而且我还有精神病学和神经学的背景，但莫对这些故事的低声叙述让我信以为真，我还是被他骗了。我能理解为什么会发生这种事。毕竟，莫说得很笃定，玛莎又是一个非常漂亮的女人，她穿着精致得体的套装，充分展示着她美丽的双腿。在我的职业生涯中，她是第一个看起来会有外遇的女性看护人。

我听着莫的故事，生动的细节以及他显露无遗的痛苦让我渐渐地为他感到难过。我在想玛莎为什么不能选择一个跟家人关系更远的人作为外遇对象。但我还是建议莫再等一等，看看事情会如何发展。

莫和玛莎的事情在我脑海里萦绕了好几天。一周后，莫来会诊时，他又讲了更多关于这个故事的内容。

"玛莎一直在偷我的钱，"他说，"她从我的钱包里拿了钱。她一直在从我们的银行账户里取钱，然后把钱转到自己的账户里。她这么做是因为他们要一起私奔，玛莎和乔要私奔，结婚，留下我一个人孤苦伶仃。"

就在那时，我才意识到莫出现了妄想症。他讲的事情只不过是他虚构的故事，而我却上当了。部分原因是我对莫怀有深厚的感情，像一只骄傲的母鸡一样咯咯叫着看着他进步。另外，因为莫的说辞太具说服力，即使是专家，也很难看出这是病人的妄想症。

我记得很多家庭成员都因为病人妄想的指控而发生争执，这些病人都和莫一样，相信自己妄想出来的指控是真实发生的。阿尔茨海默病中的妄想症常常像希腊悲剧一样，以婚姻忠诚和财务状况为中心，如果没有得到正确的认识，就可能引发家庭冲突。

当我终于意识到莫是出现妄想症之后，我给他开了小剂量的抗精神病药物奥氮平，他的症状在两周内就消失了。他重新信任妻子，很快就忘记了自己的妄想。莫的病情在之后的三年里一直保持着稳定，可之后他的痴呆症开始恶化，最后去世了，但他仍然记得他深爱的玛莎。

妄想症通常在阿尔茨海默病的后期出现，因为痴呆症常常会伴随着长期性的健忘，因此大脑需要超负荷地工作去克服这种症状。有时妄想症也可能是痴呆症最早的征兆。病人会妄想有人进了他们的家，偷走了他们的东西，或者是他们最亲近的人在和他们玩残忍的把戏。当病人开始健忘的时候，他们更容易接受这是一场针对他们的阴谋，而不能接受他们正在失去理智。

对护理人员和家属来说，承受妄想症患者的指责是很困难的。如果他们能理解这些毫无根据的指控背后的神经学原因，这将会对他们有所帮助。

妄想症的根源

埃琳娜是一名 78 岁的缓慢进展性阿尔茨海默病患者，记忆力略有减退，语言和生活能力都很好。虽然她开车没有什么困难，但她每天都要努力回忆自己把车停在哪里。她会很笃定地认为车停在某个地方，而实际上她把车停在了另一个地方。与她结婚 52 年的恩爱丈夫萨尔不得不经常告诉她，她错了，并把她带到正确的地方，以此向她证明她的确错了。这对埃琳娜来说是如此地困惑和迷惘，她甚至怀疑萨尔在没有告诉她的情况下就把车挪走了，而这只是为了让她难堪。

随着病情的恶化，她的疑心病越来越重。一天早上，埃琳娜确信自己和萨尔吃早餐时把眼镜放在了厨房桌子上的报纸旁边，但当她从洗手间回来，发现桌子上既没有报纸也没有眼镜，她确信这与萨尔有关，因为他一直坐在那里。

"你把我的眼镜和报纸放在哪儿了？"她生气地问道。

"我没碰它们，"萨尔一边说，一边继续若无其事地咀嚼着熏肉和鸡蛋，"你起身去洗手间的时候不是带着的吗？"

埃琳娜对这个回答感到愤怒。"我为什么要带着呢？"她厉声说。

当然，萨尔是对的，埃琳娜在去洗手间的路上把它们都放在了大厅的桌子上。

埃琳娜每天都会发生这种事，每次有东西不见了，萨尔好像都知道东西在哪里。随着这些令人困惑的事件越来越多，埃琳娜对丈夫的怀疑也与日俱增。她开始指责他总是捉弄她。

"我不知道该怎么办，"萨尔说，"好像我做什么都不对，好像我一直都是坏人。"他感到一筹莫展，既难过又愤怒。

回应无言的信息

照顾阿尔茨海默病患者是一项每天 24 小时、每周 7 天、每年 365 天的全职任务，没有休息，得不到认可，也看不到光明。这是一项极其艰难的工作，不适合玻璃心的人。照顾家庭的人没有经过任何培训就得担起这份责任，对许多人来说，这是他们一生中最艰难的工作。

对于那些已经生活在这种疲惫不堪和心烦意乱的环境中、如同陷入困境和感到无助的人来说，受到病人——无意间因于情感和身体都消耗殆尽的角色中——的不实指控可能会引起更多的愤怒情绪。

护理人员每天都面临着这些挑战，当他们把这些挑战看成针对其个人的挑战（很难不这么认为），即使是最小的障碍有时也会觉得无法克服。对于正在处理虚假指控的护理人员来说，重要的是要记住，这些指控并不是对他们的真实反映。相反，它们反映了病人努力维持对他们日益恶化的世界的某种表面控制。

解决这个问题最简单的办法就是尽量避免冲突。那怎么做呢？在埃琳娜和萨尔的例子中，我们发现处理埃琳娜对车停在哪里感到困惑的最快方法就是萨尔承认他没有做过的事情。这就像他说："亲爱的，你知道吗？我把车开走了，但我完全忘了告诉你，我向你道歉。"读者可能认为让埃琳娜写下她的车停在哪里，或者拍一张显示其位置的手机照片就可以了，但以我的经验来看，这些都行不通，因为埃琳娜可能一开始就记不得写了备忘字条，即使她写了，她也很可能忘记检查，或者在找车的时候把字条放错地方了。

用这种温柔的方式处理埃琳娜的健忘让她觉得自己是对的，也让她保持了自己的尊严。通过这些善意的谎言，萨尔避免了争吵，也使他们能轻松愉快地度过一天。

如果萨尔总是纠结于事实，就会引起无数的争论，也会给埃琳娜带来巨大的焦虑。对她而言，这与汽车无关，这是对她大脑完整性的直接攻击，她会为了维护自己的尊严而激烈地回击。这就是为什么我会告诉阿尔茨海默病患者的家属："不要为小事而争吵。"

是误导还是支持？

一些护理人员认为对病人"说谎"，或一味附和这种妄想症特别令人反感。其他人可能认为这是在迎合或居高临下地对待他们，但我认为这只是在减轻病人潜在的恐惧，而不是强迫他们面对这样一个事实：他们已经失去了对现实的掌控，变得偏执。我把这视为回答病人的一个不言而喻的问题："我疯了吗？"而看护者无言的回答："不，你没有，是我犯了错误。"

为了让这种方法更容易被接受，我们必须记住，无论我们是否患有阿尔茨海默病，我们的大脑在进化上就准备好了反击任何对我们能力的攻击。例如，我每天都把车停在纽约的大街上，像埃琳娜一样，我经常忘记停在哪里。有时候，我总是相信自己把车停在了一个特定的地方，当我发现车不在那里时，我不会质疑我的信念，而是假设它被拖走或偷走了。本能地责怪外部环境，而不是自己的强烈信念，是我们所有人大脑的默认模式。这也是阿尔茨海默病患者偏执的根源。

试图向病人（或我）解释事实是没有用的，这只会让病人（或我）觉得是自己能力不足。听从病人的想法，即使感觉完全荒谬可笑，但终将是一种更仁慈的方式。

纠正还是接受错误的信念

我一个病人的女儿艾斯蒂，对我说："爸爸总是说他每天早上都要去上班，我应该允许他这么想吗？或者我应该像之前那样，继续纠正他说：'不，爸爸，你已经退休好几年了。你已经有十多年没有工作了。你不记得了吗？'"

"他当然不记得了，"她接着说，"我们每天都要把整个经历过一遍：退休晚会，他收到的退休礼物黄金钢笔——但稍后我拿给他看，他却不认识。然后，第二天——或者更糟的情况下一小时后——我们又把这一切从头来一遍。在更严重的时候，15 分钟后我就又得讲一遍。我感觉如果我不纠正他，那么我就是在纵容他的痴呆症继续发展，对吗？"她带着护理人员常有的担忧口吻说道。

"不是这样的，"我向艾斯蒂保证，"这在精神学上或神经学上都是不可能的。"

我相信，与痴呆症患者进行有效沟通，即是支持他们按照自己的想法组织世界的能力，不冒犯他们的尊严，同时允许他们保持正常的状态。我引导患者的家属要迎合患者的任何信仰，除非这种信仰对他们显然有害。例如，如果一个病人坚持要在半夜穿好衣服出去工作，你可以把他们带到卧室，告诉他们"今天放假"，而不是告诉他们现在已经半夜了，他们已经不工作了。在不伤害他们自尊心的前提下，用恰当的语言来表达是解决这个问题的最佳方式。

在我多年的工作实践中，没有任何一个例子可以说明，纠正一个病人坚定的信念是紧迫的、重要的，或者的确引起了他或她的信念体系的持续变化。即使他们在那一刻达成了一致，病人很快就又转向了此前已有的坚定想法，比如"该上班了"或"车子在停车场 B 区"。旁人的纠正信息很快就会被他们遗忘，并且只会带来焦虑情绪。在这些情况下，我的意见一般是让病人有尊严地保持表面上的自知之明，不管这种自知之明是否合理。

否认生病

有时病人不相信他们有什么问题，且由于缺乏自我意识而否认自己的疾病，这种情况被称为病感失认症，某些类型的中风和精神疾病会引发这种病症，阿尔茨海默病患者也会出现这种病症。

我的病人亚当就是一个很好的例子。78 岁的他秃顶，戴着眼镜，脸上挂着灿烂的微笑，对我的问题回答得又快又机智。

"你为什么来这里呢？"我们第一次见面时，我问道。

"我不记得了。"他笑着说。

坐在他旁边的妻子摇了摇头，责备道："亚当，认真点！"

亚当有点生气地看着她。"我很认真啊！"他喊道，"不是你一直说的吗，我记不住事情，我需要在这儿来看医生？"

他的妻子无可奈何地转向我。

"亚当不觉得自己有什么问题，"她说，"他不认为自己的记忆力有什么问题。可是，他老是重复他自己的话。那天他忘了我们儿子的生日，以前他从来不会忘记类似的事情。"

"我一直都知道那天是我们儿子的生日，"亚当抗议道，"我想看看她是否记得而已。"

"亚当，"他的妻子回答，"你在说谎。好吧，那你告诉我他的生日呀。"

> 有时病人不相信他们有什么问题，且由于缺乏自我意识而否认自己的疾病，这种情况被称为病感失认症。

"他的生日日期？"亚当说道，"哈哈，他生日就是他出生的那天，谁都答得出来！"

"你明白我的意思了吧，"他的妻子转向我，说道，"他根本不知道我们儿子的生日。"

这就是一个典型的拉锯式情况，即患者否认他们有记忆障碍，而看护人员坚持他们有。

我转向亚当。"很明显，你是不情愿来这儿的，"我说，"我很抱歉你有这种感觉。让我们尽快把这件事搞定，这样你就可以回去了。"

亚当同意了。过了一会儿，他的态度开始缓和下来。

"你觉得你的思维怎么样？"我问道，"你觉得它还像以前那样吗？"

"速度慢了一点，"亚当承认道，"我好像不像以前那样记得清楚事情了。但是，和我一起打扑克的朋友都说我的记忆力比他们的好。年纪大了自然会健忘，不是吗？"

从他的问题中，我听到了担忧和不小的恐惧。我感觉到亚当担心失去他的记忆，但他还没有准备好如何应对。所以我先附和他。

"有可能，"我告诉他，"我们得做一些测试来弄清楚你的记忆障碍只是与你变老有关还是其他什么原因。我们干预得越早，就越能成功地解决这个问题。"

亚当的做法很常见——表面上否认自己记忆力衰退，但内心仍怀有一丝疑虑。一些患者完全否认记忆力衰退，而另一些患者在确诊后否认诊断结果。这些心理亚当都有一点。他被发现患有阿尔茨海默病，但从未接受过这个结果，此外，他还否认自己有记忆问题。面对这样的情况，护理人员可能会反复告诉病人他们患有阿尔茨海默病。他们中的一些人会拿出大量的证据来支持他们的说法，比如药物、错过的约会、放错的东西、重复的东西，但是病人通常对每件事都抱有相反的观点。

"你忘了你的眼镜。"护理人员可能会说。

病人会说："眼镜已经不合适，我需要一个新的。"

"你忘了带钥匙。"护理人员可能会说。

"嗯……我为什么需要带钥匙呢？"病人会抗议，"你的包里有！我为什么还要带呢？"

或者："你还记得我们结婚多少年了吗？"

病人不知道，所以可能会反驳说"时间足够长到我们更加了解彼此！"或者"太长了！"或者"你来说说看呢？"

对护理人员来说，一个常见的问题是首先要让患者接受记忆力评估。许多病人不情愿，有些人干脆直接拒绝。

"我的记忆力没有问题，我没疯，"丈夫可能会对妻子说，"你为什么不检查一下你的记忆力呢？"

与阿尔茨海默病患者的有效沟通

为帮助与阿尔茨海默病患者沟通而需要考虑的一些事：

· 妄想症是阿尔茨海默病中一种自我防卫的方法，它使患者能够在不承认认知能力严重丧失的情况下应对记忆丧失。

· 在回应病人时，情感上的正确比事实上的正确更重要。

· 如果病人否认失忆，也没关系，只要他们遵守治疗就好。

· 阿尔茨海默病患者的暴力行为几乎总是源于对个人安全的威胁感知，

而不是故意伤害。

· 在妄想或潜在暴力的情况下，转向思考比直接对抗更有效，也更能维护尊严。

我建议家属告诉所爱的人，他们正在接受神经学评估——事实上，这比称之为记忆评估更准确，而且感觉不那么具有威胁。我还建议患者家属，进行评估的原因是让患者保持大脑健康，并且随着年龄的增长他们也能独立生活。这与告诉他们可能患有阿尔茨海默病，因此需要进行记忆力评估有很大不同。许多调查显示，阿尔茨海默病是 65 岁以上人群最害怕的疾病，比癌症诊断书更可怕。对我们来说，失去独立生存的能力比死亡更可怕。患者需要被告知，评估只是走向独立的一步，而不是像通常担心的那样，养老院才是最终结局。

有些病人不喜欢被提醒自己可能患有阿尔茨海默病，因为他们记得那些病情严重的人最后的结局，不想给自己贴上类似的标签。有些人担心自己的未来，宁愿否认，也不愿在幻想未来时心烦意乱。

非指向性的暴力行为

当阿尔茨海默病患者被迫做一些让他们感到焦虑的事情时，即使是像洗澡这样的日常活动，他们也可能会大发雷霆。这种暴力几乎都是非指向性的——换句话说，它的目的不是伤害某人，而是避免感知到的伤害。例如，当一个病人推开一个试图把他们放进浴缸的护理人员时，病人的目的不是要伤害护理人员，而是防止护理人员把他们放进浴缸而伤害自己，这可能才是病人害怕的事情。换句话说，暴力往往源于患者的焦虑、缺乏理解和恐惧，而不是对他人怀有恶意。

"这是我一生中最糟糕的一周。"病人乔茜的丈夫艾伦对我说。

"发生了什么事？"我问。

"是乔茜，"他指着结婚 45 年的妻子说，"昨天，我们睡到床上，她问我是谁。我问她：'你这话什么意思？我是艾伦，是你的丈夫啊！'起初我以为她在开玩笑，但后来我从她的眼神中意识到她很害怕。我继续说：'我是艾伦，你的丈夫！'你知道她说什么吗？'你不是艾伦，你太老了，不可能是他，不过艾伦是谁啊？爸爸在哪儿？'整个晚上都是这样。有时她认识我，有时她又说她在等她的父母回家。"

"我试着告诉她关于我们生活的一切，"艾伦继续说，"我告诉她，她是乔茜，我们已经结婚 45 年了，我们有孩子。她似乎能理解，但有时又很困惑。有一次，她试图把我从床上推下来，因为她对我又气又恼。"

这种类型的暴力行为让家属深感不安，当然几十年的配偶突然不认识自己了同样使人困惑，这种行为对双方来说都是很可怕的。在那一刻，没有办法让乔茜认出艾伦。须让时间慢慢地过去，打开卧室的灯，增加方向提示，让乔茜平静下来。拿出结婚相册和孩子们的照片是无济于事的。乔茜需要被理解，其实她又害怕又困惑。

了解病人攻击的动机是很有帮助的。针对潜在原因（如失用症）而非实际表现（如牙膏挤在梳子上）的行为干预是很有用的。然而，药物治疗也是必须要的。各种类型的药物，包括抗抑郁药和抗精神病药，都能有效地治疗并消除暴力行为，因为这些药物能减少导致暴力行为的潜在焦虑。

通过有效的察觉和理解病人的需求，病人和护理人员的生活都能得到极大的改善。不管这个问题是关于偷钱的错误指控，还是关于食物被藏在嘴里的错误

> **暴力往往源于患者的焦虑、缺乏理解和恐惧，而不是对他人怀有恶意。**

指控，其原因都是神经方面的，而不是针对个人的。因此，应对之策应该是通过行为和环境的改变，以及药物治疗来鼓励病人并治疗大脑疾病。

第十章

我并未走失

——只是选择了人迹更少的一条路

▶▶▶

为什么不用担心病人转悠

阿尔茨海默病患者的看护者最担心的事情莫过于病人出门转悠，而一旦病人走失，对于他们来讲无疑是雪上加霜的。因此，家属们不得不限制他们的活动。但另一方面，这些渴望独立的病人又不想被束缚。于是病人心生厌恶和反感，给看护者带来巨大的压力。我有一个病人，因为不让他出门就对细心照顾他的妻子大打出手，甚至说出一些像"你真他妈的扫兴"这样伤人的话，让他的妻子感到非常伤心无助，时常以泪洗面。我经常安慰家属们不要太过担心，因为就个人经验，那些暂时出走的病人最终都会安然无恙地回来。

在我 23 年的从医经验中，诊治过上百位阿尔茨海默病患者，只有 7 位患者走失，但是最终都在 24 小时内找了回来。而且其中 5 位是通过寻求帮助，自己找到了回家的路的。其中有一位患者在开车途中迷失了方向，最后驶进一个离家几百千米远的加油站得到了帮助。虽然也有例外，但是我发现即使患者大晚上穿着睡衣在街上晃荡也不会有什么严重的后果。

电影还是歌剧

还记得第四章中提到的塞缪尔斯医生吗？尽管记忆力逐渐衰退，他还是坚持工作，并且做得很出色。但是我记得有一次，他的妻子多丽丝给我打了一通电话说塞缪尔斯走丢了，电话那头的她几近崩溃。那天他俩为是去看电影还是歌剧争执了一番，多丽丝想看电影而塞缪尔斯想看歌剧。于是塞缪尔斯气冲冲地打了一辆车就走了，多丽丝也没多想，以为他回家了。

回到家已是晚上十点，但是多丽丝发现塞缪尔斯并不在家，便急忙给我打了电话。我尽量安慰她说一般阿尔茨海默病患者都会在别人的帮助下找到回家的路或是自己回来，并建议她耐心等待一会儿。

尽管我这么说，多丽丝还是报了警。她后来告诉我警察来的时候把整个公寓都搜了一遍，连衣橱也检查了一番。她感到很困惑："他们究竟在找什么啊？"

一番搜寻过后并没有什么结果，警察告诉她不能立案，不仅因为走失者是个成年人而且走失还不满 24 小时，还因为他们根本不相信一个经验丰富的外科医生竟然会患阿尔茨海默病。这是几年前发生的事了，之后许多州颁布了《银色警报法》，允许家属在患者走失未满 24 小时也可以报警立案。

最终，在晚上十一点半，塞缪尔斯医生回来了。他像往常一样，脸上挂着微笑。原来他还是去看了歌剧。在和多丽丝分开后，他买了一张管弦乐的票，还听了德国作曲家贾科莫·普契尼的《阿依达》。塞缪尔斯非常高兴，但是他并不知道发生了什么，把先前的争吵也忘得一干二净。

脱离看护人视线并不意味着走失

另外一个"走失"的患者名叫朱莉安娜，她是来自西西里的移民。在一个秋高气爽的日子，朱莉安娜的女儿斯蒂芬妮带着她和自己的两个孩子进入了我的办公室。斯蒂芬妮住在纽约市的史丹顿岛，与她母亲的住所只隔了两个街区，她来这里是因为非常担心她母亲日益衰退的记忆力。

给朱莉安娜做了初步检查后，她跟我抱怨道："我不知道我女儿是怎么回事，我没病，她非要说我脑子不清醒，你能明白吗？我很好，我丈夫也说我没事。医生，你看看我，我很健康对吧？"

我怀疑朱莉安娜患上了痴呆症，而且极有可能是阿尔茨海默病。她表现出了很明显的症状——随身带一个大包，里面装的都是一些不常用的东西。她从包里拿药的时候，我看见里面还有一双园艺手套和一个小玻璃杯，还有三个钱包，其中一个放信用卡，一个放驾驶证，而第三个则装了各种各样的卡片和药方，小纸片上面写满了提醒事项。带这么一大包物件通常都是记忆力衰退的表现。我有时还会在一些痴呆症患者的包里看到护照本和未支付的账单。他们担心自己会忘记或者放错地方，于是总是把这些重要的东西带在身边。由于这只是我第一次见朱莉安娜，所以还需要一些后续的测试来检验我的猜想。

朱莉安娜的女儿斯蒂芬妮则在接待室一边耐心等待，一边照顾刚会走路的儿子和尚在襁褓的小女儿。为了让两个孩子不闹腾，斯蒂芬妮决定带他们出去走走，到朱莉安娜的检查结束后再回来。她走的时候还告诉我的接待员要去哪里而且不会耽搁太久。

下午五点，斯蒂芬妮回来了，然而朱莉安娜却不见了。一眨眼的工夫，她就出了等候室。纽约城那么大，她会去哪里呢？更糟糕的是，她还把外套忘在了办公室，当时已经是 10 月了，夜里还是很冷的。朱莉安娜自移民过来就一直住在史丹顿岛，这是她第一次来曼哈顿。朱莉安娜跟我说她在小区里开了一家小杂货铺，她自己对这样的生活很满意，也从来没有想过要来看看"大苹果"[1]。

不难想象，对于朱莉安娜的消失，我们所有人都很着急。我虽然内心有点不安，但还是尽量保持冷静。另一边的斯蒂芬妮已经泣不成声了。"我妈妈之前从没来过曼哈顿，"她抽泣着说道，"她怕这个城市，总是说'好多车！''好多人！'现在呢，我把她带到这里，却把她弄丢了。"

两个孩子看到斯蒂芬妮这个样子也开始号啕大哭。整个办公室陷入一片混乱，而我不得不尽量保持冷静。

我安慰她说："我们一定会找到你母亲的，我确信她就在不远处。虽然她身上带了钱包，但她不会打车也不会乘地铁，没有你在，她不会走多远的。"

由于天色已晚，我决定早些关门，让工作人员都出去找朱莉安娜。现在报警意义不大，毕竟她才刚消失不到半个小时，也不会被放到警察的首要任务里。

我的女儿金妮也帮着一起找，她那时才10岁。我们意识到朱莉安娜消失的时候她刚放学，她问："妈妈，发生了什么事情？"我告诉她："我们要去找一位走丢的病人。"她一点也不惊慌，立刻加入了进来，这点倒值得赞扬。

当时的我就像是作战指挥的将军，安排每个人去不同的街道找：秘书先去列克星敦，再去第三大道，就在主路来回找，不要去侧边的小道；心理咨询师去麦迪逊大街；护士决心跟着直觉走，她一直都是个独立思考的人；同时，我和金妮带着每天上班都会跟着的狗狗去帕克大街；另一边，我让斯蒂芬妮保持手机畅通，就在附近的街道找一找。

我们一直在帕克大街寻找朱莉安娜的踪迹，从五点到六点，再从六点到六点半，天色越来越暗。我每次跟斯蒂芬妮打电话确认的时候，她都近乎崩溃。

1　大苹果：纽约的别称。——译者注

然而更糟糕的是，两个孩子饥肠辘辘。尽管我非常着急，我还是一直安慰她："不要担心，我们一定会找到你母亲的。"

我很肯定朱莉安娜安然无恙地待在某个地方，但是暮色越来越深，温度也越来越低，她又没有带外套，实在是太冷了。我担心的是什么时候才能找到她。

时间到了晚上七点，我们差不多已经走了 8 千米，还是没有看到朱莉安娜。我给金妮大概描述了朱莉安娜的外貌，她一直在耐心地寻找，那几只狗虽然并没有帮多大忙也一直跟着，它们还以为在散步呢，只是这次"散步"的时间有点长。时间一分一秒过去，我开始担心斯蒂芬妮赶不上回家的邮轮，正当我感到无望时，我女儿拽着我指着前面。"看！"她尖叫道，"那是不是你的病人？"

感谢上帝！我看到在不远处，朱莉安娜正在往邮筒里看，这个地方离我的诊所刚好四个街区。我快步走上前去，尽量掩饰自己激动的情绪，跟她打了声招呼："嗨。"朱莉安娜微笑着回答："你好。"她完全没有认出我，只是出于本能地很友好。"这外面真是冷。"我又问道，"你没事吧？""噢，我很好，没事，"随即她给了金妮一个大大的微笑，"小宝贝儿，你好呀。"

我问她刚刚去了哪里，她说："我去一家不错的烘焙店喝了杯咖啡。"

难怪找不着她。我们在大街小巷穿梭的时候，人家在喝咖啡呢。

于是我在心里默默对自己说：不是所有走散的患者都会走失。

然后我给斯蒂芬妮打了电话，同时尽力不让她听出我如释重负的心情。毕竟我一直在告诉她会找到的。我告诉她："你母亲在帕克大街，来这边的咖啡店找我们，你们就可以回家了。"

听到消息后，斯蒂芬妮长长地舒了口气，但朱莉安娜完全没有意识到发生了什么。她甚至不知道自己走丢了。我们给她穿上外套，接着她们就回家了。我和女儿还有那几只狗也准备回家，那一路上我就在想这一天的经历实在太艰难了。尽管我一直相信会找到朱莉安娜，但我还是紧张不已。

朱莉安娜在我的眼皮子底下走丢，让我对家属们给我打电话时几近崩溃的情绪有了新的认识。我开始感受到他们在家的经历是多么艰难。一位痴呆症患者走丢真的是一件让人着急不安的事情，但是我仍然坚持告诉家属们一定会找回来的，患者们会自己找到回家的路或者寻求帮助。不过我现在也明白了在病人走丢后这样说的确很难让人相信。

还有另外一位患者，她住在皇后区，离自己的女儿就几个街区。有一天她本来是要去女儿家里吃晚饭的，却迟迟没有出现。几个小时过去了，这位患者的女儿担心发生不测，不停地给当地医院和警察局打电话。最后，她接到了来自罗切斯特加油站的一通电话，是她母亲打的。可是罗切斯特离纽约有大约480千米的距离，她的母亲怎么会在那里呢？原来是她弄混了女儿的住址和自己孩提时代住的地方，于是一路往纽约北部开。直到汽车没油了，她才开进一家加油站寻求帮助。

相似的情况我还记得有一次，当地电视台在早上给我打电话说想要约我在下午做一个访谈，原因是一位患上阿尔茨海默病的名人走丢了，当然这位患者不是我的病人。

我说："在那之前会找到她的。"很幸运，最后人们找到了她，所以访谈也没有什么必要了。

焦虑——患者乱跑的原因之一

另外一例不寻常案例的主人公是一名运动员，叫杰克。他已经78岁了，却还是很精干。杰克患有缓慢进展性阿尔茨海默病，有轻微的记忆损失、行为障碍和失语现象。他和前妻已经离婚15年了，虽然分开了这么长时间，在杰克被诊断出此病后，他的前妻还是选择回到他身边照顾他。杰克的前妻是一位很有个性的年轻女性，文身、酷爱自行车、爱好社交，但她受不了自己的前夫独自承受疾病的折磨。她告诉我杰克情绪越来越焦躁，于是我改变了治疗方法以应对新的症状。

一天下午，就在我们正研究如何治疗的时候，杰克突然一跃而起跑出了心理医师凯西的办公室。他当时正在做脑部运动训练，平时他很喜欢这一环节。由于凯西对病人都很温柔、关爱，杰克也非常喜欢凯西，他猝不及防的出走确实吓了我们一跳。

杰克径直走出办公室，绕过门卫，出了大门。凯西跑上前去追他，却被一把推开。

"让我一个人待会儿！"他扯着嗓子叫道。

"可以，"为了稳定杰克的情绪，凯西安抚着说道，"那我们一起散会儿步吧。"

之后凯西跟我提到，当时她只是表现得很镇静，其实心里非常害怕杰克会突然冲上马路被车撞倒。一般来说，阿尔茨海默病患者在过马路时都会像正常人一样看看两边是否有车。对于生活在市区的人来讲，这是根植于记忆中的程序性技能，要是我之前把这个告诉她就好了。

凯西跟着杰克走了好一会儿，并不停地向办公室发消息提供当时的情况。她告诉我最尴尬的事情就是，杰克不停地大叫："不要打我！不要骂我！让我一个人待会儿！"周围的人并不知道发生了什么，一个个都对她投来怀疑的目光。当时凯西才做心理医师没多久，而我相信那次的经历也让她成长了不少。

他俩沿着最繁华的第 96 号大街走了一路。为了把杰克带回诊所，凯西急中生智。她快步走到杰克前面，这样杰克就会不自觉地跟着凯西走，他们绕了个圈又回到了诊所。这种方法有时候对于焦躁的患者还是能奏效。尽管一路上杰克还是对着凯西大叫大嚷，面对周围人惊恐的目光，凯西用口型不出声地说："没事的，没事的。"

杰克跟着凯西走回了办公室，但是他并没有意识到自己在做什么。他们回来后，凯西将他带到办公室，并耐心地等着杰克平静下来。

如果当时凯西尝试阻止他的话，他可能会大打出手。但事实是，凯西能理解杰克是为了减轻焦虑才出走的，所以她选择了最好的办法：绕个圈走回诊所，这样不仅把杰克带了回来，也让他的焦虑得到减缓。

急诊室之旅

值得庆幸的是，在我 23 年的从医生涯中，只还经历了另一例患者乱跑事件。该患者叫鲍比，68 岁，是一名退休银行职员。只是一眨眼的工夫，他就从办公室溜走了。我们发现鲍比不在已经是 40 分钟以后的事情了。刚开始大家都以为是护工将他带回了家，直到护工来接人我们才知道是鲍比一声不响地走了。

然后我给鲍比的妻子打电话告诉她，由于我们工作的疏忽，鲍比走失了。但是她表现出异于常人的冷静让我佩服不已，我还是第一次见到如此沉着的女人。

"鲍比在城市里生活惯了，对纽约城了如指掌，"我安慰她说，"他可能正在回家的路上。"

"嗯，"她同意道，"我知道，我不担心。"

我们静静地等待着，可是时间一分一秒过去，两个小时以后，还是没有鲍比的消息。所以我和鲍比的妻子给当地医院打了电话，她还发动了所有的亲朋好友把一切鲍比可能去的地方都找了一遍。

但出乎意料的是，我们竟然在离诊所仅一街之隔的医院里找到了鲍比，而且他还给自己在急诊室找了一个床位，要知道，急诊室的床位可是很紧俏的。然而他竟然在离开办公室后不到半小时就完成了这件事。

鲍比的妻子和我急匆匆地冲到医院，看见他竟泰然自若地躺在病床上，正在输液。而且在这之前已经抽了血，还照了 X 光，我无法想象他是如何做到这一切的。于是我问了急诊室的外科医生这是怎么一回事。

他也感到困惑："鲍比走进急诊室然后以坚定的语气问道：'谁是这儿负责的？'然后他就被带到了护士长那里去，说自己病得很严重，急需治疗，看起来不像是假的，于是就给他安排了床位，别问我为什么，我也不知道为什么。"紧接着我俩相视大笑起来，因为这太不可思议了，外面还有病得更重的人在排队等候呢。

通过这出闹剧可以看出，鲍比在现实生活中是一个非常讲效率的人。他能清楚并准确地说出自己的姓名和出生日期，医护人员能据此查到病例，而且他表现得很正常，没有人注意到他的痴呆症症状，也没有人怀疑他是一个阿尔茨海默病患者。他们甚至不知道鲍比是走丢了的，所以没有联系他的妻子。医护人员认为至少要等到检验结果出来了才能离院，但是鲍比的妻子还是直接把他带走了。我想鲍比在那天应该创下了纽约城最快出入急诊室的纪录。

街区闲逛、公园漫步，这些在大多数人眼中是最平常不过的事了，却是阿尔茨海默病患者家属眼中的禁区。因为他们害怕患者走丢，所以不得不限制他们最基本的自由。虽然的确有一些结局不好的故事，但是大多数走失的患者都能安然无恙地回到家里。可以适当地借助电子辅助设备或者像手镯之类有标志性的小玩意以便快速找到患者，这样不仅能给患者自由，还能让家属松一口气。

第十一章
我再也受不了了！

———❦———

▶▶▶

　　给护理人员的几点建议：自我关怀，适当减压，及时寻求帮助

　　随着寿命年限的增长，老年人患慢性疾病的概率也在逐步上升。阿尔茨海默病是增长最快速的类别，但许多其他疾病，如癌症、心脏病和中风，也需要细致的照顾。家庭成员占照顾者的大多数，而配偶又占这一群体的主力。很多人没有接受过任何培训就要担负起这一责任。这对任何人来说都不是一件容易的事，对配偶来说尤其艰难，因为这项工作是全年全天候的，容不得一丝松懈。

　　阿尔茨海默病患者的配偶可能是最孤独的人了——因为他们照顾的人，是自己最亲近的人也是自己的精神支柱。夫妻两人的关系得以长期维持是基于明确的分工。例如，一个人享受烹饪，另一个人喜欢开车；一个负责记账，另一个负责打理花园。然而现在护理人员不得不承担起其中的绝大部分职责。他们不仅要处理个人生活，还要照顾患有阿尔茨海默病的亲人，但是很少有人感谢他们。他们还可能遭遇患者的反抗、家人的批评和朋友的疏离。这是一个孤独角色。所以超过一半的照顾者患有抑郁症和焦虑症也不足为奇。因此，我要尽我所能帮助照顾者熬过——甚至战胜——这一段痛苦的日子，从"把照顾者的需要放在第一位"开始。

这并不是自私的表现，而是从长远考虑的抉择，于病人和护理人员来说都是一件好事。仅在态度和行为上作出细微改变，所有护理人员经历的孤独、疲惫和悲伤都可以得到缓解。我建议护理人员要克服的第一个障碍也是最大的障碍：内疚。他们会因为没有在病人身上花费足够的时间而感到愧疚，因为没有足够的耐心而感到内疚，渴望逃避而产生内疚……如同生活中的其他事物，态度的改变可以带来生活的改变，那么如果护理人员也改变一下自己的态度，就会发现事情并没有那么糟糕。

理想的照顾者

马丁是一个特别的护理人员，他优雅和幽默地做好他的工作——甚至乐在其中，我相信这正是因为他自身乐观的性格。他讲求实际，忠诚，积极乐观，把这项工作做得很好，也很少因为没有好好照顾患者而感到内疚。马丁并不要求自己的孩子能做什么，即使生活变得沉重，他还是能看到轻松愉快的一面。他曾经是一名运动教练，也是从这一职业中他学会了应对生活的额外技巧。他是我最喜欢的看护者之一，我崇拜他，只要想到他，我就会感到快乐，不自觉地嘴角上扬。

在护理方面，马丁很体贴也能随机应变。他欣然承担照顾妻子丽莎的责任，并且毫无怨言。一个人应付不了的时候，他就请人帮忙。同时也与四个已经成年的孩子保持着亲密的联系，但马丁并没有要求孩子们帮忙，"他们都有自己的生活，要应对工作，还要照顾孩子"。虽然护理工作辛苦，但是他每周还是会抽出时间和朋友小聚，最重要的是，他还时刻保持幽默。

我刚开始做医生时，丽莎就成了我的病人，她患有缓慢进展性阿尔茨海默病。经过一番对比后，马丁选择了我作为丽莎的主治医师，因为他发现相比其他医生，我是支持关心护理人员的。随着时间慢慢过去，他总是对我说："当我第一次见到你时，我知道你就是丽莎和我需要的那个人。我们就像是一个团队，你也把我们看作一个团队。你没有放弃丽莎并且深知她对我来说很重要。我觉得你照顾的不只是丽莎一个人，而是我们两个人。”

马丁对每个人都很好，对丽莎尤其温柔，喜欢同她开玩笑，由于他曾经当过教练，马丁看到丽莎跟跟跄跄走路时就经常说："来吧，小飞人儿！走起来吧！"常把丽莎逗得咯咯大笑。

我很喜欢马丁与妻子的相处方式。他全身心投入照顾丽莎，但并不觉得这种处境糟糕。马丁会哄丽莎而不是强制她应该做什么不应该做什么，他从来没有忘记自己首先是她的丈夫，然后再是她的照顾者。"我很佩服你，马丁，"我告诉他，"你是我们所有人的榜样。"

"那不然我要怎么做呢？"他就会这样回答。"总不能坐下来哭吧，这是不可能的。丽莎这一生辛辛苦苦照顾我和我们的孩子。当事业处于低谷时，是她的支持和帮助才让我渡过难关的。与之相比，照顾她又算得了什么呢？"然后马丁转向丽莎，"你说是吗，小飞人儿！"丽莎就笑了。

当马丁离开去超市时，丽莎就会一直守在窗口，就像家里的宠物等待主人回来那样。

"当我透过窗户看到她等待的目光时，我就很难过，"马丁告诉我，"我知道她不想让我离开，但我又不得不去做这些事。我出门的时候会跟她讲：'小飞人儿！我会很快回来！'于是我努力尽可能地快。"

当我问及马丁是如何适应这种生活并且没有逃避的想法时，他发出了爽朗的笑声然后平静地回答："丽莎和我曾经有过美好的生活，现在我们的生活依然很美好。我们也有困难的时候，但谁又没有呢？"

几年后，丽莎去世了。马丁后来来了一趟诊所，还带来了一条大号钩针编织的毯子。"丽莎老说要给你做点什么，但她的那个状况什么都做不了，所以我现在把这条毯子送给你。这是丽莎在我们女儿生病时织的，6个月，她没日没夜地照顾莉莉，我没有听到她抱怨过一次。你曾经问过我为什么我没有被束缚的感觉，我怎么会因为她不想让我离开而抱怨呢？婚姻本来就是无论顺境逆境，无论健康疾病都要在一起的，不是吗？即使她生病了，我们也还是在一起的，而现在她走了，只留下我一个人。"

那条毯子，我到现在还留着。我喜欢它，在寒冷的冬夜，羊毛和鲜艳的色彩让我温暖，但让我更加温暖的是钩针编织的丽莎和马丁的故事。马丁是一个非常出色的照顾者，不仅是因为他知道如何照顾妻子（许多看护者都知道），还因为他知道如何照顾自己（只有少数看护者知道）。

安吉拉——一位更为典型的照顾者

我的另外一位患者叫埃德，78 岁，患有阿尔茨海默病已经有 6 年了。安吉拉是他的妻子，与马丁相比，安吉拉的生活要艰难许多。有一天，她终于忍不住冲进我的办公室，爆发了。

"我再也受不了了！"她哭诉，"如果埃德再说爱我，我会杀了他的。"

我默默听她倾诉。

"我去哪儿他都跟着，"她解释道，"我没有一点属于自己的时间。我一去洗手间，他就不停地敲门，我出来的时候，他就站在门外等我。有时候，我出门做个事，就算是很快回来，他也会像发疯一般大闹。即使我留下纸条说我去哪儿了，他也记不住去看，一直在前廊上下踱步等着我。他甚至会跑到邻居那里去寻我。"

> "有时，"安吉拉继续说道，"我真想对他大吼：'你不知道我在这儿吗！我只离开了 5 分钟！'但他会看着我说：'我非常爱你，你对我这么好。'我真不知道该怎么办了。"

患者看不到护理人员而感到焦虑是很常见的，这种问题在照顾者是配偶或孩子时比较明显，但如果患者对其他有偿照顾者产生了依赖也会表现出同样的问题。这种焦虑常常引起照顾者内心强烈的矛盾，他们明白自己所爱之人不得不依靠自己，但是他们也渴望能拥有自己的一片空间去放松身心。即使只是坐下阅读片刻，他们也会感到内疚，觉得自己抛弃了患者。照顾者就像一个身体和心理都备受煎熬的压力锅，无处发泄，无处放松。这可能会最终导致护理人员对患者进行语言或是身体上的攻击，也有可能二者皆有。

当安吉拉抱怨这种情况时，我可以想象她和埃德之间的画面——这是患者与看护人相处的典型模式。

"停下来！"安吉拉尖叫道，"埃德，你为什么不能消停一会儿，天哪，我只上个洗手间而已！"

"我很抱歉，"埃德回应道，他的脸贴在浴室门的另一边，"对不起，亲爱的，我爱你。"

安吉拉最终被内疚和爱征服，暗自流下愤怒和悲伤的泪水，我想这时候门的另一边，埃德又开始担心了，因为里面没有声音。

"安吉拉，"我问她，"你有没有花时间去做自己喜欢的事情，比如做指甲、烫头发，或是和朋友聚个会？"

"我倒是希望有时间做这些，"安吉拉回答，"但埃德一刻见不到我就会坐立不安。我倒不喜欢做指甲，但我过去每个周都会抽出三天晚上和教堂合唱团一起唱歌。我喜欢去那里唱歌，但是要照顾埃德，我不得不放弃。我以前还会每周六和闺蜜一起去商场吃早午餐，现在也去不了了。埃德快把我逼疯了，一眼不见我他便坐立不安，我不能把他一个人放在家里。"

我听过很多像这样情绪化的场景——每天都在像安吉拉和埃德夫妇这样的生活中上演。

我最终说服安吉拉聘请护工帮助她，护工每周会来几个晚上，这样她就可以回到合唱团继续练习唱歌。起初安吉拉是不情愿的，因为埃德在家等她而自己却在享受欢歌，不免感到内疚。我给埃德开了抗焦虑药以减少每次与安吉拉分开带来的痛苦。他们之间的相处之所以出现这种令人不安的状况，主要是因为安吉拉觉得独自留下埃德只顾自己玩乐，不是一个好妻子应该做的，所以感到内疚。并非所有阿尔茨海默病患者都会产生与埃德类似的分离焦虑，他们当中的许多人继续过着满足的生活，并没有不安。幸运的是，对于那些产生这种焦虑的患者，药物治疗是比较有效的，正如我在第八章中所讨论的那样：我认为应该在护理人员的情绪达到爆发点之前给予治疗。

我看到许多照顾者像安吉拉一样，沮丧、筋疲力尽、被内疚和愤怒所包围却不愿意寻求帮助。给自己一些私人的时间不仅可以帮助安吉拉减缓压抑和愤怒，还可以减少对埃德的厌烦。然而安吉拉的责任感和道德观念不允许她采用这种方法。

另一种分离焦虑

我的病人莎拉和她丈夫保罗在结婚 60 多年里没有分开过一天，这可能让人难以置信。保罗，过去他是一名非常成功的外科医生，莎拉替他管理办公室。在莎拉患上阿尔茨海默病后，他依然宠爱她，给她送礼物。保罗会给莎拉买精美的长筒袜，因为即使到了 80 多岁，她仍喜欢穿着美丽的袜子，展示她细长的小腿。莎拉的内科医生是保罗的医学生，他钦佩地说："他们两个的爱情就像特雷西和赫本那样至死不渝。"

一天早上，保罗满脸悲伤地走进我的办公室。我问他发生了什么事。

"我无法相信我的所作所为。"他说，委屈得像被遗弃了一样。

我又问了一遍发生了什么。

"我从来没有对莎拉动过手。"保罗说，"她总是跟着我进书房，我不知道自己是怎么了，居然伸出手来试图掐她。"他摊开双手，难以置信地盯着它们，接着又无可奈何地将其垂下。

他泪流满面，悲痛万分，抽泣道："我爱莎拉！她是我的生命！但我失去了自己的空间和时间，她总是像小狗一样跟着我走来走去。她不喜欢穿尿布，我就依着她。虽然我每隔一会儿就会带她上卫生间，昨天还是弄脏了沙发，这个月我已经是第二次清扫了。"

保罗80多岁了，身板很小，很少看到他这样伤心地哭，抽泣得整个身子都在颤抖。我意识到此刻我应该扮演一个牧师——耐心地倾听忏悔。

"你不是第一个这样做的人，也不会是最后一个。"我这样告诉保罗，试图给他一些安慰让他好受一点。他是一个温和的男人，永远不会伤害自己的妻子。他只是达到了情绪的爆发点，需要一些帮助。

"独自在家照顾妻子本就不是一件易事，"我继续说着，"你要给她洗澡，喂她吃饭，和她一起度过一整天，然后带她去看电影、参观博物馆。回到家里还要陪她睡觉。作为一个人，怎么会一点情绪都没有呢？"

我试图向保罗解释他这么做是正常的，而且他肯定也不会再这样做，他也非常勇敢地来找我说了真实的情况。莎拉一刻也离不了保罗，我明白此刻他需要帮助解决这一问题。我为莎拉开了低剂量的抗抑郁药、抗焦虑药，适当减缓保罗离开带来的恐惧感。我还建议让莎拉参加社区的老年活动，这样保罗就可以稍微休息一下。但令人哭笑不得的是，事情并没有像我期望的那样发展，因为保罗也参加了并且和她坐在一起！事实证明，其实保罗自己也有一点分离焦虑。

> 我试图向保罗解释他这么做是正常的，而且他肯定也不会再这样做，他也非常勇敢地来找我说了真实的情况。

本来以为老年中心有医护人员在，保罗的这种焦虑可能会有所减缓，但是他无法摆脱他内心作为医生的护理意识。他认为自己知道什么对莎拉是最好的，总是围在她身边，凡事亲力亲为，不让工作人员插手。经过一个月的努力，还是没有效果，我们最终放弃了让萨拉加入老年中心的计划。

最终，保罗同意雇一位助手帮着照顾莎拉，也缓解一下他的压力。由于看护者在身边，莎拉也没那么焦虑了，也慢慢地能和助手愉快相处。如此，保罗每天都能独处几个小时，要么阅读医学期刊，要么去医院跟老同事问好，他拾回了重新做自己的感觉。这些短暂的自由时光最终使保罗成为一位优秀并且温和的照顾者。

虽然分离焦虑让患者对照顾者产生依赖，增加了照顾者的压力，但显然还有许多其他原因给照顾者带来压力，比如经济不稳定、无法工作、社会隔离、缺少支持、被患者甚至家里人误解等。

压力过大时，情绪难免爆发，此时就会产生巨大的内疚感。护理人员只能自己默默忍受，然后渐渐地开始厌恶自己。事实上他们被困在一份全天候、吃力不讨好又孤独的苦差事中无法逃脱。即使是度假，他们仍然在照顾着对自己越来越依赖的病人。

对于那些希望对照顾者有所帮助的人，我只有一个建议：支持！不是批评，不是谏言，不是"你怎么能这样做？！"而是支持。这就是护理人员最需要的东西，正如我们在保罗和安吉拉身上看到的那样，这是我与所有照顾者沟通中的口头禅。阿尔茨海默病协会为护理人员提供了全国免费支持网络小组，在那里，他们可以分享故事，减少孤独感，并学习技术，帮助他们更好地照顾自己和亲人。

苦中作乐

通常情况下，看护者会忘记自己还有另外一个身份，即患者的配偶。马丁知道如何平衡两个角色，但安吉拉却没能做到这一点。而其中最重要的一点是无论什么时候都将患者看作一个正常人，一个没有任何疾病的正常人。正是因为做到了这一点，马丁和丽莎，保罗和莎拉才能愉快相处，珍惜彼此的陪伴。

这种交流与融合可以通过多种方式实现。每个人都有自己的爱好，要么是音乐，要么是烹饪，即使是患者也不例外。一些患者喜欢远足、打高尔夫球或者打理花园等活动，护理人员也可以与他们一起做这些活动，从中获得乐趣，说不定还能带来意想不到的收获。

90 岁的卡米尔已经患阿尔茨海默病 15 年了，好在病情发展得还算缓慢。吃饭、穿衣、如厕和走路都得要人帮助，所以卡米尔即将 84 岁的丈夫安德鲁在白天雇了帮手。尽管如此，随着卡米尔病情的恶化，安德鲁还是感到无助沮丧。得让她保持活动才不至于瘫在轮椅上。

由于安德鲁和卡米尔都喜欢跳舞，所以我建议他们每天一起跳半小时的舞。这不仅有助于卡米尔保持体力，还能给他们带来欢乐。安德鲁喜欢称之为"马拉松之舞"——在他看来，他们的生活就像是一场马拉松，需要不懈的坚持。

最近安德鲁还跟我说："上周我们跳了华尔兹。"从笑容看得出来，他很开心。"这感觉太美好了，唤起了旧日的记忆，卡米尔一直都是一位优秀的舞者。"跳舞确实是一个两全其美的法子，使他与妻子重新联结在一起，同时也让安德鲁感觉自己在帮助妻子。

保证足够的休息

照顾者的诀窍就是要找出那些让他们感到愉快和放松的事，并为之腾出时间。我坚持认为护理人员不是偶尔才休息一下，而是每天都要保证足够的休息，这样才能照顾好病人，让生活有条不紊地继续下去。换句话说，他们不应该只在月底、年底或干脆就是"等有时间吧"才休息一下，应该每天都让自己得到放松，不管是散步、修脚，还是和自家的狗在地毯上打个滚，只要能让自己得到暂时的休息都是可以的。

事实表明，安排时间休息是很重要的，因为在我的经验中，总是有这样或者那样的事情阻碍你休息。当然，如果有时间长一点的又能远离看护工作的假期就美好了，换句话说，请人帮忙减轻看护患者的任务是个不错的选择。没有一点私人时间，无论是家人还是雇用的照顾者，终有一天都会产生倦怠。

一天晚上，我在中央公园遇到了歌温，她是我之前一位病人的妻子，60岁出头，身材高大，花白的短发下露着愉快的脸庞。几年前，她和她的丈夫汤姆搬到了亚利桑那州。

能在这里碰到她我真的很高兴。"你在纽约做什么？"我惊讶地问。

"还记得你曾经建议我每月给自己放个小假吗？我正在放假呢！我在纽约玩得很开心。"

说完这话，我们都不约而同地笑了起来，因为我们都知道这一路来之不易。汤姆患有晚期帕金森综合征，生活几乎不能自理，一切都要靠歌温。她真的很辛苦，我甚至祈求过她，腾出一个下午让自己休息一下。

而她总说："那就如同抛弃他了，我不能那样对他。"

"但是，歌温，这对你很重要。你不分日夜地照顾他，必须让自己得到休息。"

最终，我说服她一个星期抽一个晚上给自己放松一下，让他们的儿子照顾汤姆。他们搬到亚利桑那州的时候，我已经说服歌温每月休息 2～4 天，她也雇了一位信得过的护工。在休息日，她会和朋友见面，去温泉浴场，或者去看望在加利福尼亚的家人。刚开始，歌温还有些排斥这些假期，最终欣然接受。而今在纽约，我很高兴看到她能如此开心放松。

"我隔几个月就会来这儿一次，"歌温解释着，"我想念这儿的朋友，偶尔离开家也挺好的。"

"汤姆怎么样了？"

"老样子，你知道的，他也在尽力让自己看起来好一些。我们就在家照顾他，我跟他也不会想要其他方式的。"

分别的时候，我感觉很欣慰。看到歌温有这么好的精神，我相信她更快乐了。而且她得到的喘息越多，对汤姆就越耐心，这样汤姆也会更快乐。

我把护理人员的每一次休假都看作一个胜利，不仅是对我自己的肯定，对照顾者的鼓励对患者也有益处。因为我知道护理人员需要很大的耐心，如此一来，双方之间关系会更亲密。

保持乐观

作为照顾者的朋友和家人，他们因失去所爱之人的部分特质而感到忧伤是可以理解的，但是患者还是有保留一些特性，只是需要更努力地探寻。特别是在阿尔茨海默病中，当照顾者最需要慰藉和支持的时候，患者却不能给予。妻子总在困难时候给予丈夫鼓励、支持和宝贵的建议，但是妻子患病后，在他需要之际，又有谁来安慰呢？这是一段孤独的旅程，但是我们有各种各样的方法让情况变得不那么糟糕。

劳拉是我的病人列维的妻子，她从中发现了转机。他们夫妇二人都是高级律师，劳拉仍坚持在岗位上，而现年84岁的列维却患上了"路易体痴呆症"（一种常见的痴呆症）。我接收诊治列维大概有11年了，在这段时间里，他接受了所有可用的治疗，虽然病情有所发展，但我相信要比不接受治疗好很多。同时，他还会去体育馆锻炼身体，但他似乎安静了许多。所以现在劳拉下班回家后，花更多时间照顾列维，帮他洗澡。

然而，每当我看到他们在一起时，劳拉总是把列维视为她的丈夫、伴侣，而不是病人、负担，始终对列维保持尊重和善。所以我不禁问道她到底是怎样做到对一个患有痴呆症的丈夫保持如此的耐性和尊重的。

她说："当列维第一次出现痴呆症症状时，我都快疯了。行事冲动，判断力差，激动而且还会焦虑。面对他的这些种种行为，我无所适从，根本不知道该怎么办。幸运的是，这些症状在药物的帮助下已经有所减轻。"

"我曾经威胁过要离开他，"她继续说，"面对他的疯狂行为，我的大脑乱成了一团。但在我平静下来的时候，我发现列维还是那个列维，那个甜蜜的男人。即使这么多年过去了，他仍保持着良好的生活习惯：每天坚持去健身房，好好吃饭，享受音乐，和我一起看电视。"

"也许这就是我处理生活的方式——我并不是一个理性主导的人，"她补充道，"他是一个病人，但我仍然选择把他看作我仍然拥有和深爱的男人。"

我认为劳拉能够保持这种乐观的心态是因为她找了别人一起帮助她照顾列维，让她能够继续工作。因此，她不单单是一个照顾者，还拥有自己的生活。而只有少数人才能做到如此，大多数女性照顾者的命运都只被禁锢在护理病人这一行列。正是由于还能拥有自己的生活，她很享受和列维在一起的时光，他们一起牵手、吃饭、看喜欢的电视剧。这些看似细微的交流成就了彼此的美好。工作日为劳拉的自我培养提供了时间，此时此刻，她不是一个照顾者，而是一个具有社会价值的人。也正是个人生活的独立给了她源源不断的支撑，使她得以继续将丈夫视为她所爱之人而并非痴呆症患者。总的来说，我发现，能够平衡个人生活和病人照顾的人，会更快乐，对生活更满意。

对照顾者的几点建议

以下为阿尔茨海默病患者的看护人提供几点建议，以帮助防止过度倦怠：

- 每天适当休息，即使只是在街区闲逛。试着暂时撇开患者，留出时间陪伴自己。
- 不要因为疾病而失去所爱之人。您不是医生、护士或者保姆，而是患者的爱人、孩子或是朋友，因此，要和患者保持亲密的关系和联系。
- 聘请家庭护工。在美国几乎每个州，Medicare 和 Medicaid 都会承担痴呆症患者每周几小时的护理费用。
- 记住有两种交流方式，要根据不同的潜在原因进行选择。有时按逻辑行事可能行不通。

· 记住人非圣贤，孰能无过，偶尔生气爆发负面情绪并没有多大关系。

· 不要因为照顾患者就放弃自己的需求和爱好——喝茶、读书看报、按摩理发、朋友聚会等。这不意味着自私，相反，只有照顾好自己之后才能更好地照顾病人。

· 加入阿尔茨海默病或痴呆症护理人员支持小组。这类组织由阿尔茨海默病协会等团体经营，不收取任何费用。

何时雇人帮忙

现年 73 岁的胡安一直尽心照顾他患上阿尔茨海默病的妻子凯若琳，妻子已经 72 岁了，他在胡安工作期间一手拉扯大了几个孩子。10 年前凯若琳就被诊断出患有阿尔茨海默病，她的病情恶化得很快，伴有轻度记忆障碍和中度语言障碍。除口服药物外，凯若琳还进行了几次经颅磁刺激治疗。我们让她参加了一项为期两年的临床试验，因此胡安每隔几周就把他的妻子从他们纽约皇后区的家中送到宾夕法尼亚州的一所大学医院接受治疗。尽管这些治疗有助于减缓她的阿尔茨海默病的进展，但凯若琳的病情仍然在逐渐恶化。在这 10 年，胡安不仅要打理家务，还要负责妻子的一切生活，给她做饭、洗澡、做指甲、帮她上厕所。

胡安脾气暴躁，情绪不好的时候就会对凯若琳大打出手。有时她来医院治疗，我会看到她身上的瘀伤，那是胡安太用力移动或举起她时留下的。

当我问起胡安这件事时，他便怒斥："她连站都站不好！"

"胡安，我知道你是爱凯若琳的，"我告诉他，"但你需要点帮助。"

"我们还没准备好找人帮忙，医生，我们准备好的时候会告诉你的。"

看到他越来越肥胖的身体，我坚决反对："但是胡安，你注意到自己的身体已经开始发生变化了吗？你压力太大了，而且已经60多岁了，如果心脏病发作了怎么办？接下来凯若琳又怎么办？"

"我就算是进医院，也会带着她一起的！"

胡安拒绝接受我的建议。随着时间的推移，我竟开始害怕他们到我这里来，因为我害怕又看到凯若琳身上的伤，害怕胡安的状况越来越坏，害怕胡安伤害凯若琳，即使他很爱她。

在一个星期五早上，我从代接服务站接到了一个电话，是胡安打的，这在我们相处的10年里可从没发生过。他在电话那头哭了起来。

如何雇到合适的护理人员

在聘请护理人员之前，首先得考虑一下你希望护理人员做什么，一周的工作时长以及是否能提供住宿。此外，面试必不可少，护理人员应该尽职尽责，善良可靠，最重要的是还能够包容患者。虽然要找到合适的人选很困难，但有些组织可以提供帮助，以下可供参考：

· 专业护理机构
· 教堂和宗教组织
· 当地寻找兼职工作的大学生
· 专业社团
· 社区的老年中心或痴呆症医生，他们可能会推荐一些人
· 当地的阿尔茨海默病协会也可能会发布一些求职名单

也不要忘记问一下你的邻居或者住在附近的人，他们可能愿意帮忙。我的许多患者都以这种方式找到了可靠的护理助手。

"医生，我受不了了，"他哭诉道，"我真的受不了了，我快要崩溃了！"

那天早上，胡安正要把凯若琳从厕所扶出来，但由于体力不济，两个人都摔倒在地。他们都没有足够的体力站起来，只能这样倒在又湿又脏的地板上，最后胡安用尽全力才爬到电话那里请邻居来帮忙。

"我不想把她放在养老院，"胡安叹了口气说道，"我从来没想过。但我不知道该怎么办了。"

"胡安，这正是我所害怕的，"我告诉他，"你不想把她放在养老院，她也不想，但你的做法让你们现在都没有选择。如果可以的话，给我几周的时间，我来想办法。如果到时候我的方法不奏效，我保证无论如何我会帮你找到一个不错的养老院。"

最后，胡安勉强同意。通过教会，我们认识了 75 岁的埃里卡，比胡安和凯若琳都还要大几岁，但身体很硬朗。她来自牙买加，是一个开朗的老太太。我们决定请她帮忙照顾凯若琳，随后她搬进了胡安家里的地下室公寓，胡安工作的时候就由埃里卡照顾凯若琳。

"我是素食主义者，"埃里卡告诉我，当她和凯若琳和胡安一起来医院时，我认识到这真是一个充满活力的老太太。我问她是如何保持健康的身体的，她说："吃素，这是保持健康的秘诀，还有上帝的庇佑。"

刚开始我还担心她和胡安夫妇合不来。胡安和凯若琳都是来自西班牙的移民，成年后就一直住在纽约。然而大概这是上天的安排吧，他们相处得非常融洽。埃里卡真是上天赐给胡安的好帮手，她负责购物、家务、给凯若琳洗澡。胡安下班回家后，凯若琳身上干干净净，还有沐浴后的芳香，这一切让胡安觉得对凯若琳的爱又深了一些。

两年过去了，他们仍然配合得很好——埃里卡住在地下室，胡安和凯若琳住在楼上。吃了埃里卡准备的健康素食餐，凯若琳和胡安的体重都有所下降。而且凯若琳的情况一直很稳定。胡安告诉我，凯若琳有社保和养老金，再加上自己工作赚点，他们的生活也算比较宽裕，足够舒适。他发现这种方式除了让双方都感到快乐之外，还比养老院便宜。

最近，我收到了胡安的一封电子邮件，他是这样说的："我爱凯若琳，但我发现我也喜欢上了埃里卡，她是我遇到的最美的女人！感谢你让我认识了她。"收到这样皆大欢喜的消息，我高兴极了。

患者不接受别的护理人员时该怎么办

在胡安和凯若琳的案例中，一开始是照顾者胡安拒绝聘请护理助手，但大多数情况下，是患者自己不愿意。他们拒绝别的护理人员，即使他们病得很严重，有时候甚至会直接让护工走人。最后，家人不得不解雇聘请的护理人员。

有时，护理人员也可能因为与患者相处不愉快而自己提出辞职。因为痴呆症患者神志不清，经常责备别人，所以不想无缘无故受气也是能够理解的。但经验丰富的护理人员知道这并不用放在心上，通常情况下，他们还会依着患者，就当陪患者做了一场游戏，让自己被"解雇"，过个把小时再回去，那时候患者已经将之前的事忘得一干二净。

向这类患者解释护理人员的存在时需要一点方法和想象力。我记得有一位患者叫贝蒂娜，丈夫去世多年，自己一人在布鲁克林生活。贝蒂娜以前负责管理一个秘书处，所以习惯了对别人发号施令，现在退休了仍然如此。她的两个女儿生活在国外，所以两个人经常轮流飞回来带贝蒂娜过来治疗。

"我不明白你为什么给我开这些药，"贝蒂娜一脸不解地质问我，并且深信自己的记忆力没有任何问题。"我没病，"然后，指着女儿说，"她才有病！"贝蒂娜的女儿们只得叹气摇头。

由于记忆力衰退，贝蒂娜不仅经常忘记服用治疗阿尔茨海默病的药物，还经常忘记吃其他的药，这导致她的血糖和血压相当糟糕。她经常稀里糊涂的，不仅是因为痴呆症，还因为血糖和血压剧烈波动。由于血压控制不佳，她极有可能中风，而这会进一步加剧她的痴呆症。

贝蒂娜家里经常出现食物不够的情况，因为她会忘记去买。下雪时，她坚持要自己铲车道，有时甚至忘记换下睡衣。贝蒂娜的邻居开始担心，尽管她自己说没事，女儿们还是雇了看护人来照顾她。但是，来的每一个护理人员都被贝蒂娜辞掉了，她找各种理由，还借口说她们偷东西。

所以我每周都让护士去看望贝蒂娜，以确保她按时服药。我们甚至将一周的药按天放在小药盒里以便贝蒂娜服用，却被她给扔掉了。最后她又到处找药，找不到就去药店闹腾一番，又拿了些新药回来。

最后，我们找到了一个能与贝蒂娜处得来的护理人员，她叫梅根。梅根与贝蒂娜同岁，是邻居独居的遗孀妹妹，由于经济条件不好，所以需要找份工作维持生活。梅根搬进来的时候，她假装自己是一个无家可归的可怜人，她"困难的处境"安抚了贝蒂娜的自尊心，让她觉得像是自己在照顾别人，而不是那个被照顾的人。她喜欢这样，毕竟她习惯了指挥别人，这种照顾人的事让她又找回了这种感觉。

贝蒂娜并不知道她家里的这位"新客人"是女儿们雇的护理人员，她以为梅根提供家政服务只是为了得到免费的住宿。她们一起来医院时，贝蒂娜还会跟我说："医生，梅根需要帮助，你是知道的，我是最乐于助人的。"

在梅根的陪伴和照顾下，贝蒂娜的症状也逐渐稳定了下来。她还住在家里，而且生活得很好。

护理人员和患者之间的相容性

贝蒂娜和梅根能处得来主要是因为她们有相似的背景，但这也并不是一定的，就像我之前提到的埃里卡和凯若琳，她们的背景不一样仍然相处得很好。然而，如果患者本身就不太愿意接受被看护，那么不同种族或者不同年龄的护理人员就更难接近患者并与之成为朋友。相反，如果护理人员和患者有相同或相似的社会、文化和种族背景，那么相处起来会更加舒适也更容易些。虽然这么说可能会有偏见之嫌，但我们不得不承认，这些是我们必须面对的现实，而我也在尝试尽可能公开地讨论这一问题。

最近我和一位偏头痛患者聊天，她的母亲患有阿尔茨海默病，但她的母亲断然拒绝请护理人员帮助，所以问我该如何说服母亲。

我告诉她："你应该知道，病人拒绝请护理人员这种情况并不少见。"然后给了她一份护理者中介机构的名单，名单上的这些人都有照顾过阿尔茨海默病患者的经验。

"哦，还有一个问题，医生，"我的病人突然有点尴尬地说道，"我母亲有一点种族主义。"

"这也不少见，"我告诉她，"有些病人可能想和他们一样的人在一起，种族也是其中的一个方面。"在现实生活中，这个话题可能会引发不适，因为人们认为任何形式的偏执都不应该被宽恕，特别是像种族歧视这一问题。但我们应把患者的需求考虑进去。其他容易产生偏见的因素包括年龄、性别、阶级和教育。护理人员应该是在这些方面让患者能够与之舒适相处的人。

尽管如此，还是很难说什么样的护理人员才是最适合患者的。有时你不得不进行一次又一次尝试和失败，最后才找到对的人。唐是我的病人之一，是一位90多岁的退役军人，唐的妻子已经给他找了很多护理人员了，他都不满意，这让他的妻子感到有点绝望了。中介机构也介绍了很多人过来，其中还有50多岁的退役军人，但都不了了之，过不了几天，唐就把他们都请出大门。唐是白种人，但他最终选定的护理人员可以说是出人意料：埃文，28岁，文身，同性恋，是一名非洲裔美国演员。虽然埃文没有接受过正式的护理培训，但他极具同情心和智慧，和唐也很合得来。他总是不厌其烦地听唐讲第二次世界大战时的故事。埃文在这里一住就是两年，一直照顾唐直到唐去世。因为照顾唐，埃文有了免租的房间居住，有时间参加试镜和演戏，还有相对稳定的薪水。在相处期间，这对看起来并不可能走到一起的搭档有时候还会撇下唐的妻子，去佛罗里达打高尔夫球。这样唐的妻子也可以享受几日清闲的时光。

唐和埃文的故事说明，最好的安排不一定是照顾者和病人有多么相似，有时候二者的个性互补说不定能达到更好的效果。比如，贝蒂娜专横，梅根也愿意被人指使，这使得她们的相处融洽；唐喜欢讲故事，埃文则善于倾听；胡安和凯若琳无肉不欢，而埃里卡却是素食主义者，但他们有着共同的宗教信仰和家庭价值观。尽管相似的背景有时很重要，但多数情况下，患者和护理者之间性格相容、互相尊重更重要。

住养老院的意义

如果患者无人照顾又一时聘请不到合适的护理人员时，将患者送去养老院似乎是不错的选择。然而，这种做法好像并不能解决实质性的问题。最近的研究显示，将患者送去养老院的家属几乎都遇到了新的压力和困难。造成这种压力的因素有很多，包括家属内心的自责、与养老院护理人员沟通困难（因为作为专业护理人员，他们对如何照顾患者会有不同的意见），以及可能需要消耗较长时间去看望患者（毕竟去养老院不比回家方便）。

最后，该研究还发现，许多家属将亲人送入养老院后仍然摆脱不了要继续照顾患者的心理，所以他们会接着去养老院做之前在家里一样的事情，比如给患者洗澡、喂饭，帮患者上厕所。不同的是，他们在一个相对陌生的环境中，而且对照顾者来说并不方便。

虽然我们在本章中重点关注的是护理人员，但是我必须指出，大多数患者在被确诊为阿尔茨海默病后最担心的就是被送到养老院。因此，他们会害怕寻求帮助，在他们眼里，这种病就意味着要被隔离远送养老院。通常情况下，患者会隐藏这种恐惧，而焦虑可能又会让他们表现出一些莫名其妙的行为。他们可能会强烈拒绝帮助，比如定期服用药片或穿应季服装，但这些事患者往往是记不住的。

"我知道她想做什么，"阿尔茨海默病患者贝尔纳黛特向我"控诉"女儿拉达的帮助"不怀好意"，"她会先接管账单，然后是家务，最后我就被送到养老院去了，所以我必须阻止她掌管一切。"

当我向拉达提起这件事时，她大笑起来："噢，老天爷，原来母亲越来越固执是这个原因啊，我竟然不知道。"

之后拉达向母亲表明并作出保证不会将她送去养老院，贝尔纳黛特也就不排斥女儿的帮助了。根据我的经验，这种安慰需要长时间的持续。在一开始，我就向患者和家属强调，治疗的目标是能够在自己家里正常生活。一些患者感到很害怕，对有关养老院的事情闭口不谈，担心一提就会更快送走。但如果要解决这个问题，就不能不提，只有提起了才能针对这个麻烦的、大家都不愿意提及的话题进行沟通，哪怕最终被送至养老院也应如此。

我理想中的养老院——一个实现代际交流的乌托邦

虽然我也觉得让患阿尔茨海默病的病人待在家里是个不错的选择，但当搬去养老院在所难免的时候，一个理想的场所应不只有老年人，还应该要有年轻人。我认为这种互动的生活方式能同时提升两代人的生活质量。因为这样的地方的确存在，比如在西雅图，一所幼儿园就坐落在老年护理中心，这种安排方式会打破现在社会上日益加深的两代间的隔阂问题。儿童和老人会一起参加音乐、艺术和讲故事等活动。日本的一家养老院也有类似的经营理念。这样，两代人通过日常相处便能从彼此身上收获很多。

> 两代间的交流不仅会赋予老年人生活的目的和意义，还会给儿童带来更多的关爱和耐心。

我的一位挚友，也是我的病人，在他 101 岁那年去世了，生前他喜欢在纽扣上佩戴一朵白色康乃馨。我至今还记得他告诫过我的话："德维，一定要确保你有不同年龄层的朋友，这样你就不会随着年龄的增长而感到孤独了。"此前他和我的女儿建立了一段奇妙的关系，我女儿 11 岁的时候认识了他，而他当时已经 80 多岁了。在我女儿生日那天，他送了一个小口哨吊坠给我女儿，并附赠了一张贺卡，上面写道："吹口哨，我就到。"之后我女儿给他回复了一封感谢信并写道："如果你吹口哨，我也会到。"相差 70 多岁的两个人如此暖心的互动着实让我感动不已。

在我的成长过程中，由于父母忙于工作，我和我的祖父母们一起生活过很长一段时间。一位祖母教会我阅读，另一位祖母教会我做饭。一位祖父时常带我去远足，告诉我要懂得享受大自然的美好，而从另一位祖父的身上，我学会了坚定信念和对自己的所作所为负责。比起受生活所迫，疲于奔波的父母，他们有更多的时间、感情和智慧来与我分享。在我病人的身上，我同样发现了这些难得的充裕时间和宝贵的人生经验。若是将这些丰富的人生资源禁锢在一方狭小的天地里会是多么遗憾啊！

可悲的事实是，基于各种原因，包括法律责任和社会的普遍接受力，这样方便于两代人交流的养老院少之又少。在选择养老院时，最理想的选项应该是选择一个自己觉得舒适且享受的地方，而不是离亲人较近。例如，对一个常年生活在乡下的阿尔茨海默病患者来说，将他搬到离子女更近的城市中的养老院并不是一件妥善的事情（尽管对他的子女来说比较理想）。搬去朋友和邻居都在的地方对病人来说反而是个不错的选择。我朋友艾米的父母就很幸运，找到了一个这样的地方。

威斯康星州的乌托邦

艾米在威斯康星州的农村出生长大，后来到纽约求学，选择在大城市扎根、结婚生子。她的父母尽管很爱她，却并不是很喜欢大城市的生活。然而，随着父母亲年龄的增长，艾米非常担心他们没有人照顾，两位老人如何在交通不便、设施不全的农村生活，特别是遇上寒冷的冬天。

但是艾米的担心完全没有必要，因为他们选择了一个好去处。艾米的父母70多岁了，他们和自己在教会的朋友们把房屋卖了住进附近的养老院。这个地方日常活动很丰富，而且交通便利，坐公共汽车就能去各种地方和一些大型场所，还有一间为前来探望的家属准备的大型会客室。

艾米和她的孩子一起去看望父母之后惊讶地告诉我："我从来没有想过要把父母送去养老院，但他们在那里有自己的朋友，似乎过得很开心。那儿就像路德教会的度假胜地！而且在养老院他们不必做杂乱的家务事，我也不必担心老爸修理房屋摔伤腿。"

"那里有点像高级宿舍，"她接着说，"在家里的时候，他们难得与朋友相聚，特别是在冬季，天冷路滑，出门一次简直太难了。在那里朋友都在一起，根本没有这样的烦恼。"

"我妈妈和这些朋友高中就认识了，也不知道这是一件好事还是坏事，哈哈哈哈。"她笑着补充道。

艾米的父母是幸运的，他们有一群志同道合的朋友，一起规划未来，一起老去。我希望有越来越多的人做这样的事。

她的父母和相识相知了一辈子的人一起，慢慢变老。当某个人病情加重或者遇到医护困难时，就会被安置在更高级一点的房间，但仍然在一个院子里。老友相聚一堂，在旁人看来，这何尝不是另一个伊甸园呢？

转机

珍妮弗已经91岁了，满头白发却很浓密，布满皱纹的脸上显示出健康、阳光的状态。她在女儿的陪同下，面带微笑走进了我的办公室。她往常的忧郁和苍白消失得干干净净，仿佛从未存在过。令人惊讶的是，记忆也得到了改善。在家人和药物的帮助下，珍妮弗甚至能说出现在一些重要政治人物的名字，还能记起几周前所做过的事情。

我对这一转变感到非常惊讶，因为变化太大了，这已经不是我以前所认识的珍妮弗了。4 年前，珍妮弗被诊断出患有缓慢进展性阿尔茨海默病，当时的她语言能力完好，记忆力中度受损，生活技能则存在轻度障碍。但是珍妮弗独自一人住在郊区空荡荡的大房子里，很少与外界交流，这与她记忆力衰退、心情抑郁、膝关节疼痛等因素有关。

珍妮弗的两个女儿都很孝顺，我们一起带她去做了膝关节手术，还聘请了一位优秀的照顾者——琼。琼每天花几个小时照顾珍妮弗，带她出去散步，按时给她喂药。膝盖疼痛得到了缓解，另外还有出色的护理人员照顾，好像事情都在往好的方向发展。但是，珍妮弗仍然愁眉不展，而且记忆力也越来越不好。究竟发生了什么呢？

原来，是一次偶然的转机让珍妮弗又看到了生活的希望。珍妮弗的老朋友邦妮同样过着寡居的生活，且当时患上某种痼疾正准备出院。然而 93 岁高龄的邦妮，身体虚弱，独自生活很困难。因此，珍妮弗的女儿们建议将邦妮接到家里来和她一起住，房子够大，珍妮弗也十分乐意，而且琼也表示在必要时会提供帮助。邦妮虽然身体虚弱，但认知没有问题。原本只是想让邦妮过去住几天，但是看她们相处得十分融洽，这一住到现在已经好几个月了。

"她们一起喝咖啡，听鸟叫声，晒太阳，无所不谈而且似乎能永远找到话题。"珍妮弗的女儿惊叹道，"琼有时还会带上她俩去远足，珍妮弗和邦妮乐在其中。这是一个双赢局面，对双方来讲都有好处。"

珍妮弗在邦妮的陪伴下，渐渐心情变得开朗，也恢复了一些记忆。这种安排不但有助于珍妮弗和邦妮的身体恢复，而且赋予了她们尊严和自由，给琼也提供了一份工作。珍妮弗的故事给了我一些启发，在对待同样事件的时候或许能换个角度处理。

不管别人怎么看，护理都是一份艰难的工作，许多家属看护人也极少设想过它会成为自己晚年生活的一部分。但我们也看到，护理工作能够以不同方式带来成就感，使人精神鼓舞——虽然它也可能给护理人和患者原本的关系带来巨大挑战和变化。除家属看护人外，聘请护理人员也非常重要，也应在需要时被接纳进来。此外，其他家庭成员、朋友还有所在的社区也能为护理人员提供力所能及的帮助。最后，虽然对大多数患者来说，住在自己家里更为合适，但于某些患者而言，去医疗机构或者养老院也是不错的选择。

第十二章
我觉得丈夫与护理一起背叛了我

▶ ▶ ▶

合理解决两性问题：怀疑，背叛，以及特殊安排

"我不敢想象要跟他发生性关系，"一位阿尔茨海默病患者年过七旬的妻子最近这样跟我说，"他现在跟个孩子没什么区别了，我像照顾婴儿一样给他洗澡穿衣，如同照顾自己的孩子。有时候他会抚摸我，虽然这能暂时带来快感，但是我无法想象再进一步的事情了。"

照顾患有痴呆症的伴侣是一个极大的挑战，因为它会改变两人的关系。照顾者必须帮助自己的伴侣做像洗手这样最基本的事情以及像洗澡、如厕这样私密的事情。如今的患者变成了需要照顾的"孩子"，再也不能陪自己的伴侣约会、跳舞、讲笑话。照顾者们也发现难以同患者回到以前的浪漫中去。

照顾慢性病人就足够困难了，照顾患有痴呆症的爱人更是如此。如果患者否认自己患病，他们可能不但不会感激爱人的辛劳付出，而且还满足不了另一半的心理和生理需求。最终，在所有可能参与看护的家庭成员中，患者的伴侣倾注时间最多，同时往往面临最后的情感消耗殆尽。

正如我们在之前的章节中所看到的那样，尽管面临种种困难，一些伴侣照顾者还是能够适应挑战并与伴侣保持强烈的情感纽带。也有一些人虽然还是爱着彼此的，但本质已经发生了改变，不再浪漫。

在过去几年里，如《华尔街日报》《美国退休人员协会杂志》等刊物上发表的一些文章已经提到过相关问题。《美国退休人员协会杂志》讲述了一位丈夫作为照顾者与另一个女人关系亲密的故事：一边这个女人陪他吃饭、看电影，另一边他还是继续照顾妻子。文章中强调，这种关系是柏拉图式的，丈夫并没有"越界"。

然而在我的医学实践中，事实上许多阿尔茨海默病患者的伴侣都跨越了这条"界限"，但我并没有责怪他们的意思。这当然不是说我提倡可以对待感情不忠。我反对谴责这些尽心尽力照顾患者的护理人员，他们在自己的伴侣不能满足生理和心理上的需求时，另寻慰藉是无可厚非的。讽刺的是，事实上在某些情况下，他们的这种"不忠"行为有助于他们更好地照顾患者。

安娜的故事

安娜是我的一位病人，她的艰难生活让我怀疑这个世界上是否存在公平。安娜来自德国，虽出生在残酷的战争时期，但是直到 60 多岁，她还保持着孩童般的天真善良以及对未知事物的恐惧。她经常在公园里救一些被遗弃的小松鼠并帮助它们恢复健康。

安娜经历了第二次世界大战，虽然作为一名天主教徒，她没有受到纳粹的直接迫害，但她仍然遭遇了一系列悲惨事件。在她 9 岁时，母亲就因为患上结核病被送进隔离医院，仅一年后就去世了，在此期间，安娜只跟母亲见过一面。母亲去世后，安娜独自一人与同性恋父亲生活在一起。还没到 13 岁时，父亲也因为是同性恋被纳粹带走杀害，只留下孤苦伶仃的安娜。

因为找不到其他亲人，安娜暂由心地善良的邻居照顾。然而祸不单行，年仅 14 岁的安娜在放学回家的路上被轮奸了。

在经历过这一系列的噩梦后，安娜在 16 岁那年来到了美国，并被马里兰州的一个家庭收养。不幸的是，在反战情绪的影响下，她的许多邻居都因为她的德国人身份而不愿接纳她。安娜发现自己找不到一个可以依靠的肩膀，倾诉生活中的痛苦。

尽管如此，安娜并没有让悲惨的过去羁绊自己，一直努力学习还取得了大学文凭。之后，她遇到了一个心仪之人，与之相爱并结为夫妻，并育有两个孩子。但是，在他们结婚 8 年后，安娜发现她心爱的丈夫一直对自己不忠。在经过激烈的争吵后，二人离婚，前夫拿走了所有积蓄，安娜没有办法，不得不独自一人身兼数职来供养两个儿子。

后来，安娜与小 15 岁的亚伦相遇并结婚。他是位律师，当时身陷酗酒的痛苦之中，而且已经危及了自己的工作。安娜帮亚伦戒了酒瘾，将他从酗酒的痛苦中解救出来。

我第一次在医院见到安娜时，她才 62 岁。她只是有长期腰痛的毛病，但她坚持说她得了阿尔茨海默病。于是我给她做了相关测试，结果表明她并没有患上该病。她的记忆力很好，事实上，她是我测试过的最出色的人：大脑中的认知储备相当丰富，不可能患上阿尔茨海默病。

尽管我跟她这样讲了，她还是隔三四个月就来一次，说她真的得了阿尔茨海默病，是我诊断出错了。

"安娜，请相信我，我是医生，"我告诉她，"我做了磁共振成像，对你的记忆力和认知能力也做了全面的检查，没有丝毫迹象表明你得了阿尔茨海默病。"

"我想你可能只是心情抑郁，"我继续道，"这种抑郁让你感到脆弱，就像你在遗忘一切似的。"

"医生，我尊重你，"安娜回答说，"但我自己知道身体的状况，我的大脑已经不像以前那么灵敏了。"

在这个过程中，我逐渐对安娜有所了解，她告诉我她生活的故事，我们不仅是医生和患者，还在此基础上建立了亲密的友谊。

每年她都会去弗吉尼亚海滩度假，但在某一年 9 月，她回到纽约，完全像变了一个人。她的情况非常糟糕，我给她做了测试，发现安娜确实患上了阿尔茨海默病。我从来没有见过像这样的案例，在短短 3 个月的时间里就患上了该病，而且病情恶化得如此之快。一开始，我并不相信是阿尔茨海默病，我觉得应该是其他病症造成的——可能是中枢神经系统或身体其他部位的感染或癌变过程。但所有的测试结果，包括脊髓穿刺，都表明安娜确实患上了阿尔茨海默病，正如她自己口口声声说的那样。我推测，之前没有显现出病症，是因为安娜的大脑很灵活，这一优点弥补了初步显现的病症，但随着病情恶化，这一缺口再也无法弥补。才会在短时间之内发生如此大的改变。

> **我推测，之前没有显现出病症，是因为安娜的大脑很灵活，这一优点弥补了初步显现的病症，但随着病情恶化，这一缺口再也无法弥补。**

在安娜患上阿尔茨海默病之前，她最大的担忧就是亚伦会像她的第一任丈夫一样抛弃她。在之前的生活中，安娜总是被抛弃，她害怕自己再次孤苦伶仃、无依无靠。而且，孩子们都已长大各自成家，这时，亚伦是她唯一的支柱。

亚伦当着我的面和私底下都多次向安娜保证，无论如何，他都不会背叛她。他一再告诉安娜，是她救了自己，他会全心全意地爱她、忠于她。我也相信他这些话是发自内心的。

但我想结局你已经猜到了，亚伦最终还是背叛了安娜。安娜的病情急速恶化，速度之快，我之前从未见过。仅仅在一年的时间里，她从一个活泼、开朗、独立的女性变成了生活不能自理的严重病人，尽管她的记忆力只是轻微衰退，语言能力也仍然很好。亚伦雇用了全天候的护理人员帮她洗澡、穿衣等。虽然安娜得了痴呆症，在内心深处，她仍然有一种恐惧，那就是丈夫的背叛。

有一天，她心烦意乱地来医院，告诉我她听到亚伦在睡梦中喊了别的女人的名字，就是她的护理人员，一位名叫梅兰妮的年轻女子。

"德维医生，他们背着我偷情。"安娜说。

安娜与亚伦当面对峙，亚伦却否认一切："我怎么会说梦话呢，你又犯糊涂了！真是痴呆了。"

当然，这让安娜非常困惑，她看着我，眼里满是泪水，说："我不知道这是不是真的。也许只是我自己做了个梦吧。医生，你告诉我，是我真的糊涂了吗？是我的痴呆症在作祟吗？"

我只能安慰她说："安娜，别担心，让我和亚伦谈谈，弄清楚这件事。"

事实上，我发现在每次访问开始时与患者和护理人员见上一面是非常有帮助的——不管护理人员是患者的亲人还是雇用的。我会先和护理人员单独见面，然后把剩余时间都花在病人身上。这样，对于双方都不愿意当面提出的问题，我可以在私下给建议，有助于更好地照顾我的病人。例如，患者失禁这类事，护理人员不愿意当面提出让病人感到难堪；患者在抱怨"我的生活被处处约束、毫无自由"时也不必担心惹得护理人员不高兴。

与护理人员单独见面的另一个好处就是，能与他们成为朋友并帮助他们找到与患者融洽相处的方法。有时候我与护理人员单独见面时，患者会发发牢骚，抱怨被扔在一边。不过在我向他们解释我的立场，并强调这有助于我为他们提供更好的照顾后，抱怨声也就没那么多了。

安娜患病后，亚伦与我建立了良好的关系。在安娜私下告诉我她的担忧后，亚伦向我承认："我喜欢上了梅兰妮，这听起来可能有点疯狂。但去年一年太煎熬了，我唯一感到快乐的就是遇到了梅兰妮，而且她又住在家里，这样两个人很容易就产生感觉。"事情已经发生，这对安娜来说很残酷，但亚伦还是担心安娜知道这一切，担心她承受不了。

"我觉得安娜已经知道了，"他说，"她肯定听到了我在梦中喊梅兰妮的名字。我告诉她这只是一个梦，但她不相信我。你必须帮我保守这个秘密，如果她知道了这件事，会崩溃的。安娜是上天给我最好的礼物，要不是她，我可能早醉死在哪个阴沟里了。绝不能让她发现。"

我被置于两难的境地，不得不对安娜撒谎，否则后果不堪设想，即使这种做法让人感到厌恶。

安娜的病情以惊人的速度恶化，她最大的恐惧变成了现实。但亚伦真的就抛弃了她吗？他没有把她送进养老院，而是在家中尽心照顾，这也给了安娜很大的慰藉。

我是不是该告诉安娜实情呢？但他们生活的世界本来就够脆弱了。

直到今天，我还是不知道我的选择是否正确。我与亚伦串通好，告诉安娜，那一切只是她的幻想，亚伦一直深爱着她——亚伦确实是爱安娜的，他和梅兰妮没有暧昧关系。

我还记得在我的一番解释后，安娜是这么说的："好吧，医生，既然你都这么说了。"我觉得她并不相信我所说的，但是她应该明白我的用心。

护理人员需要理解和关爱

读者可能想知道为什么亚伦让我处于两难的处境，我却不反感厌恶他。老实说，不管事情严重到了何种地步，我都宁愿护理人员对我如实相告，这样我才能知道如何帮助他们。像亚伦这样的情况，我已经遇到过很多次了，但他是第一次经历这样的事。在指导人类某些行为的反向逻辑中，像亚伦这样做出错误行为的照顾者可能会通过斥责，甚至暴力对待病人来发泄心中的罪恶感。然而我发现，一旦他们"坦白"事实后而不受到谴责，反而跟亲人的相处更融洽。

艾伦为什么要选择妻子的护理人员梅兰妮呢，这看似对安娜来说太残忍了。他为什么不找一个离家更远的对象呢？我认为基于亚伦这样的情况，他并没有恶意，而是两个人同处一个屋檐下，日久生情。如果亚伦没有外遇，但是把妻子安置在养老院，这样就算是个好男人了吗？在我看来，并不是这样的。我了解安娜，如果把她放在一个与亚伦分开、离家又远的新环境中，她会更痛苦的。

8个月后，安娜不慎摔伤了尾椎骨，没过几周就去世了。

人们可能会归咎于亚伦的背叛，诋毁他。但我有不同的意见，在某种程度上，我认为亚伦是一个英雄，他承认自己的错误，在内心的煎熬中仍把安娜照顾得很好。因为肩上的责任和对安娜的亏欠，亚伦竭尽全力满足她的需要。要知道，并非每个患者都能这么幸运，遇到像亚伦这样深爱妻子的伴侣。

另一种背叛

65 岁的温迪是一位非常睿智的女性，她家境优渥，曾在该市的重点大学教授建筑课程。5 年前，温迪和同事戴夫结婚，两个人生活在一栋华丽的别墅里。戴夫也是一位教授，是温迪最崇拜的人。

温迪是她的家庭妇科医生苏介绍给我的，因为温迪经常忘记约定好的看诊，而且说过的话也记不起来，苏担心这种状况会越来越严重，所以让温迪来找我看看。

第一次见到温迪时，我就被她的乐观所震惊。她说她是个幸运的人，感激生活所带来的一切。温迪眼里发着光："我生命中最大的幸运，就是遇到了我的丈夫，戴夫。他就像一个白马王子来到我身边，在我最糟糕的时候，给予我希望和鼓励，让我又看到生命的意义。在我眼中，他就是最棒的！"

我对温迪进行了检查，发现她患有快速进展性阿尔茨海默病。虽然生活自理能力没有受到影响，但语言能力和记忆力都有轻微衰退。做完检查和预后，我给温迪制订了治疗方案，我们决定等她的丈夫来，让他来帮助温迪选择最终的治疗方案。

看到戴夫的第一眼，我有些怀疑。说不上来为什么，我不太喜欢戴夫。温迪一开始是想接受治疗的，但戴夫来了过后，她很直接地跟我说："戴夫说我没事，也许你和苏过度紧张了，戴夫说我和他的记忆力一样好。"

"那你自己是怎么想的呢，温迪？"我问。

可悲的是，她相信戴夫的话，觉得自己没有问题，这也符合她天生的乐观性格。虽然她坚信自己很健康，还是做了相关检查。每当说起"我的戴夫"时，她就神采奕奕。最后，温迪的病情越来越糟糕，不得不放弃工作。但是，戴夫仍坚持温迪没有患病，并且拒绝给温迪治疗。自那时，我意识到戴夫不怀好意。

于是我找到了温迪的妇科医生苏，让她去劝温迪接受治疗，她也向我谈到了戴夫。

"我很难不怀疑戴夫。"苏承认道。她对自己的病人照顾得无微不至，而且对他们生活的方方面面都有了解。"温迪 21 岁时我就认识她了，当上医生后，她就成了我的病人。她以为自己永远都不会结婚，直到遇见戴夫。我告诫温迪一定要签婚前协议，但当她跟戴夫提起这件事时，戴夫说，真爱是不需要这些条款束缚的。"

即使温迪的身体每况愈下，她对丈夫的赞美也不曾停止。每当他们一起来医院检查的时候，戴夫就会表现得卑躬屈膝，把她宠得像个女王，温迪仿佛融在了蜜罐里那样甜蜜。但是戴夫和我单独在一起时，他之前对温迪的爱意就一扫而光，像变了一个人，变得现实甚至有点冷酷。他抱怨温迪拖累了他，他需要把温迪从自己的身边弄走。他还说自己从没想过要和这么快就得痴呆症的女人结婚。戴夫很直白地跟我说，他没兴趣花工夫治疗温迪。因为我们在这个问题上已经争论了很久，他也觉得没有必要再隐瞒什么。在温迪面前，他是一名伪装得很好的演员，而温迪是他毫不知情的崇拜者，至于我，不过是个不重要的旁观者。因为作为医生的我说温迪生病了，他还是会继续让温迪来医院接受检查，以显示自己对妻子的"关爱"。

尽管我多番请求让温迪在家接受照顾，戴夫还是坚决把温迪送进养老院。最终，戴夫接收了温迪的财产和别墅。之后，我再也没有见过温迪，也没有听到关于她的消息。我希望，直到死，她仍相信自己嫁给了一个爱着她的白马王子。

和谐的三角关系

在另外的十几个案例中，我还碰到过丈夫和情人一起陪患病的妻子来检查的情况。情人往往是夫妻俩的朋友，病人或丈夫的同事，或帮助照顾病人的人。奇怪的是，三个人相处得十分融洽。我不确定我的病人是否知晓眼前的不忠情况，但很难想象病人一点察觉都没有。一般我很少追问情况，也最好不要插手。

然而，遇到这种情况，照顾者的家里人可能需要点时间来消化这种关系。

我的建筑师朋友罗拉向我讲了关于她父母的故事：他们结婚 35 年了，一直很幸福。但是罗拉的母亲在 60 多岁的时候患上了中风，身体每况愈下，后来到了无法动弹的地步，还诱发了阿尔茨海默病。所以罗拉和她的父亲安排了家庭护理。

"一次我去看望母亲，"罗拉告诉我，"看到了多萝西，她是我父母大学时代的老朋友。她看起来人很好，但是我不知道为什么，母亲对她似乎很冷漠。那之前我还是小的时候见过多萝西，所以不了解母亲有什么跟她过不去。母亲几乎无法与人沟通，但我试着让她告诉我她为什么不喜欢这个女人。终于，我发现多萝西是我父亲的情妇。"

"起初我对多萝西和父亲都很生气，几天都不想跟他们讲话。但是冷静下来后，我就想，其实父亲是爱母亲的，母亲也爱他。但是母亲现在的状况，如何给予父亲安慰和支撑呢？或许让另一个正常的人走进他的生活会帮助他更好地照顾母亲。"

"我想我正在学习像你一样为站在照顾者的角度，替父亲考虑。"罗拉继续道，"你所有关于照顾者的看法都很有道理。要求父亲坚贞如一，或许是我太自私了。"

罗拉改变观点后，开始理解父亲的苦衷。有趣的是，她开始喜欢多萝西了。

"最后，我的妈妈也开始接受多萝西了，我觉得甚至还有点喜欢她吧。从某种意义上来说，多萝西可能与我母亲相处得比我还好。"罗拉坦白道，"有些人可能认为这无法接受，但多萝西真的是一个好人，她帮妈妈洗澡，换尿布，没有丝毫嫌弃。"

现在罗拉的母亲已经去世，罗拉很高兴她的父亲还有多萝西陪伴。她在罗拉父亲一生中最艰难的时刻陪伴他、支持他，还一直关心照顾着罗拉的母亲。罗拉和她的父亲都与这个女人更亲近了。

女性照顾者也有争取幸福的权利

根据我的经验，女性比男性更加愿意承担照顾责任，抗议或是选择放弃的女性较男性少。可能也正因如此，女性比男性更容易抑郁和焦虑。与男性照顾者相比，我遇到的女性护理人员很少跨越婚姻寻求生理上的安慰，大都选择不要亲密关系。

但这个说法并不是绝对的，也有例外。巴尼在 56 岁时被诊断出患有快速进展性阿尔茨海默病。他的妻子萨曼莎还很年轻，才 44 岁，而且是一位很有魅力和爱心的女性。6 年后，巴尼去世，他最后一年已经无法走动，几乎是在床上度过的。巴尼生病的前两年，萨曼莎一个人不仅要照顾他，还要照顾两个尚未成年的孩子。

后来实在吃不消，萨曼莎、巴尼和我都认为是该雇用一名住家护理了。他们选择了一位男护理，因为巴尼说他跟男护理相处起来更舒服，而且也需要一个体力强健的人，这样才能抱得动巴尼。

护理人叫菲尔，40 岁，有丰富的照顾阿尔茨海默病患者的经验。菲尔和巴尼一拍即合，而且只要巴尼可以，俩人就会一起散步很久。他们还会一起看电视上的足球比赛。萨曼莎和两个孩子也都习惯了菲尔的存在。

巴尼患阿尔茨海默病三年后，也就是菲尔加入一年后，巴尼跟我讲："有菲尔在，我真的很高兴。萨曼莎一个人照顾我和孩子，让她受苦了。"

"别瞎说，"萨曼莎说，"我们都爱你，我不想再听到你说这样的话了。"

在这次谈话后不到两年，他病情已经严重到无法开口说话也难以认出家人了。由于大小便失禁，巴尼搬出了卧室，和菲尔一起住在客卧。

也就是在这段时间，发生了出人意料的事情。

"我和菲尔相爱了。"在一个下午，萨曼莎在办公室向我吐露了实情。"我爱巴尼，你是知道的。但是当我俩一起照顾巴尼，一起给他洗澡的时候，那种感觉就像是在照顾我俩生病的孩子。"

巴尼去世一年后，萨曼莎和菲尔才将他们的关系公开，最终两人结了婚。萨曼莎和我也一直有联系。她告诉我，他们带上两个孩子一起搬到了科罗拉多州，因为她的家人和巴尼的家人都不同意两个人在一起，巴尼的母亲和妹妹甚至骂萨曼莎。

> "我爱巴尼，你是知道的。但是当我俩一起照顾巴尼，一起给他洗澡的时候，那种感觉就像是在照顾我俩生病的孩子。"

"那孩子们呢？"我问道。

"他们很喜欢菲尔，"她说，"菲尔就像是他们的第二个父亲。我只希望家人能够理解。我从来没有想过会这样，但我难道就没有追求幸福的权利吗？我希望巴尼能够理解，我也相信他不会反对的。"

这是我遇到的唯一一例病人的妻子和男护理在一起的例子，但肯定还有其他相似的情况。但是无论如何我都相信，不管男性还是女性照顾者，他们做出这样的事情也很痛苦。然而每个人都有追求幸福的权利，对此我们应该表示支持而不是谴责。

痴呆症患者的性需求

出人意料的是，有时候，随着病症的恶化，患者的性需求反而会越强烈，在这种情况下，作为护理人的伴侣常常不知所措。

在我职业生涯的早期，那时 28 岁，那会儿还很难想象 60 岁以上的老人还有性行为。约翰是我的一位病人，他已经 80 多岁了，他的妻子玛丽也 80 多岁了。一天下午，玛丽来办公室找我。尽管上了年纪，她的脸颊依然红润，卷曲的白发间露出像婴儿那样粉粉的头皮。她是一个保守的人。

"医生，你必须帮我解决一个问题，"她乞求着，"约翰现在在那方面很急。"

"什么意思？"我问道。

"唉，那天晚上，我们一家人都围在桌子边吃饭。正当我从烤箱里拿食物时，约翰却突然跑过来抱住我，想跟我发生关系！"

约翰所表现出来的正是阿尔茨海默病患者无法控制自己的行为也无法做出判断的情形。人脑额叶是控制行为和决定的脑区，当痴呆症影响到该脑区时，患者就会出现无法控制行为和无法做出适当决定的状况。这种情况多见于额颞痴呆症患者，因为其额叶会受到病症的影响。像约翰这样的问题有时可以通过药物治疗，但换个方向可能更有效。

我的另一位病人叫丹，他的错误决策表现得不那么明显。丹 86 岁，是一个充满魅力的男人：古铜色的皮肤，脸部棱角分明，笑起来还有迷人的酒窝。尽管他年事已高，一头银色的头发依然茂密，整整齐齐地梳到一边。他患有缓慢进展性阿尔茨海默病，伴有轻微的记忆丧失，但语言能力和生活技能似乎并无大碍。虽然有时候也会烦躁，但他仍然在担任一家大型媒体公司的高管。

丹一直都是个温柔的人，但患上阿尔茨海默病后性情就变了。我认为一部分是疾病造成的，另一个原因与照顾癌症晚期的妻子有关。我给他开了小剂量的抗抑郁药，似乎有一点作用。但过了几个月，他便向我抱怨妻子的结肠造口袋，让我很是震惊。

"很难对奄奄一息的妻子提起兴趣，"丹坦率地跟我讲，"我想和她做爱，但她似乎并没有那方面的想法。"

"丹，"我万分惊恐，也毫不掩饰，说道，"她当然不想做这种事，你好像不知道她的病情有多严重。"

"我知道她病了，"他说，"但我控制不住那方面的需求。不必说，那个结肠造口袋倒是能让人兴致全无。"

丹并没有考虑病榻上妻子的感受，我对他的冷酷表示震惊。但我试图站在他的角度看问题。我知道丹爱他的妻子，是他的阿尔茨海默病让他不能控制自己的行为。他是在对亲密感的缺失而作出的反应，只是以一种很难接受的方式。而我也没有办法帮助丹解决这一问题。

爱依然存在

值得庆幸的是，并非所有患者的爱情故事都在打破"可接受"行为的底线。虽然很少见，但一些故事中焕然一新的生活方式会以皆大欢喜的结尾引人向往。

贝弗莉在 70 岁的时候，被诊断出患有缓慢进展性阿尔茨海默病。她是个温暖善良的老太太，和丈夫杰克结婚已经有 50 多年了。贝弗莉喜欢讲一些过来人的经验，有一天早上她在我办公室称体重，给我讲了一句生活箴言。

"不要等到退休了才去享受生活、度假，"她说，"看看杰克和我，我们一直忙着抚养孩子，把什么事情都推到老了去做。可现在呢，我病了！你应该每天都要享受生活。"

那时候我才 31 岁，虽然还不太懂其中的道理，但她话语中的坚定和真诚给我留下了深刻的印象，我也真心接受了她的建议并照此做了。

我尽量安排好每天的时间表和每周的休息时间，留出一些属于自己的时间。我也相信这段"个人时间"会使我成为一位更好、更有耐心的医生。随后，我尝试着将贝弗莉的经验传授给其他病人和他们的照顾者。

我结合了批准的药物治疗和认知疗法，积极地治疗贝弗莉。在此过程中，贝弗莉还做了手术排出大脑积液。她病情稳定了 10 多年，在 82 岁那年去世。

贝弗莉的丈夫杰克和她一样热情友好，一直照顾她到最后一刻。贝弗莉去世 3 年后，有一天杰克突然出现在我的办公室。虽然他已经搬去了佛罗里达州，但只要来纽约，他都会来我这里。对于他的"突然来访"，我非常欢迎，因为他让我想起了多年来他对贝弗莉的照顾以及他俩的爱情故事。

这一次，杰克带了另一位朋友——卡米拉。他们关系很好，卡米拉和丈夫是杰克和贝弗莉婚礼的伴娘、伴郎，而在卡米拉的婚礼上，贝弗莉和杰克做他们的伴娘和伴郎。现在卡米拉的丈夫也去世了，剩下两人彼此依靠、互相做伴。

"卡米拉，"杰克向我介绍，"来见见照顾贝弗莉的医生吧。"

我感动得流下了眼泪。我感到很荣幸在贝弗莉去世后仍能继续成为她生活的一部分。杰克现在应该快 90 岁了，但每年 1 月，我都会收到一盒杰克从阳光明媚的佛罗里达寄来的橘子，它们给我的生活带来了温暖。

阿尔茨海默病时期的爱情

即使伴侣患有痴呆症，一些夫妻仍然会彼此享受在身体上的亲密关系。多洛雷斯和亚当是一对可爱的夫妻，两人都已 80 多岁，但是多洛雷斯患上了缓慢进展性阿尔茨海默病。

亚当是这么谈论他们的性生活的："多洛雷斯和我一直享受着身体上美妙

的亲密关系。有趣的是，在她患阿尔茨海默病后，我们更加亲近对方了。我们喜欢和对方在一起，即便这种喜欢没有增加，也应该是始终如一。"

"是的，"多洛雷斯点头表示同意，"我喜欢和亚当在一起，我们在一起的时候很快乐。"

多洛雷斯在她的病情中经历了一些很艰难的阶段，一度认为亚当是在偷窃她的东西。好在这种症状可以用药物治疗。多洛雷斯和亚当在情感上和身体上仍保持着亲密关系。在我看来，亚当聘请护理人员十分有帮助，护理人员是一位很好的女子，与多洛雷斯相处得也融洽。这样一来，多洛雷斯仍然是亚当眼中的爱人而不是需要照顾的负担。

另一对相濡以沫的夫妻是阿里和巴特。82 岁的阿里患有缓慢进展性阿尔茨海默病，伴有中至重度记忆丧失，但语言和生活能力还算良好。溺爱阿里的巴特虽然 83 岁了，但依然很帅气，两人真的是天造地设的一对。他们很爱笑，可能过去的 60 多年都是这么过来的吧。

阿里最近开始产生幻觉，声称看到不一样的巴特，她患上了双重错觉综合征。这种病的临床表现有患者认为亲友被假扮者顶替，对亲友产生妄想性否认。当另一半被认为是一个冒名顶替者时，不论病人还是照顾者都会产生巨大的焦虑和困惑。想象一下，在一个陌生人旁边醒来，或者被你 50 多年的妻子吵醒，而她却认为你是一个陌生人，这种感觉是怎么的呢？巴特遭受着这种煎熬，但仍心怀乐观。

"这是一个有趣的挑战，不对此感到沮丧还要试图让她明白只有一个我。她明白我就是巴特，巴特就是我。但是她身体的一部分仍然会引导她往别处想。就在上一周，她已经看到好多个'我'了，哈哈哈。"

阿里和巴特不约而同地大笑起来。

"她问我：'他去哪儿了？'意思就是我去了哪里。"巴特继续说。

"这是真的吗，阿里？"我问她。

"我不记得了，"阿里说，"但听起来很有趣！"

"我们昨天早上一起吃早餐，"巴特说，"阿里对我说：'我想知道他还会不会回来，他昨晚做了一顿丰盛的晚餐。'我告诉她，我就是那个做晚餐的人。虽然当时能跟她讲通，但下一句她又会接着问：'他在哪里？'有时候，我的确会感到不安。但大多数情况下，我已经学会了接受。"

"他在瞎编，"阿里听了巴特的这些话后说道，"他说我在妄想。这不是妄想，只是角度不同。"

"看来我还是不要对自己的定义太局限了。"巴特同意道，"我必须和'他'和平相处。"

不幸的是，对于阿里的幻觉症，我无能为力。我无法说服阿里的丈夫不是冒牌货。如果幻觉导致了严重的痛苦，服用抗焦虑药物会有所减缓。但巴特和阿里应付得很好，所以我选择不进行干预。

巴特和阿里也跟我谈过他们之间的性爱。

"我们喜欢依偎在一起，"巴特说，"我年纪大了，不能再进行性生活了，但是我又想做，这就很难处理。"

"某种程度上是不错的，"阿里笑着说，"但是太过了我就会推开他。"

他们一起有说有笑地走出我的办公室，一个牵着另一个。我想，爱真是一件美好的事情。

护理是一项艰巨的任务，护理人还会感到前所未有的孤独。作为照顾者的伴侣可能会做出一些社会不赞成的行为来满足生理上的需求。有趣的是，由于这种事出现的频率越来越高，一些宗教领袖甚至考虑在这些情况下重新定义"出轨"一词。多年来，我目睹了许多这样的情况，即便感情深厚的夫妻间也会发生这样的事。我现在明白了这种事为什么会发生，并且学会了不作批评。

一些像巴特一样的伴侣照顾者，找到了与这种"新常态"和平相处的方法。虽然另一半的疾病改变了他们的关系，但他们仍能从照顾自己的另一半当中获得快乐和满足。无论采取何种形式，我都尽量去理解、欣赏患者与照顾者之间的关系，并尽可能地提供帮助和支持。

第十三章

如果我生病了，我应该去医院吗？

❦

▶ ▶ ▶

对伴随痴呆症的其他疾病的治疗

依我个人经验来看，阿尔茨海默病患者若还身患其他疾病，选择在家中治疗方为上策。他们因肌肉萎缩不得不天天卧床休息，在医院这个陌生的环境里，医护人员天天忙得不可开交，顾不到病人的方方面面，这些都会不利于病人身体的恢复。所以，比起医院，我更愿意让他们在家中接受治疗。

住院治疗的痴呆症患者通常伴有头晕、尿路感染、肺炎和摔倒等症状，但这些其实在家中就可以治疗，于病人而言相较于医院也更加舒适自在。其中某些疾病可表现为痴呆症患者常有的意识混乱，护理人员对此也感到迷惑不解，不明白患者的变化是由哪种疾病引起的。出人意料的是，髋部骨折也可以在家中治疗甚至得到康复。根据骨折类型的不同，多达三分之一的骨折可以通过卧床休息、止痛治疗和理疗等方法得到康复。

当然，在家中治疗这一方法也需要得到病人的内科医师的支持，这种方法往往会给医生带来更大的医疗监督负担。但如果条件允许，我强烈支持选择这一方法，我始终相信这是能让我的病人尽快康复的最佳途径。

尿路感染

78 岁的安迪是一名已经退休的工程师，他瘦瘦高高的，身患路易体痴呆症。其症状可能类似于帕金森综合征，实际上这两种病症之间确实也有类似的症状。安迪行动迟缓，以往他的声音极其洪亮，但现在变得含糊不清。

"大声点儿，安迪！"安迪的妻子萨布拉每次带他来我办公室时都会这样说，"大声点儿吧，拜托！我们听不见你在说什么！"

安迪的行动越来越慢，到后来越来越不肯出门。他的背驼得很明显，整个身板儿瘦得像芦苇草似的。萨布拉身材娇小，使劲儿拉扯着他，但折腾一会儿她就体力不支，力不从心。就算这样，她还是决定让安迪留在家里。我前前后后劝了她好多次去请一个兼职护工来照顾安迪，她一直不肯，我们像拔牙似的来来回回好几次，她最后才勉强答应。照顾者对于必要的帮助，表现出来的是反抗而不是心甘情愿地接受，这种情况相当常见。

安迪的病情一步一步发展，我们也随时都在对症下药，以便更好地改善他包括记忆力减退、抑郁和行动迟缓在内的诸多症状。路易体痴呆症患者对药物极其敏感，甚至可能产生不良反应，如果对患者不加以严格观察，那么他们会因药物产生的严重的副作用而痛不欲生。又一次换药以后，安迪突然变得神志不清。有天早上，萨布拉打电话给我。

"安迪现在神志不清，"她说，"他一直在胡言乱语。两天了，他一直都这样。我努力和他讲话，他那双眼睛空洞无神，直勾勾地望着我。昨晚他出现了幻觉，今早又在撕床单，告诉我有小虫子在他床上爬来爬去。我觉得我应该带他去急诊室。"

"带他来我办公室吧，"我说，"他这样要去医院，可能还会雪上加霜。"

在他助手和妻子的帮助下，安迪进来了。他看上去似乎很平静，也配合着回答我的问题。他有点昏昏沉沉的，但没有发烧。我猜测他是对新药物产生了反应，为了安全起见，我给他停药了。幻视可能是路易体痴呆症的症状之一，但此次发病似乎太突然了。

> **内科疾病会严重加剧痴呆症的种种症状。曾经跌倒过或感染过的患者可能会突然无法控制自身的肠道或膀胱。**

内科疾病可以在痴呆症患者身上以我们没见过的方式表现出来，所以我给他做完全身检查后，没有任何证据显示感染。为了以防万一，我又取了他的血液和尿液样本进行测试。结果显示，安迪其实已经尿路感染，而这才是改变他整个精神状态的罪魁祸首。毕竟，痴呆症患者比我们其他人更容易因感染引起的代谢变化而神志不清。安迪通过口服抗生素来治疗尿路感染，一周之内他的身体就恢复了正常。尽管一些症状都说明了他的痴呆症在急剧恶化，但此次状况是一种容易治疗的感染，并且在家中也控制得很好。

内科疾病会严重加剧痴呆症的种种症状。曾经跌倒过或感染过的患者可能会突然无法控制自身的肠道或膀胱，而其他人，比如安迪，也可能会突然语无伦次。毫无疑问这使患者家属们感到惊慌，因为在他们看来，患者的认知能力应是逐渐变化的，而不是突然来一个急转弯。重要的是要向患者家属保证，一旦治疗开始，患者身体就应该恢复正常，不过有时还是要花上好几个月。

我之前说过，哪怕其他医生都主张住院，我还是会尽可能让病人在家中治疗。医院里陌生混乱的环境充斥着死板的条条框框和陌生的医护人员，往往会加重患者的焦虑情绪，让他们更加心烦意乱。病人有时可能会自己下床，从而增加跌倒和骨折的风险。就算在药物作用下，他们平静了下来，但也会带来镇静和嗜睡的副作用。他们可能很难和自己不熟悉的护理人员进行沟通，从而更加心烦意乱。举个例子来说，不熟悉的护士可能看不懂病人要洗澡的信号。

此外，几乎所有的医院都要求患者一天大部分的时间都躺在床上。一项研究显示，医院允许患者每天下床活动的时间仅仅只有43分钟。因此，年老的患者可在短短3天之内失去高达10％的腿部肌肉质量。由于痴呆症患者的平均住院时间比没有痴呆症的同龄人更长，因此在家中治疗的理由就更强了。我能回想起许多不顾我的建议而坚持住院治疗的病例，或是因患者家属的强烈反对，或是因患者个人医师的极力劝阻。很多时候我都只能眼睁睁地看着病人们走着去住院，但坐轮椅出院。所以，应该意识到没有痴呆症的病人比痴呆症病人有更正面的医院体验。

在家治疗肺炎

我另一位病人凯思琳，74 岁，患有肺炎。跟安迪的尿路感染不一样，她花了更长的时间才得以康复。身患阿尔茨海默病的她过去一直独居在长岛，后来染上了肺炎。40 年来，她每天抽两包烟，病情也因此越来越严重。有一天她突然不能控制自己，开不了车也不能打电话。短短几天之内，她的生活发生了翻天覆地的变化，从以前的"一人撑起一片天"变成如今 24 小时都需要人照管，她的女儿蒂娜陪着她。

经我诊断，她患有肺炎，随即我让她服用了强效口服抗生素，所有的治疗都在家中进行。一周后，我对她进行了胸部光检查，显示肺炎已经基本消退了。即便如此，她还是神志不清，也没有很快恢复自我控制能力。

女儿蒂娜自己也育有两个小孩儿，她看到母亲身上的变化并未停止，非常担心。

"你告诉过我她的种种症状都是由肺炎引起的，但她结束治疗已经两个星期了，身体还是没有恢复正常，"她说，"我母亲还是没有恢复理智——事实上，她现在慢慢迷失在家里——有时还会尿床。我不能随时随地都守在她身边啊。需不需要把她送进养老院？"

"不要急，慢慢来，"我告诉她，"再观察一两周吧，我保证她会慢慢好起来的。"

果不其然，大约不到一个月，凯思琳就康复了。跟以前一样，她现在能够自己照顾自己了，也不会再迷路了，情绪也不再失控了。当然了，她还是老样子——每天抽两包烟。让蒂娜知道凯思琳的康复需要花时间，不但有助于减少她对母亲抱有的焦虑，也让凯思琳可以如愿留在家里。

急于治疗

有时病人一旦开始不舒服，忧心忡忡的家属就会坚持"采取行动"。其实这样到最后，家属的努力可能会付诸东流，甚至影响、干预病人的治疗。往往在这种情况下，铺天盖地的医疗建议都会让情况恶化。

早上，我一位病人的儿子打来一个电话，说他母亲维多利亚一夜之间变得非常神志不清。

"感觉妈妈像变了个人似的，"他告诉我，"她看起来昏昏沉沉的，也不如以往那么清醒。"

"她有说哪里痛吗？"我问道。

"没有，"他说，"她只是看起来神志不清。"

"我们再观察一段时间看看。"我告诉他。在痴呆症患者中，个人敏锐性出现起伏是正常的。它不是由于感染或其他任何外部原因导致的，所以经常过一阵子就自动恢复了。我觉得维多利亚开始越来越神志不清只是她痴呆症出现的一个短暂的、良性的波动。她的儿子最后也勉强答应再观察一段时间。

一个警示性案例

虽然我们一致认为使用抗生素是一种相对来说比较好的治疗方法，觉得"用一下没什么大不了的"，但实际上，抗生素对老年人的身体影响是非常大的。我的朋友桑迪给我讲过她姑妈的故事。她姑妈103岁，一个人住在家里，精神正常。多年前她胸壁上就开始植入了心脏起搏器，如今她依旧健在。虽然心脏起搏器仍在运作，但早已"不与她为一体"，需要进行更换。考虑到皮肤可能会被撑破，医生就给她姑妈开了些桑迪所说的"强效抗生素"，在新起搏器插入之前预防感染。

"我去看她的时候，她完全被这个药弄晕了，"桑迪说，"我给医生打电话，医生说还要继续吃药。但到了周末，姑妈饭不吃，话不说，而且大小便失禁。我真没料到会这么严重。我情急之下拨打了急救电话，姑妈被送进了医院。我不知道她能不能挺过来。她还一度看到上帝，并对她说：'回去！回去！'"

植入新的起搏器以后，桑迪的姑妈终于出院了。"说实话，"桑迪说，"自打那以后，姑妈像换了个人似的。她现在已经106岁了，要不是因为抗生素，她现在还硬朗着呢。其实她使用了抗生素两天后，就需要人全天照看了。"

然而没过多久，我就先后接到维多利亚两个女儿的来电，刚挂了电话，随之她大女儿的内科医生又打来了电话。她和维多利亚未曾谋面，但他们三个人的观点都很统一，就是要立即给维多利亚治疗。

我还是劝她们不要着急，再等等看。但孩子们确实非常关心自己母亲最近的精神状态变化，所以"我们什么也不做"在她们眼里确实是个"馊主意"。

维多利亚的女儿打电话告诉我她的兄弟叫来一位医生朋友去看看她的母亲。这位朋友是心脏病专家，认为维多利亚可能患有尿路感染，并建议她继续使用抗生素。

> 除非有明显的细菌感染迹象，否则我不会对病人使用抗生素，因为抗生素往往对痴呆症患者疗效差。

"她现在是什么状况？"我问道。

她的女儿承认母亲是比早上好些了，

但还是有点神志不清。

　　我建议说："治疗之前为什么不试试给尿液取样，再送去检测呢？几个小时就能拿到结果，她也能等那么久，更何况她现在都好些了。"

　　维多利亚的女儿同意收集尿液样本并将其放在当地实验室，但一边又与她的兄弟姐妹一起坚持要治疗"假想的"感染。我开了抗生素处方后他们才满意。在等待实验室结果时，用抗生素治疗是可以的，但我可以确信的是，维多利亚既然没有那么神志不清了也就意味着根本不存在感染的可能。

　　出现病毒性鼻涕或流感，条件反射就是用抗生素，是我对现代医学存有的一大疑问。抗生素尤其是在老年人群中过度使用，如果患者出现耐药性，那么他们最终需要药效更强、更难以耐受的药物。除非有明显的细菌感染迹象，否则我不会对病人使用抗生素，因为抗生素往往对痴呆症患者疗效差。抗生素会让人产生恶心、腹泻和躁动不安等不良反应，进而导致脱水、低血压，以及更加神志不清，还可能在爬下床或走出医院病房时跌倒和骨折。

　　给维多利亚用抗生素，我是极不情愿的。几小时后，她的尿检结果呈阴性，家人才同意停止使用抗生素。即便如此，维多利亚也接触了她根本不需要的药物。而幸运的是，第二天早上她就恢复了常态。

　　接下来的周末，我又接到了维多利亚女儿的电话。"妈妈星期五就开始咳嗽，"她说，"我们带她去了当地的紧急护理中心，光片显示她得了肺炎，她被送去了医院急诊室。"

　　"不管你们做什么，"我告诉她，"千万不要让你们的母亲住院，请务必等到正式公布的 X 光结果出来再做决定。"

　　汲取了前一周的经验，她等结果出来，果不其然，维多利亚什么事儿也没有。在维多利亚最初的 X 光检查结果被误认为是肺炎的地方，只不过是她童年时候在东欧接受结核病治疗的疤痕而已，距离现在已经年代久远了。

　　维多利亚安安全全地回到了家，省去了待在医院的一系列麻烦事儿。但其他一些病人可能就没有这么幸运了。当在乎的人身体不好的时候，我们很难耐心等待。但有时候，这恰恰是最好的方法，维多利亚这个例子就很好地证明了这一点。能让她最终脱离住院的苦海，我非常高兴。数不尽的测验会让她越来越神志不清。在这期间，医院还可能给她注射更强效的抗生素，而这些抗生素又可能会带来一定副作用。或者，她可能在住院期间患上一种致命感染。依我个人经验来看，许多被医院收治的病人平均住院 4 ~ 5 天，身子就会变得更加虚弱，自由活动时摔倒甚至骨折的可能性也会更大。

住院期间染上肺炎

88 岁的斯特拉有一天来找我看病，她患有路易体痴呆症，但被误诊为帕金森综合征。这种病有时很难与路易体痴呆症区分开来，她正在进行药物治疗。在药物的作用下她昏昏沉沉，焦躁不安。为了让她平静下来，她进行了其他药物治疗，身体变得更加僵硬，到最后无法动弹，弯弯曲曲的脊椎中间冒了一个大褥疮。

我第一次见到斯特拉的时候，她坐在轮椅上，半梦半醒。她身形纤长，弯腰驼背，只能靠着轮椅背带把身板撑起来。然而，她的丈夫却不一样，已经90 岁高龄但身材高大，精神饱满。他们结婚 60 年有余，有几年斯特拉全天都需要有人照顾。关于医疗方面的问题，都是她丈夫在替她做决定。

经她丈夫同意后，短短几周时间内，我逐渐地减少到最后甚至停止了她帕金森综合征的治疗，她比之前清醒了一点。他们找了一名专家专门在家里治疗她的褥疮，3 个月后，她便痊愈了。在这期间，由于褥疮疼痛，麻醉药一直没停过。后来我也慢慢减少麻醉药的使用到最后甚至停用。她慢慢能活动了，有一次我给她药物治疗痴呆症，只见她面露微笑，还能开一两个玩笑。

尽管斯特拉从来没有完全清醒过或者能够进行长时间的交谈，但她的生活质量有了显著改善。她逐渐恢复了站立的能力，每天在辅助设备的帮助下至少能走半小时。

"感觉如何，斯特拉？"每次她一来我都会问她。

"感觉好极了！"她每次都笑着说，让我非常高兴。

然而斯特拉的故事并没有结束。不幸的是，她染上了肺炎，呼吸困难，慢慢地开始昏昏欲睡。她的内科医师是一个刚结束实习的年轻人，心地善良，却不顾我的抗议，坚持要送她去住院。我

> 她的内科医师是一个刚结束实习的年轻人，心地善良，却不顾我的抗议，坚持要送她去住院。

支持斯特拉在家里接受药物治疗，他却认为斯特拉病情不稳定。

"没错。"我说，"哪怕到最后她平安无事地出院，我也不确定住院就一定能改善她的生活质量。"

斯特拉的丈夫天生谨慎，一直挂念着妻子的病情，所以认为走"安全"路线是更加明智的选择。

虽然斯特拉的内科医生最初估计她住院 3 ~ 4 天，但斯特拉却整整住了 9 天。住院两天后，她便因导尿管而尿路感染（导尿管在入院时被放入膀胱，这是类似斯特拉这样的住院病人的常规手术，哪怕他们还没有大小便失禁）。她已经因另外染上的致命肺炎注射了抗生素，而现在要改用另一种药效更强的静脉注射的抗生素。

因为心脏问题，斯特拉在心脏病监护病房里也待过一段时间。每天都要忍受好几次抽血，手臂和双手满是针眼和瘀伤。因为各种各样的问题，她要面对不同的咨询师，其中有一位理疗医师、一位传染病会诊医生还有一位心脏病专家。在各种药物的镇静作用下，斯特拉感到迷迷糊糊，从床上再也坐不起来。在一次讲话和吞咽评估发现她吞咽有困难后，她就被插上了鼻饲管。斯特拉前前后后配合接受了其他许许多多的诊断测试，也不明白这些测试是做什么用的。这些测试都需要给她注射镇静剂，因为她已经不能配合了。

我去医院见到斯特拉时，心理掺杂着悲伤和愤怒，很想大哭一场。她的病床被围了起来以防跌倒。她仰卧在床上，这是她所能忍受的最痛苦的姿势，因为她脊椎中间的褥疮又犯了，而且由于不能活动变得越来越严重。她的身体被静脉注射管搞得已是千疮百孔。

我记得当时非常生气，对我们这些医生都很生气，心想："为什么要这么做？究竟有什么理由把斯特拉搞成这样？"

斯特拉刚出院那阵子，就算之前一直插着鼻饲管，本来就虚弱的身子还是消瘦了一些，最近刚刚恢复的站立能力也消失了。她坐着轮椅回家，也找了临终关怀，一周后就去世了。我其实坚信如果我们让斯特拉在家中治疗肺炎，她完全康复的可能性会更大。就算没有接受这些所谓的治疗她也许会走得更早一些，但也免了在医院受的折磨。

故事讲到这里，我想说明的是，因为一些病去医院做检查，从而诊断出接二连三的疾病出来，与其这样，还不如在家中进行治疗。但如果诊断结果为类似于髋骨骨折这类的，住院治疗似乎是唯一的抉择时，又该如何呢？

在家中治疗髋骨骨折

我的病人黛比，88岁，身材纤弱但性格却很坚决。她6年前被诊断出患有阿尔茨海默病，独居在一个小公寓里。过去一年里，她每周都会叫助手来陪她几天，帮忙购物、做做家务。一天下午，我接到她女儿南希的电话。

"我母亲摔倒了，好像摔到了髋骨，"南希告诉我说，"她疼得大喊大叫，我不知道该怎么办。"当然，遇到这种情况南希选择给我打电话而不是直接打911，是因为这些年来我们对她母亲的治疗方式达成了一致，就是在家中治疗。

"南希啊，"我对她说，"要是我们带你妈妈去医院的话，她髋骨骨折被治好当然没有问题，但同时你也要知道，医院的日子也并不好过。她很有可能不会配合进行康复治疗。所以你要想好，到底是去医院还是继续在家中进行治疗。"

"我当然更倾向于后者，"她回答说，"我就想让母亲在家中接受治疗，她也这么想的。"

"那这样她髋骨骨折可能就没办法治疗了，明白吗？"我继续问道。

"我知道，"南希回答说，"但我更不情愿看到她在医院天天饱受身心折磨啊。"

"让你母亲继续在家中治疗，并不排除她可能会死亡的可能性，这个你能明白吗？"

"当然，"南希说，"我知道，但是母亲一直坚决排斥住院，我应该遵从她的意愿。"

这样一来，南希加上黛比的助手，我们三个一起制订了一个方案。为治疗黛比的疼痛，我开了吗啡，也告诉了南希怎么操作使用，此外还联系了一个上门服务的护士机构。南希又雇了名助手，方便母亲全天候得到照顾。那天稍微晚点的时候，我恰好有空，就去看了黛比，她恰好在吗啡的药效下睡着了。我检查了她的身体，判断为髋骨骨折，虽然我只能通过 X 光来确诊，但在这种情况下，拍 X 光毫无意义。

> 黛比不仅成功度过了此次骨折难关，还慢慢痊愈了，并在助行架的帮助下可以走动了。这之后的几年，直到她在家中去世，她都坚持来我办公室会诊。

接下来的几天，我们给黛比服用吗啡减轻她的疼痛，她也开始慢慢从床上坐起来吃饭。她在床上躺了将近一个星期，然后开始起床四处走动，这时，我给她安排了一位理疗师。

黛比不仅成功度过了此次骨折难关，还慢慢痊愈了，并在助行架的帮助下可以走动了。这之后的几年，直到她在家中去世，她都坚持来我办公室会诊。

黛比在家中接受治疗的那段时光，都没给我们彼此留下任何遗憾。她能治好骨折，甚至能很好地行走都算是个大惊喜了。但我和南希都认为，就算黛比没有熬过骨折伤痛并在家中去世，当初的决定也应是对的。

三分之一到一半的髋骨骨折都可以在家治疗，因此对于那些可能不太适合住院、手术和康复治疗的阿尔茨海默病患者来说，这是可以考虑的。当然，还需要权衡其他因素，毕竟要实现这一切还需要意识到几个问题：患者在家中卧床休息的难易程度以及血栓的风险，还有家里帮助的必要性。

当地大明星

90岁高龄的蒂娜也经历了类似的事情。她身子骨瘦弱，丈夫已过世，多年来她一直和她85岁的妹妹一起生活。5年前，蒂娜被诊断出患有缓慢进展性阿尔茨海默病，伴有轻微失忆和生活障碍，但语言能力极佳。去年，她请了一个助手每天在家帮助她几个小时。此外，她还是坚持每周三天到家里的服装店去帮帮忙，她十分善于推销，只要她一开口，顾客就会毫不犹豫地拿下商品。

一天下午，她摔了一跤，摔到了髋骨，需要进行手术。蒂娜有一个大家庭，她是家里的老大，有8个孩子和4个如今依旧健在的姊妹，所以至少有12个人在左右她的医疗问题。她的孩子们和兄弟姐妹以及各自的家属，整个一大家子都挤进了医院，都想参与她的医疗问题。

手术后，尽管我建议家属带她回家，但是她的家人还是决定把她转到住院康复中心。到那儿后，她就拒绝配合治疗。她下不了床，只能痛苦地呻吟着，每隔几个小时就要打麻醉药。一周后，很明显她已经撑不下去了，不吃不喝，也几乎认不出家里人了。看到她这种状态，我知道是时候说服她的家属把她带回家了。

"如果她真的快不行了，为什么不是在家里而要在这儿呢？"我对她的家人说。

经过激烈的讨论后，蒂娜的家人最终还是同意让她在家里走完生命的最后一程。我告诉他们，蒂娜很有可能顶多只能撑个几天。但意想不到的是，蒂娜一回到家，整个人突然振作了起来。她起初几乎不愿意动，现在逐渐恢复了食欲甚至开始活动了，当然对理疗她也是积极配合的。

直到她康复前，我一直都去到她家探望她。我喜欢去到病人的生活环境里去探望他们，因为这类似权力转换。病人到了我的办公室相当于是到了我的环境，而我去他们家时，感觉我进到了他们的地盘。这往往能让我更好地了解病人本身，这也是医患之间平等关系的一种展示。蒂娜对我的每次到访都兴奋不已，她的情况越来越好，有时候非要给我吃饼干或布朗尼，所以后来我干脆每次都空着肚子去。

两年后，我在当地的报纸上看到了她，她脸上洋溢着温暖而饱满的笑容。现在她和她的店一样，无人不知，无人不晓。令人称奇的是，她又活了 5 年，证明了在家治疗能让某些患者的病情得到有效的改观。

我辜负了斯卡利

比起黛比和蒂娜髋部骨折在家中得到康复，斯卡利的故事则大有不同。这位退休的大提琴家称呼我为"芭比"。他很早就离婚了，5 年多以前就诊断出患有糖尿病和缓慢进展性阿尔茨海默病。这之后他一直独居，他喜欢吃"左宗棠鸡"[1]，每次都要点好多鸡肉，导致血糖急剧上升。

1　1952 年由彭长贵创制，托名左宗棠，其实与清末将领左宗棠无直接关系——译者注。

他的两个孩子都离他很远，在他 78 岁那年，他的糖尿病愈加严重，从前只需要几个小时家庭护理，现在全天都需要有人照看，主要是为了监督和控制他的吃外卖习惯。这样持续一段时间后，在某个命运攸关的早晨，斯卡利在散步时摔了一跤。救护车将他送往医院后，医生查出他髋部骨折，这种骨折其实用不着手术治疗，主要是要好好地卧床休息。

我随即跟他儿子和女儿打了通电话，叫他们立马把斯卡利接回家。

"德维医生，"他的儿子回答道，"我父亲刚刚骨折了。他就该在医院，不是在家。"

> 作为一名医生，应当为病人着想，站在病人的角度替他们出主意。但同时我也意识到，病人家属往往会根据他们了解到的医疗惯例，采取他们所认为的正确的措施，而我的建议就像让他们违背常规一样。

往往在这种情况下，病人家属和我意见不一致，气氛就会有点僵。作为一名医生，应当为病人着想，站在病人的角度替他们出主意。但同时我也意识到，病人家属往往会根据他们了解到的医疗惯例，采取他们所认为的正确的措施，而我的建议就像在让他们违背常规一样。所以，我把我的想法向斯卡利的孩子们进行了一个大致的描述，最后他们才勉强同意按我说的做。

不幸的是，就算我再三向他们保证自己会监督他整个疗养过程，斯卡利的家庭护理机构还是拒绝了，他们不想冒险。在他们看来，斯卡利是个"高危"病人，随时都有可能跌倒并再次受伤。没办法，斯卡利到头来只好被送到一家康复机构。

"芭比，"我去康复机构看斯卡利时，他恳求道，"我不想待在这破地方了，求你把我带走吧！"

斯卡利没过多久就非常排斥下床，也拒绝接受一切理疗。他一到晚上就心烦意乱，巴不得有人把他绑在床上。哪怕机构里有个助手天天照顾着他，他还是心烦意乱，一秒都待不下去，恨不得马上回到家。

一个月后，他终于出院了，除了背上长了个大褥疮，脚后跟上长了个小的，因长期卧床不活动而腿部严重无力外，其他什么都没有。这些伤病从来没有好过，在他生命的最后一年里，他几乎成天坐在轮椅上。

一年里，他对自己的病情越来越不抱希望。天天饱受褥疮折磨，走起路来也很费力。但他要是越不走动，伤口上的压力就越大，就更没有愈合的可能。斯卡利没怎么走路了，几乎都坐在轮椅上，由助手推着走。

他告诉我："芭比，这样活着不如死了算了。"

抗抑郁药起不到什么作用，斯卡利的痛苦持续了整整一年，在 80 岁时去世。我还是相信如果他在家中疗养，会得到更周全的照顾，生活质量因而会大大提高，还减少了社会成本。因为不光是斯卡利，在美国，几乎所有老年人住院，都享有医疗保险。

为黛西做康复治疗

对我另一个病人黛西来说，情况就好得多。她 89 岁，患有缓慢进展性阿尔茨海默病，轻度记忆受损，但语言和生活方面都没有问题。她和丈夫住在一起，她丈夫 90 多岁了，因心脏病长期卧床不起。于是他们请了两名全职助手来照顾他们，黛西的助手主要负责提醒她吃药。

一天，黛西跌倒了，髋骨骨折，急需进行手术。她的孩子们给我打电话问我她的髋部应进行局部麻醉还是直接全身麻醉。我建议进行局部麻醉就好了，毕竟对痴呆症患者来说，比起全身麻醉，局部麻醉下的认知结果会好得多。也就是说，在手术过程中，黛西会被注射镇静剂，麻醉也只是针对髋部区域进行。

手术完成后，她的孩子们便询问下一步该做什么。我的建议是立马带她回家，在家中进行理疗。但黛西的外科医生建议他们送黛西去康复机构。两种不同的观点让孩子们难以抉择，但最终他们还是决定让黛西待在康复中心，方便得到更好的照顾。

一到康复中心，黛西不但不愿走路，而且坚决不下床。她开始神志不清，康复治疗对她无济于事。每次她的孩子们都打电话告诉我情况不容乐观。黛西在无人帮助下是无法走路和站立的，她也拒绝从床上坐起来，就连从床上下来坐到轮椅上去，也得要三个人来帮她。她把注意力完完全全集中到了术后疼痛上，而不是积极参与康复治疗。

原本的想法是：等没什么问题后便带她回家。但是她在那儿待的时间越长，问题反而越多。黛西在康复中心待了两个星期后终于出院了，这段时间里，她的病情不仅没有任何好转，还一直恶化。黛西回到家后，经过几个月慢慢调养，终于可以独立下地行走了。但我相信，如果黛西在手术之后立即回家配合理疗师的治疗的话，家中的熟悉特征和安全感都会促使她更积极地配合理疗，也会恢复得更快。

像斯卡利或黛西这样的病人要想尽快康复的话，最好不要去康复机构进行治疗。病人术后变得身体好到足以可以回家的情况往往不存在。然而，我们目前的医保系统更偏向机构护理而不是家庭护理，使得病人家属更容易选择在医疗机构治疗。

万一住院了，该怎么办？

痴呆症患者要是实在没办法最终选择了住院，事先采取预防措施再住院对他们有百益而无一害。最重要的是，要尽量缩短他们的住院时间，哪怕出院时或多或少有点不放心。还有一点很重要的就是，要先把病人当下最严重的问题放在第一位，而不是考虑他们整体的健康。

很多情况下，病人已经可以出院了，却被要求多待一天来做测试，而这些测试往往普通门诊病人也可以做。病人的家属通常会想："多待个一两天，有什么不好的？"但是，除非真的必要，多在医院待一天都会有附加风险，比如容易感染，以及不活动导致肌肉质量下降等，这些都会增加他们跌倒、骨折和再入院治疗的风险。另外还有与手术和手术并发症相关的风险。这样看来，减少住院时间是确保住院"成功"的最佳途径之一，因为这样益处与风险比最高。

当然，尽管有这些不好的因素存在，但是有时候来看，住院对阿尔茨海默病患者也是有好处的。

有成效的住院案例

88 岁的帕卡德是一名退休的外科医生，被另一位神经学家诊断出患有阿尔茨海默病并介绍到我这里来。他的妻子琪琪是主要照顾他的人。有一天，他们来找到我。帕卡德医生身材高挑，瘦削，走起路来一瘸一拐。他一见我便向我诉苦，说自己右髋部疼得不行。

"为什么你老是担心我的记性问题？你就不能管管我的髋部疼痛吗？"他说。

琪琪告诉我，之前有两名骨科医生都同意帕卡德医生进行髋关节置换。但是帕卡德医生患有痴呆症，做这手术对他其实不好，因为整个手术过程和麻醉药可能会让他的痴呆症病情恶化，更严重的是，由于认知能力丧失，帕卡德医生可能无法配合进行之后的康复治疗。

后来的两年中，经药物治疗后，帕卡德医生的认知能力逐渐稳定下来了，但与此同时他的髋部持续疼痛，为此他经常叫苦连天。他整日眉头紧锁，面部扭曲，显得痛苦不堪。要不是在迫不得已的情况下，他才不会下地走路。由于长时间没有活动，他的肌肉开始萎缩，就算走起路来也跟跟跄跄的。我没给他开麻醉止痛药是因为这会增加他摔倒和神志不清的风险。当然，我们也尝试用了其他止痛药，林林总总，但都无济于事。

最后，经过多次的讨论未果，加上一次又一次失望，我、帕卡德医生还有琪琪做了一个大胆的决定——换髋关节。这有一定的风险，但帕卡德医生告诉我和琪琪："如果以后每天都得受这般疼痛折磨，我宁愿不活了。"听了这话后，我们做了这个性命攸关的决定。

> **我认为尽量减少住院时间会使帕卡德医生的情况慢慢变好，因为他在熟悉的环境——家中进行理疗。**

我给帕卡德医生退休前工作的医院里的一位骨科医生通了电话。他同意在帕卡德医生手术后第二天早上就出院回家，但前提是他得在家接受理疗和护理。我认为尽量减少住院时间会使帕卡德医生的情况慢慢变好，因为他在熟悉的环境——家中进行理疗。

一切都按计划进行得好好的。帕卡德医生周一早上做了手术后，第二天早上就回家了。出院的头两天由一位全职护士在家照顾他。另外，理疗师每周来六次，帮助他活动活动筋骨。帕卡德医生回家的第一天，琪琪就打电话告诉我理疗已经开始，一切都进行得非常顺利。周五，她又打了一个电话告诉我，她丈夫的病情有了明显的好转。事实上，由于他不再觉得疼得要命，他的易怒程度大大减轻了。琪琪还说他的记性有很大的提高，简直让人难以置信。

果不其然，做完髋部手术三周后，帕卡德医生笑容满面地来到我的办公室。看得出来，他的记忆力也好很多了。虽然他患有阿尔茨海默病，但他的记忆力受损程度总体上已经从中等水平上升到了轻度水平。那天我学会了两件事：一是绝不要低估病人对疼痛的抱怨；第二，疼痛对病人认知能力会产生明显的影响。这些道理当时不懂，现在看起来一清二楚，豁然开朗。我们一开始把帕卡德医生的情况都归咎于他的痴呆症，而事实上这一切都源于他每天的疼痛难忍。

阿米莉亚，一位90岁的缓慢进展性阿尔茨海默病患者，也是髋部骨折，并在医院治疗成功。

即使痴呆症发作之后，阿米莉亚仍能流利地讲四国语言——匈牙利语、法语、德语和英语，生活也能自理。阿米莉亚的女儿是一位儿科医生，以前带她母亲来找我看病（痴呆症）。我注意到阿米莉亚被髋关节疼痛困扰，身心饱受折磨。结合我近 10 年前从帕卡德医生那个病例中得出的经验，我给她做了矫形外科评估。外科医生认为阿米莉亚需要做髋关节置换手术。

手术前，我们明确表示她只接受局部麻醉，手术完成后要马上回家。然而，阿米莉亚的外科医生则认为由于这个手术操作起来非常复杂，需要进行全身麻醉，术后也要住几天院。

我们讨论后，阿米莉亚的女儿给她准备了一个私人房间，房间里整天放着她妈妈喜欢的音乐。另外，她和妹妹轮流与母亲待一整天，陪她聊聊天，让她保持清醒，同时确保马上进行理疗。这样下来，阿米莉亚 3 天后就可以回家了。

> 那天我学会了两件事：一是绝不要低估病人对疼痛的抱怨；第二，疼痛对病人认知能力会产生明显的影响。

第一周，阿米莉亚配合理疗师在家中进行理疗。到后来她就能参加家附近的理疗项目。从此她走路越来越好。事实上，由于记忆力严重减退，阿米莉亚甚至记不起自己做过手术这回事了。

我相信帕卡德医生和阿米莉亚的故事能以好的结局收场，是因为我们能够很快带他们回家。

家中治疗，总是更好的选择

尽管一些患者和家庭可能发现在家治疗是不可信的或不可行的，但这种选择是确实存在的。家庭护理和理疗都在保险范围内，这样纳税人花费的医疗保险比住院康复机构的疗养费少得多。更为重要的是，它们对患者日后病情更好。

> 然而，正如我病人的一些经历所示，我坚信，对于痴呆症病人来说，在家中接受治疗更为可取。

所以，采取这种方式对大家都有好处，希望这种选择今后会变得十分普遍。

我选择讲这些故事，并不是为了诋毁医院。显然，有些痴呆症患者现在仍旧活着得益于适当的住院治疗和医院提供的专家护理。相反，我主张仔细考虑医院是否为特定痴呆症患者治疗的最佳场所，这与我们本能地认为医院是治疗疾病、恢复健康的最佳场所的观念背道而驰。然而，正如我病人的一些经历所示，我坚信，对于痴呆症病人来说，在家中接受治疗更为可取。

病人出现紧急情况时，要家属选择让他们继续待在家里而不是立即拨打911，对家属们而言，确实会很可怕。但是当大家的意见难以达成一致时，很容易引起家庭成员之间的冲突。为避免这些冲突，提前与病人讨论这个问题就显得十分必要。事先问问他们更喜欢哪种方式，如果他们的病可以得到治疗，加之医院能够提供更好的治疗，他们会选择待在家里吗？仅仅因为病人患有阿尔茨海默病就断定他们不能理解这些问题或就这些问题给出合理的答案，这是不合理的。这些年来，我与病人进行了无数次这样的讨论，甚至是那些记忆力严重丧失的患者。只要病人的语言能力尚存，他们就能够清楚地让我知道他们想要什么。在病人家属参与决定的家庭中，最为重要的是家属们都统一好战线。我们在第十五章中可以读到，这一切都需要归档备案到生前遗嘱和指定的医保代理人那里。

与病人的主治医师或内科医师进行讨论也是很重要的。问问医生是否愿意配合这个计划，还是更加赞成以医院为基础的方案。有些医生可能相信家庭护理的效果，但最终还是选择了医院，因为我们平时都很忙，不能顾及方方面面。如果痴呆症患者选择在家中进行治疗，那么医生就需要一段集中的时间去给他们进行治疗，而且采取这种方式的话，保险公司和医疗保险报销也很低。

归根结底，家庭和医生双方都是想从病人的角度出发，一切都以病人自身为前提。最好提前做计划，对医疗紧急情况有所准备，提前预知将会遇到的困难并及时处理，这样才不会慌乱中匆匆忙忙地做决定，以免抱憾终身。

第十四章

你爱或不爱，我都愿这样

面对阿尔茨海默病的坚守自我

通常，当人们被诊断出患有阿尔茨海默病时，他们平时就有的一些特立独行——其实某种程度上来说我们每个人都有独特的地方——都会被病理化，即护理人员把他们身上的种种怪癖和偏好视作阿尔茨海默病症状的一部分，也因此视为应消灭的对象。

对于这种态度和看法，我很难接受——生活在一个越来越趋向医学和个人一致性和同质性的社会中，我们不允许病人有他们独特的个人癖好。阿尔茨海默病患者和未患阿尔茨海默病的人一样有权利做出非正统的选择。生活中，有一些人家里收拾得干净整洁，而有的人家中却凌乱不堪；一些人善于存钱，另一些人善于挥霍；一些人爱养狗，另一些人对宠物没兴趣。这些偏好会一直伴随我们，不管是步入老年，还是身患痴呆症。如果没有被诊断出患有阿尔茨海默病，我们的朋友、家人或同事把他们的个人喜好强加给我们时，我们可以直接对此表示不屑，继续照着自己的方式活下去，而他们除了无奈地摇摇头，也不会过多干涉我们的癖好。但对阿尔茨海默病患者而言就很不幸了，当他们做出一些不寻常的举动时，家人和护理人员会把这些举动统统归因于他们的痴呆症，并以此作为消除患者偏好的正当理由。

所以重要的是，要记得患者痴呆症发作之前是什么样的。有些阿尔茨海默病患者过去做事都小心翼翼，一患病就变得邋遢不堪；有些患者从来都不屑于做事井井有条。必须强调的是"患病以前"：这种癖好在他们确诊为阿尔茨海默病之前就已经显现出来了吗？当然，这个问题的答案有助于区分到底是个人偏好问题还是阿尔茨海默病引起的奇怪行为。即使有了这样的保证，也不能让结果万无一失。我们绝不能忽视的一点就是——人的口味始终会变。

人类随着时间的推移而不断进化，品位和偏好也一样。如果你20年前告诉我，有一天我会为一位女中音唱的咏叹调而哭泣，我肯定会狂笑不已。当然了，这个偏好变化无伤大雅。但若是一个曾经忠贞不渝的丈夫，耳顺之年离异后就变成好色之徒呢？如果这个人在80多岁时患了痴呆症，那么他成天的寻欢作乐就不能怪罪于他的痴呆症。

普林斯还是小崽？

我一个病人，托马斯，90岁高龄了，他的怪癖很难被分到任何一类。他患有缓慢进展性阿尔茨海默病，有轻度到中度记忆障碍，但同时拥有极好的语言技能，伴有轻度生活技能障碍。10多年前我认识了他并开始对他进行诊断，他那时79岁。在这之后的几年里，我开始越来越了解他的种种习惯。

举个例子，一位被我派到他公寓的理疗师告诉我，托马斯的家里面脏乱不堪，各种大大小小的文件堆得到处都是，还有一眼就能看到的狗狗粪便。他把家搞成这样到底是由阿尔茨海默病导致的还是先天的习惯，我并不太清楚。为此，我还找托马斯谈过，他向我保证他雇了一个管家每周来打扫3天，总是把他的文件弄得乱糟糟。

托马斯身高1.9米，他的大肚子一如既往地倔强，松松垮垮地搭在腰带上，似乎在得意地反抗着我数十年来一直督促他的节食。他每晚都要吃一大盘樱桃加冰淇淋。他多年如一日地担任着一所小文理学院的古典文学教授，独自一人生活。他强烈反对按照传统观念过活，比如：什么是可以接受的，什么是不可以接受的。他也从不觉得自己的偏好有什么大碍。

普林斯从未伤害过托马斯，他反倒对托马斯忠诚不已。

"等我醒来再问我一次，"当我给他做检查并询问他的健康状况时，托马斯经常如是说，"现在问太早了。"

"托马斯，"我抗议道，"现在已经下午两点了！"

后来我了解到，托马斯一如往常地吃了一大盘樱桃加冰淇淋，差不多一两个小时后，即凌晨三点左右才上床睡觉，到下午一点左右才醒。我也慢慢适应了他的生活习惯，所以安排他下午晚些时候来看病。

托马斯家里有一只吉娃娃，叫普林斯。现在，我很喜欢狗——在我的有生之年，我有幸照顾了 20 多只狗，而且我领会到了不同的狗狗的个性。但在任何人看来，普林斯都太难缠了。

托马斯从一家救援机构收养了普林斯。虽然当时普林斯看起来很焦虑，一见到任何东西就恨不得扑上去咬——这也是他被以前的主人抛弃的原因。但是，托马斯却丝毫不在意这点。普林斯从未伤害过托马斯，他反倒对托马斯忠诚不已。

普林斯大部分时间都一直陪着托马斯。当然，能和这只没好气的小狗相处的，也只有托马斯了。随着时间的推移，他们的感情越来越深。托马斯每次来到我的办公室都会花很多时间谈论他的普林斯。他告诉我说，他之所以给这吉娃娃起了这个名字，是因为它身上带有一种贵族气质，而且就像皇室成员一样，它不会"屈尊与无产阶级结交"。

"我发现普林斯出奇地老派，"托马斯心满意足地谈道，"一点没有现代社会的'交际欲'。"

不幸的是，没过多久普林斯就遭遇了一场车祸，导致脊椎断裂。现在的普林斯虽然行动敏捷，但也受限于后腿的小装置里，这样才能四处走动。随着托马斯的痴呆症进一步发展，他没有办法继续好好照顾普林斯，因为他需要经常给普林斯导尿以帮助它排尿。托马斯告诉我他从来没有忘记过这件事，但我不确定，我担心小狗可能得不到适当的照顾。某段时间，我决定请一家家庭护理机构来帮助托马斯，同时也帮托马斯照顾照顾普林斯。

和曾经的理疗师一样，这家机构的工作人员也被托马斯的生活状况吓到了，一直抱怨地上的狗粪和纸堆。我和跟着托马斯25年的管家都尽力向他们保证，这就是托马斯的习惯，而且那堆纸，可能在他患上痴呆症后堆得更高了，但其实一开始就已堆积如山了。这就是托马斯的家，也是他的习惯。

"太脏了。我们需要进去清理一下，"尽管我竭力保证，该机构代表还是说，"这一点都不健康。"

"这就算再脏再乱，也永远达不到危害健康的程度啊，"我说，"他的管家一周有几天在那里，把屋子都打扫得干干净净。托马斯自身不喜欢别人动他的那些文件。"

但是，该机构的工作人员仍然不为所动，坚持认为这不是一个文明人的生活方式。他们最终还是清扫了托马斯的公寓，把他那堆得到处都是的文件纸张放得整整齐齐。这样一来，托马斯完全迷失了方向——看到这个几乎一尘不染的屋子，他始终认为自己搬进了另一间公寓，因为在他的印象中，他的家根本不是这个样子。不仅这样，在经历了这么多混乱后，他也莫名其妙地没能认出普林斯。

托马斯对我说："我有了新的狗。"

"是吗？"我说，"叫什么名字？"

"叫小崽，"他回答说。

"它多大了？"我问。

"只有两岁。"

我问他普林斯去哪儿了。

他回答说："我不知道，但我觉得他们把普林斯换成了小崽。"

"你怎么知道？小崽现在怎么样呢？"

他说小崽的后腿和普林斯的后腿有一样的装置。

我问道："那你怎么知道小崽不是普林斯呢？"

托马斯回答说："我认识我的普林斯。它有贵族气质，是个贵族，而这只小狗就只是只普通的狗。"

我给家庭护理机构打电话后，差不多过了一个月，他们的工作人员因为普林斯爱乱咬的习惯而把它送去了收留所。普林斯身材短小，加上有些瘫痪，只是一直爱烦人，但总的来说算不上构成什么大的威胁。尽管如此，该机构的工作人员还是对普林斯喜欢不起来，还把它送走了。

托马斯可能患有记忆障碍，但这一点也不影响他对狗狗的感情。当他被告知小狗走丢了，小崽的形象突然又变回了他记忆中的普林斯。尽管有记忆损失，托马斯还是会记起普林斯身上装有微芯片，于是做了必要的咨询，找到了普林斯所在的收留所，并再次将它解救出来。

托马斯的家人住在离他很远的地方，他们厌倦了机构工作人员一直以来对普林斯的抱怨，于是把普林斯送去了动物收容所以外的某个地方，认为做出了正确的选择。考虑到普林斯，或许他们做的是对的，毕竟待在机构里面它并不好过。但话说回来，我认为这对托马斯来说不太好。普林斯被放走后，认识托马斯这么多年，我从未见过他如此悲痛不已。

"我不知道我的狗到底怎么了，"他告诉我，"我的思绪一定是飘得太远了，导致我让他离开我。但我唯一能记得的是，我在遛普林斯，接下来它就没在家里了。它一定不见了。我给所有收容所都打过电话，普林斯都不在他们那里。"

托马斯为此天天受煎熬。"我真不知道没有他我该怎么办，"他伤心不已地说道，"他就是我的命，我的伴儿啊。"

我问道："是不是有人因为普林斯太可爱而把它带走了。"托马斯便开口大笑。"德维博士，"他说，"你我都知道别人是不会喜欢普林斯的，只有我才能亲近它。没人会想要它的，我现在只希望它安安全全的。"

经历了这一切，托马斯一年之后便去世了。尽管我一直反对，他还是做了结肠镜检查，为了术后康复，还在医院住了 5 天。他出院那时，走路都有困难，而且在结肠镜检查后几周内，他除了睡觉，其他时间几乎都待在轮椅上。后来又因为感染而住了几次院，哪怕我一直提议说他应该在家中接受治疗，但是这些提议都遭到了他家人的质疑。他们最终选用了一位在他们看来更加理智的医生代替了我。而我，从最初将托马斯介绍给我的精神病医生那里得知了他去世的消息。

事实上，托马斯的另外两名医师，也就是他的精神病医师和内科医师，完全同意家庭护理机构的计划，因为他们认为这不仅是一个明智的选择，同时也有利于健康。似乎我才是那个反常的人。但我相信，如果托马斯没有患阿尔茨海默病，那说不定大家都可以忍受他的居住环境，但因为托马斯被确诊为患有阿尔茨海默病，他的家人和医护人员才有机会将一些外在价值观强加给他。

> 但我相信，如果托马斯没有患阿尔茨海默病，那说不定大家都可以忍受他的居住环境，但因为托马斯被确诊为患有阿尔茨海默病，他的家人和医护人员才有机会将一些外在价值观强加给他。

我记得最后几次找托马斯谈话时，他曾对我说过："我不能想象我有一天不在了。"尽管他现在已经不在了，但他仍然在我脑海中挥之不去。像我们所有人一样，阿尔茨海默病患者的生活中都需要树立一种使命感。于托马斯而言，那便是普林斯。失去爱犬对他来说是一个不小的打击，很难从中走出来，而数次住院经历——在他生命的最后一年里，他住了五次院——也让情况更加糟糕。

托马斯处境的困难在于，区分他的那些行为到底是阿尔茨海默病引起的还是先天就是这样的。那堆积成山的文件是托马斯一直以来都有的习惯，还是如其他痴呆症患者一样，里面都是忘了读取的邮件和支付的账单？他家里的狗粪是他放任脏乱的结果，还是阿尔茨海默病的表现？这两种情况，根据先前的信息看来，答案似乎是托马斯自身的原因，而不是他的痴呆症引起的。

当然了，就算托马斯是习惯性地把纸乱堆在公寓里，如果里面有未支付的账单，也需要进行整理。面对这种情况，我主张要慎重小心，见机行事，而不是直接选择"把托马斯变成爱收拾的人"。对于照顾阿尔茨海默病患者，我的方法并不是医学界公认的标准。但如果是我患上阿尔茨海默病，我真心希望我的癖好能被大家接受。

一个特殊的请求

埃斯特尔已经91岁高龄了，患有快速进展性阿尔茨海默病，伴有轻度记忆障碍和严重的语言障碍。她和她的丈夫高中时就坠入爱河，如今已经结婚65年了。但她的丈夫现在已经去世了。他们整个一生都在新泽西州的一个富裕的小镇里度过。我实习期开始不久后，她的两个女儿便把她交给了我。就这样，我们在一起相处了好几个月，有一天下午，她觉得有必要向我坦白一些事。

"我一直都过得不错……但我仍然想做件事，"她努力解释道，"我从来都没做过，真的是从来都没做过这件事。"

骨质疏松症侵蚀了埃斯特尔的脊椎，所以她看起来比年轻时更加消瘦了。就算这样，她还是稳稳地坐在椅子上，黑色的眼线仍然描得很精准，眉毛也画得很精致，决心让自己看起来更好看。本来埃斯特尔的女儿们带她来看我，是因为埃斯特尔说话有困难。由于痴呆症，她很难说出完整的句子。但埃斯特尔还是没有放弃，坚持要说，也要让别人听见。那天下午，我花了不少工夫去理解她到底在说什么。

"那件事情，"她说，"你可以找人代劳。你能不能帮我找个人来做？有人可以帮忙的。"

"我不知道你在说什么。你想表达什么意思呢？"我反复地问她。

"你知道的，"她直视着我又说了一次，"你躺在床上的时候……"

床？我有预感，她是想告诉我一些与性相关的事情，而不仅仅是睡觉这么简单。但关于她到底想说什么，我还是摸不着头脑。同时，我还要极力克服我浑身上下的不自在，我做梦都没有想到我竟然正在和我曾祖母般大的人讨论"性"这个话题。

但当埃斯特尔努力地吐出这几个字的时候，我就明白了，要是她能大大方方说出来，那我就能顺势接下去。最终我花了好长时间，终于弄明白埃斯特尔想说的是"高潮"。

"性高潮？"我终于揭开了这个谜底。我简直太高兴了，但又有些震惊。

"没错！"她说，"就是！就是！高潮！你能帮我找个人吗？要花钱？男人？男妓？"

我后来才明白，埃斯特尔从未经历过高潮，所以她一直很好奇，也一直想去尝试一下。也许是害怕别人对她评头论足，所以这个想法她之前从未告诉任何人，但她知道我不会那样对她，她的信任反倒让我觉得十分欣慰。我也并没有觉得她提的这个要求让人觉得恶心或是反感，我只是觉得这很意外，同时又掺杂一丝辛酸。不管怎么说，最重要的是，我非常感激她能够给予我莫大的信任，在这种私密的话题上对我敞开心扉。医生也同牧师和教师一样，如果乐于接受的话，也可以经历这种倾听隐私的时刻。

> 也许是害怕别人对她评头论足，所以这个想法她之前从未告诉过任何人，但她知道我不会那样对她。

"你女儿知道这件事吗？"虽然我已经肯定她们不知道，但我还是问了一下。

"不，当然不知道了！"埃斯特尔突然大笑起来。

"你想让我告诉她们，让她们看看我们能不能办到吗？"

埃斯特尔着急地点了点头。

我请她的女儿们来到我的办公室，希望能实现埃斯特尔的梦想。在这惊喜的时刻，我却没有料到她女儿们的反应，或许埃斯特尔早已料到了，或许这就是她突然变得闷闷不乐的原因：她一脸严肃地坐在我旁边，但我却未能意识到她情绪上的变化。

我对她的两个女儿说："我请求你们母亲能够允许我来告诉你们，她也同意了。她希望我们能帮她实现一个目标……"

她们俩已经 60 多岁了，自己也身为祖母。其中一个是一名社工，正在与无情的岁月奋力抗争，脸上有明显整容的痕迹，头发是染过的，盘了起来；另一个是舞蹈演员，反倒没那么讲究，任由灰白的发丝披散着。我把她们母亲的愿望如实告诉了她们。

"你简直胆大包天！你以为你是谁啊？"做社工的女儿一听到就大喊大叫，让我没办法继续说下去。我原本脸上还挂着笑容，但现在脸开始沉了下来。她继续补充："这真的……真的太不合适了。你怎么能和我妈妈讨论这种事情？那是我妈妈呀！你怎么能这样呢？你要搞清楚，你是她的神经内科医师，不是她的皮条客。你应该做好你的本职工作，而不是在这里胡说八道！真不敢相信你居然说出这样的话！简直让人恶心得想吐！"

我仿佛挨了当头一棒，发现埃斯特尔似乎早有预料。她什么也没说，只是静静地注视着地板。

另一个女儿这时候插话说："要是妈妈想的话……"

但她姐姐完全不同意。"天哪，拜托，苏，求你快打住吧！"她说，"我们到这来是让医生给妈妈治病的，不是让她和谁发生关系的！"

于是这场讨论就这样结束了，我实在是无能为力。毕竟说实话，我是一名神经内科医师，这种事情并不属于我的职责范围。多年过去了，我仍旧清晰记得那时埃斯特尔的手轻轻地抚摸着我的胳膊，她的动作是那么小心，那么温柔，别人丝毫察觉不到。我们最终都没能说服她的女儿，她的愿望最后以失败告终，但她还是轻轻地对我说"谢谢你"，我很感动。

法官与诺贝尔奖得主

到现在我都一直把埃斯特尔的经历当作我职业生涯中的一个秘密。表面上看来，它显得那么不堪入目，然而现在回想起来，它似乎更为可悲。差不多过了 20 年后，一位身材高大、声望卓著的教授，证明了我的做法是正确的，而且他还摘得了诺贝尔医学奖的桂冠。

得知诺贝尔奖得主同意我让阿尔茨海默病患者做任何他们想做的事，快乐地度过他们余下的日子，我感到欣慰至极。实际上，他也以这种方式来积极帮助他的知己——加文法官。这位 85 岁的法官，已退休多年，6 年来，他患上了记忆障碍。据我的诊断，他患有缓慢进展性阿尔茨海默病，伴有中度记忆障碍、轻度生活技能障碍和语言能力丧失。

加文法官是个才华横溢的人，他有很多次婚姻，这都要"归功于"他那双迷人的眼睛和他对身材曲线的喜爱。他和他现任，也就是第六任妻子住在康涅狄格州格林尼治市、由祖先在 20 世纪遗留下来的一座大豪宅里，周围被亭子、池塘围绕，还有一片片尚未开垦的土地。在他妻子发现丈夫患有缓慢进展性阿尔茨海默病时，她便开始试图重新分配财产，好让自己沾点好处。不过，加文法官仍然相当精明，他拒绝改变任何东西。他就算身患痴呆症，但也想自己掌控自己的财产，这主要是因为他一开始就不太信任他妻子。

加文法官知道自己记忆力正在不断衰退，于是指定诺贝尔奖得主，也是他的老朋友和知己，来作为他的医保代理人，并把财产委托书交给了他另一个朋友。

最终，他妻子被逼急了，对加文法官十分不满。他们经常吵架，打架，甚至摔门；她有时还会对加文法官动手——虽然并不严重，但足以让人引起重视。

有趣的是，加文法官提到种种麻烦事时，都会微笑着补充道："没错，她就是什么都不在乎，只想要我的钱。但是天哪！她身材太好啦！"他边说边搓搓手，眼睛闪闪发光。

很明显，就算这样，他还是很喜欢她，她在身边给加文带来某种意义——可能有点负面，但有意义总是好的。

一天，我接到诺贝尔奖得主的电话。

"一切都安排妥当了，"他告诉我，"法院强制将加文和他的太太分离开来，他太太迫于无奈只好搬出去。因为是加文要求她搬出去的，法院最终同意了加文的意见。现在看来，加文的情况应该会好很多了，因为他终于可以清静一下了。"

一听到这个消息，我的心情就很低落。我敢肯定，加文法官对生活充满热忱，很大部分是因为他随时都有与命运相搏的准备。他和他的娇妻就算经常吵嘴，但这些都成了他的日常，他生活的一部分，所以我担心这些东西一旦消失以后，他对生活的热情也会随之一起消失。

我与加文法官的受托人交谈时，含沙射影地提及了我担心的这个问题。我其实内心很惶恐，毕竟自己认定的事情被同行嘲笑已经够打击的了，若是被诺贝尔奖得主嘲笑，则尤其伤自尊。

就算我一直在含糊其词，但他立马明白了我到底想表达什么，一语道破："我已经考虑过了，不过别担心，我正在给他找女朋友。"

话音刚落，我简直不敢相信自己的耳朵，但我回过神来发现我确实没有听错。我问他这么做的理由。

他回答道："有些地方，像棕榈滩。我觉得我们已经找到了合适人选，能让那个老顽童继续保持警惕。"

"很高兴你能这样想，"我高兴地笑着，松了一口气，"我之前觉得自己孤身一人坚守信念，能得到像你这样的名人的认可于我来说真的是再好不过了。"

事实证明，这位诺奖得主是帮助加文法官的最佳人选。他没有按照家属一贯的做法来将这整个事视为对他朋友任性的补救。相反，他执行了自己的本质职责，也是他受托付和被赋予的责任——帮助加文法官以他自己喜欢的方式维持生活质量。现在看来，诺贝尔奖不落他家落谁家？我的天啊！他真是个天才！

多紫才称得上爱情，才算得上浪漫？

当然了，并非所有病人都跟加文法官一样被幸运女神关照。我第一次见到康斯坦斯时，她已经 91 岁高龄了。经过我的诊断，她患有缓慢进展性阿尔茨海默病，伴有轻中度记忆障碍，但语言和生活能力整体都还不错。她身高大约 1.57 米，身材娇小纤瘦，让我不免想到蜂鸟。她身体里随时饱含一腔热血，双手不停地挥摆着，亮蓝色的发梢时隐时现。在我与她相识的 6 年里，她的头发变得越来越蓝，最终变成了自然界中罕见的饱满的紫色。什么原因呢？原来是她爱上了她 72 岁的理发师埃迪。

康斯坦斯每周要去三次理发店，每次都会给埃迪打赏很多小费。我渐渐明白了埃迪是康斯坦斯的快乐源泉——只要一见到埃迪，她足以兴奋整整一周。

一天，我接到康斯坦斯女儿艾米的电话，她向我吐槽："妈妈在理发店花了太多太多钱！我真的不想让她再去找她那什么发型师了。她现在简直是走火入魔，老是说想嫁给那个理发师。"

"嗯……那你认为这可能吗？"我问她。

康斯坦斯的女儿并没有发现我在故意打趣。

"我妈妈有钱，"她告诉我，态度十分坚决，"这个人知道她有钱，所以在利用她。"

"艾米，"我说，"你母亲的生活需要点色彩，而埃迪恰恰可以给她的生活增添色彩。去理发店花的那点钱对你母亲来说不值一提，所以花的这点钱比起她得到的快乐又算得了什么呢？"

我们的谈话没什么结果，艾米最后挂断了我的电话。在那之前我已经对康斯坦斯有了一定了解，她也毫无疑问地成为我最喜欢的病人之一。康斯坦斯年轻时十分溺爱她的两个孩子，十分舍得在他们身上花钱。有一次康斯坦斯对我说："我决定送我儿子杰克一份礼物，好让他过个难忘的 18 岁生日。所以我告诉哈利（康斯坦斯已故的丈夫），我想给杰克买一件特殊的礼物。你知道吗，哈利当时以为我疯了，因为我给杰克买了辆敞篷车，还送到我们公寓大楼外面的街道上。"

"儿子醒来时，我便兴奋地让他往窗外看——大街上，摆放着一辆系着一条大黄丝带的亮红色跑车。杰克虽然还不会开车，但他还是激动万分。随后，他两个月就拿到了驾照。"康斯坦斯说起这些，脸上挂着微笑。

康斯坦斯在她的两个孩子身上都很舍得花钱。但她也透露说，随着岁月的流逝，她的孩子们要开始管她的开销了，因为他们不太喜欢她花钱的方式。

"但哈利不一样，"康斯坦斯告诉我，"他过去常说：'只有舍得花钱才能好好生活，前提是花销控制在自身能力范围之内。'所以我并不明白我的孩子们为什么要这样做，为什么要这么想。我甚至都在想，他们是不是没那么爱我。"说起这些，她十分伤心。

现在，她的孩子们凭借自己的能力，都过上了富裕的生活，但同时康斯坦斯也慢慢发现孩子们对她和她心爱的理发师的事情一直都耿耿于怀。

"他们觉得埃迪就是贪图我的钱财，"她悄悄告诉我说，"当然，他是想要钱。但谁不是呢？谁在乎呢？ 20 多年了，他一直都为我理发，我知道我对他来说真的很重要。如果他想要我的钱，早就可以利用我了，何需等到现在再来算计我呢？但他从没那样做，他骨子里是一个好人。如果他不是，我肯定不会爱上他。"

康斯坦斯用她紫色刘海下那双明亮的眼睛看着我，像个小精灵似的，让人十分喜爱。我记得我的狗马克曾经咬了康斯坦斯的女儿，把我给吓坏了，还狠狠训斥了它一番。我的狗如今早已过世，那次之前它从没咬过任何人，之后也没有过。我记得康斯坦斯告诉我："千万别怪马克，显然它挺会看人。"

与此同时，康斯坦斯和我都不知道的是，她的孩子们把她已经住了70多年的位于帕克大街上的五居室公寓拿来出售，她得知后跑到我的办公室向我哭诉。

"他们打算把我送走，"她哭着说，"我要去养老院了。我不知道他们是怎么做到的。我给我的律师打电话，他说我已经签了字，但我对此毫无印象。我的孩子们是要把我扫地出门啊。"

听她说完，我感到惊诧不已。更糟糕的是，我从此再也没有康斯坦斯的任何消息。从病历上看，她已经搬到康涅狄格州的一家养老院去了。

其实，康斯坦斯的愿望很简单：她只想待在自己家里，一周做几次头发。于康斯坦斯而言，和埃迪在一起的时光让她倍感幸福。顺带说一句，康斯坦斯去理发店，不仅为了理发，更是为了得到一种心灵上的满足——去感受她在意的、同时也在意她的人的触摸。经过长

> 老年阿尔茨海默病患者有时除了一些毫无感情的接触外，可能连续数周、数月，甚至数年都没有机会与别人有亲密的肌肤接触。然而，这种机会就这样活生生被剥夺了，真是极大的悲哀。

期的相处，对于康斯坦斯来说，理发师通常不带感情的、任务式的触摸早已转化成了来自埃迪的爱抚。老年阿尔茨海默病患者有时除了一些毫无感情的接触外，可能连续数周、数月，甚至数年都没有机会与别人有亲密的肌肤接触。然而，这种机会就这样活生生被剥夺了，真是极大的悲哀。可惜她的孩子们永远不会明白。

每每看到这样的故事，我都会想到选择正确的人代表自己做决定是何等重要的。配偶和孩子这样的近亲属似乎是第一选择，但他们也可能不是最好

的选择。

在我看来，虽然康斯坦斯的孩子们本来就对母亲显得漠不关心，但有时候，平时很关心人的孩子和护理人员也有可能犯错，就像艾拉的女儿一样。

92 岁的"小年轻"

"98 岁已经够了，已经差不多了。"这种话，我的病人艾拉已经对我说了差不多 98 次了。她每次来找我时都要重复这样的话，当然她指的是她的年龄。艾拉曾是一位音乐系教授，患有缓慢进展性阿尔茨海默病，伴有中度至重度记忆障碍。她知道自己写了许多关于音乐和文化的书，哪怕其中一些 40 年后还在不断地印刷出版，但她依旧记不起其中任何一本的名字或者内容。

"如果你可以给我吃点东西让我可以睡着后再也醒不过来就好了。我知道你不会，但我还是希望你会，"每次见到她，她至少要对我重复两次这样的话，"我享福了，也过了精彩的生活！我曾受人钦佩，这一点也不能忽视。我有一个女儿，我爱她，她也爱我。我也有个男伴，拥有这一切真的太好了，毕竟我已经 98 岁了啊！"艾拉笑了。"还不赖嘛！不是我不满足，但是 98 岁真的已经差不多了。"

艾拉的生活质量真是羡煞旁人。她的那位男性朋友曾经也是一名教授，住在她邻街的格林尼治。每每一提到他，艾拉就欣喜若狂："他举止优雅，浑身上下自带贵族气质，性格温文儒雅。92 岁了，他还跟个'小年轻'一样！"每周他们都会在艾拉家里共度 4 天时光，其他时间就各干各的。这种生活他们已经持续了将近 16 年，但随着艾拉病情的发展，她的女儿琳开始坐立不安。

"他虐待我的母亲，"琳告诉我说，"他成天大吼大叫。我希望他从我母亲生活里消失。"

"他们天天都在吵架吗？"我问。

"没错，"琳承认，"我不明白她为什么要和他在一起。我想把他们分开，再继续这样下去我真的会心碎。"

之后见到艾拉的时候我问过她这个事情。"完全不是这样的，"她说，"我不可能容忍一个虐待我的男人，因为我太在乎自己了。真的，我们只是争论得异常激烈，但这就是我们讨论问题的方式——不管是讨论歌剧还是电影什么的，我们都是这样。"

我打电话给琳说："这个男人给你母亲的生活增添了意义，给她带来了幸福，千万别把这一切从你母亲身边夺走。"

尽管琳还是略显担忧，最终还是勉强同意了。她也承认母亲身上从未有过任何被虐待的迹象，也同意了从此不再插手母亲的这些事情。当然我不会答应满足艾拉喝毒药的愿望，她勉勉强强地活着，快 100 岁了。但是，能够帮助她维持那段起起伏伏的，甚至有一点折磨人的恋爱关系，提高她的生活质量，这一点我感到十分高兴。

尊重痴呆症患者的喜好

如同世界上形形色色的人一样，我们每个人随着年龄的增长而想要的东西，都是难以预测的，也是各不相同的。不管我们患有阿尔茨海默病与否，我们选择的喜欢和不喜欢的东西都会让人费解。有些患者做出的选择可能是由疾病导致的，但另外一些却有可能反映了他们内在的本质。当然，要区分到底是哪种情况，困难当然是有的。而在这种情况下，更多地去了解他们在患痴呆症之前的生活和喜好，当然会有所裨益。

为了了解病人背后的故事，平衡医患关系中固有的权力动态发挥着至关重要的作用。在面对阿尔茨海默病患者时尤其如此：由于认知能力受损，患者可能更加胆怯，因此更容易感知到医患权力中心的转移。当这种关系变得趋于平等时，就会产生一个安全的空间，让病人不仅可以公开谈论偏向哪一种治疗方式，甚至还可以公开谈论自己的私事。这为医生侧面了解病人的思想开辟了新天地，而且也创造了更多为病人提供帮助的机会。我尽自己最大努力不让病人感到害怕，尤其是在患者有非常规愿望的情况下。往往这个时候，医生和患者就应该淡掉自己的身份，平等地就事情本身进行交谈。

而另一方面，护理人员和家属都很难容忍病人与他们自身截然不同的行为方式，尤其是怪异另类的那种。支持阿尔茨海默病患者的愿望，改掉想改变他们偏好的坏习惯。如果这样的话，托马斯就不会失去他心爱的普林斯。另外，这种尊重和支持对他们有尊严地生活也至关重要。哪怕有些愿望，比如埃斯特尔的愿望，我们可能无法满足，但至少也要做到体恤他们。

第十五章
我宁愿在家里离去

***

无论活着还是死去，我都愿有尊严地待在家里

我曾经想：怎样的医生才称得上是一名好医生？是成为一名伟大的诊断医师？还是意味着要关心病人？或是选对治疗方式？经过种种猜想，我最终的结论是，能力对评判医生的好坏固然重要，但是根据专业不同，也要考虑其他变数。比如，一个有爱心、聪明的儿科医生在处理儿童先天问题的时候，会经历重重困难。在治疗慢性病这一行业中，我认为，若是一名好医生，他除了应当支持病人努力保持健康之外，还应尽量减少他们死亡时的痛苦。换句话说，好医生会让他们的病人善终。

在我看来，善终意味着我们在我们所选择的地方死去，周围都守候着我们想见的人。如果足够幸运，我们还可以选择死去的时间和方式。民调和临终关怀的数据显示：80%的美国人愿意把去世的地点选在家中。但事实证明，80%的人去世的时候是在医院和养老院。这个情况对于痴呆症患者尤其如此。事实上，越来越多的痴呆症患者在他们生命的最后三个月里，都在医院或者重症监护室中度过。

让阿尔茨海默病患者能够善终要做大量实打实的准备。首要任务是，不让他们去住院，而是选择在家进行治疗。有时还会遇到病人与其家属就去住院还是待在养老院而争论不断的情况。另外，病人还要在预立医疗指示或生前遗嘱中清楚地写明自己的愿望。这样显得更加深思熟虑，可以避免在出现紧急情况时感到混乱和恐慌。打个比方，如果一个 92 岁的伴有严重记忆和生活技能障碍的痴呆症患者有一天突然跌倒，站不起来，他的家人到底该不该拨打 911 急救电话？这样的情景假设分析最好事先提出来大家讨论。我的这些想法，都是受早期职业生涯中一些经历的启发。

所谓"硬"汉

我在重症监护室上的那一课，我这辈子都忘不了，而且每每一想到这个，我都会十分难过。那是我在医学院读书的时候，一位 94 岁高龄的老人因肺癌住院，她整个身子又瘦又小，整整一周都待在重症监护室里，一直没有什么反应，喉咙里插了一根管子连着呼吸器，胳膊和脖子上连着许多条静脉输液管。当时正在给她做手术，手术轮到我为她抽取动脉血。

我记得我的高级住院医生告诉我："你要从这个病人身上抽取 ABGs（动脉血气）。"他随即补充道："她整个身子十分僵硬。"意思是要抽到她的血液十分困难，"我不管你怎么做，只要能抽取到就行。"

这位病人看上去十分虚弱，毕竟在过去的 10 天里，她的两只胳膊都被戳了好多次，手腕肿得瘀青，我完全摸不到她的脉搏。她一天要被抽取好几次动脉血气，以便能调整她呼吸器上的设置。加上我又缺乏经验，很难找到她的动脉。我起码试了 8 次才成功抽取到了血气。我感觉很不舒服，觉得这一定让她很痛苦。我一直都在祈祷已经失去知觉的她对整个过程毫无感觉。最终，她的血气恢复得很好，我大大松了一口气。否则的话，我就必须在那天晚上晚些时候再去抽取一次。但是，这一切都是白费劲，她还是没能撑过第二天。

经过此次经历，我在以后从医的道路上，不管是最开始作为一名实习生，到成为住院医师，最终成为总住院医师，我都万分谨慎。除非绝对必要，不然不会对老年人做此类检查。

一个正确且充满人性关怀的医疗决策

我接受医训的早些时候，工作生活都在布鲁克林，和隔壁年长的邻居安妮交了朋友。她给我上了一堂课，我的整个职业生涯都深受其影响。

安妮已经 92 岁了，身型十分娇小，患有骨质疏松，她的脊柱弯曲得如同一个问号。她喜欢穿着她那件蓝色的家居服。安妮从一出生起就一直住在这里——一栋赤褐色砂石的房子。她喜欢站在客厅窗户前，从早到晚看着整个街区。除了一个住在波士顿的外甥女以外，她没有其他任何在世的亲人了。

每天早晚在我上下班的路上，我都会经过她的窗户，向她挥手。我丈夫和我工作之余轮流照顾我们的小女儿。除了我有空的时候会去看望安妮，加上附近的牧师也会去看望她以外，没有其他除家人以外的人去看望她。当然，她外甥女会时不时来看望她一下，所以安妮很享受有人陪伴的日子。我带着女儿一起去看望她，我们仨一起坐在她家地下室的厨房里，听她讲述她童年的故事，她的六个兄弟都当上了警察。此外，她也喜欢八卦她的邻居，特别是街对面的牧师，她说时不时会看到有女人进出他家。

"他和这些女人是什么关系呢？"安妮悄悄地说着，好像怕我女儿能听明白什么似的。

有时候她会告诉我她在街上的所见所闻。"我看见他踢自己的狗，"她说另外一个邻居，"在我看来，他是个卑鄙小人。"

因为她外甥女住得很远，所以实际上我成了照顾她的人。她知道我是一名住院医师，就算我从未直接参与过她的护理工作，她也决定让我为她的治疗提供意见。我去看望她时，她拿出她所有的药，把它们排成一列放在厨房的桌子上，表情十分憎恶。

"看看那些白痴今天给我开了些什么！"她抱怨道，"要我吃这些没用的玩意儿？"

然后她把药瓶哗啦从厨房桌子上扫下来。

"安妮！"我反对道，"这些药对你的健康有帮助。"我蹲在地上把这些药瓶捡起来。

> **我不知道该怎么办。当时的我只是一个普普通通的住院医师，才毕业几年，论累积的经验和学识，远不及现在。**

安妮用拇指指着自己的胸口，摇摇头说："我能活这么久，是因为我远离了你们这些当医生的。谢谢你，我不需要医生。我也不需要这些药，要我吃药，我只会越来越糟。"

我喜欢去看安妮，不单单是因为我知道她喜欢我们待在一起，更因为我喜欢她的幽默，她眼中闪烁的光芒和她的热情。我养成了给她带最喜欢的零食的习惯：糖果冻甜甜圈。我看到她和我的小女儿并排坐着，大声吸出果冻，其乐融融。

日子一天天地过去，我能看得到安妮心力逐步衰竭。她的脚踝肿了，越来越容易呼吸短促，哪怕是从厨房走到前门给我们开门也会气喘。她开始睡在餐厅的沙发上，这样就不用爬楼梯到卧室睡了。都这样了，她脾气还是倔如牛，一直不肯吃药，我怎么劝都无济于事。

我有一次看望她之后，便拨通了她外甥女黛安娜的电话，告诉她她姨妈的身体一天不如一天。

"黛安娜，她身体不太好。"我说。

"对，我知道！"她回答说，"她一直不肯听我的话，医生的话也不听，谁的话都不听。她一直都是这样，固执得很！我能怎么办？"

我又一次路过她家，敲了门，几乎听不到安妮从厨房里发来的微弱的声音。因为她没锁门，我就直接进去了。我看到她在厨房桌子的旁边缩成一团，几乎无法呼吸。她气喘得厉害，很明显病得很重。

她躺在黄色的厨房桌子上，看着我说："我想在这里死去，你千万不要给任何人打电话！我就想待在这里，要死也是死在家里。"

我不知道该怎么办。当时的我只是一个普普通通的住院医师，才毕业几年，论累积的经验和学识，远不及现在。我知道安妮现在需要帮助，但我也知道，我就算是给她帮助她也不一定能活下来。她已经92岁了，病得很严重，也从不积极配合治疗。就算她治疗成功后出院，她的预后也会很糟糕。但我并没有资格来做决定。

我随即给黛安娜打电话："你姨妈病得很重，我预感她熬不过今晚了。她现在只想待在家里，哪儿都不想去。你觉得我该做些什么？"

"打911，"黛安娜说，"我会尽快赶到。"

安妮无力地抬起双眼看着我，低声说："求你了，别这么做，我就想待在这儿，死了也无所谓，我不想去医院。""求你了，"她恳求道，"你就可以照顾我！"

"安妮，对不起，"我悲痛不已，"我只是受训的神经科医生，我真的不知道该如何照顾你。"

按黛安娜的要求，我最后还是拨打了911。救护车的汽笛声打破了傍晚的平静，透过窗户，安妮的厨房里灯光闪动。我最后一次见到她时，她躺在担架上，被抬到救护车后面，蓝色的外套随风飘动。就在救护车准备关门离开时，安妮笔直地坐了起来朝我喊道："他们会杀了我的！他们会杀了我的！别让他们把我带走！别让他们把我带走！"

安妮在医院待了大约一个星期后便去世了，再也没有回家。我努力控制自己不去想象她人生最后一周是怎么度过的，多久打一次针等。我能想象到她的小手一定十分肿胀，我能想象到她因为"不屈不挠"而被注射镇静剂。

这些画面都不难想象，在医院我每天都能看到安妮这样的病人。但不一样的是，这是我的安妮，这一切都是我造成的。如果那天晚上我没有去看望她，兴许她会在家中安然死去，而不是被送去医院，多持续几天的噩梦。就医学角度来看，我的决定兴许是正确的，但反过来思考，这个决定是否人性化？

后来，我相信正确的医疗决策必定充满人性的关怀。7 年后我接到一个电话，我才意识到我是多么全心全意地坚守着这个原则。那个时候我已成为一名合格的神经学家，有着丰富的实践经历。

善终

一个星期二的下午，卢克打来了电话，他的妻子波莉是我最喜欢的病人之一。卢克告诉我波莉在吐血。

波莉 84 岁了，因为阿尔茨海默病和中风而患有痴呆症，伴有轻至中度记忆障碍，语言技能和社交能力良好。然而，在过去 5 年里，中风导致她的病情不断恶化。现在她的日常活动都需要帮助，于是她雇了一个住家助手。

"她吐了多长时间？"我问道，"什么颜色？"

"从今天早上就开始了，"卢克说，"鲜红色。"

"让波莉接一下电话。"我说。

"波莉，"我问她，"你想去医院吗？"我知道她十分讨厌医院。

"不想。"她说。

"你要知道这很严重。如果你继续待在家里，你会流血至死的。"

"我知道，"波莉说，"我知道我要完了。"

事实上我也知道，就算我们成功地治疗了这个新产生的创伤，我也知道波莉会因此患上其他病，最后身体彻底垮掉。过去三年对我和她来说堪称一场漫长而痛苦的斗争。

我匆匆地赶到他们家。"史蒂夫在这儿。"卢克在门厅里小声说，朝卧室点了点头。史蒂夫是波莉的内科医师。"他要波莉立刻去医院，要我们拨打911。"

"你呢，卢克？"

"我支持波莉，她很坚强。"此时的卢克已经泪流满面。

"这个问题可以治疗。"我走进卧室时史蒂夫对我说。

"话是这么说，"我说，"但日后她的情况会更糟糕的。"

> 我时刻提醒自己：一个好的医疗决策一定充满了人性的关怀。当然，我也一直坚持这么做。

我们就这样来回说了半个小时。史蒂夫的观点的确不错，我认为我大部分同事都会同意他这个观点，而我的提议并非医疗标准。这时候，我脑海里浮现了穿着蓝色外套的安妮恳求的脸庞。我时刻提醒自己：一个好的医疗决策一定充满了人性的关怀。当然，我也一直坚持这么做。到了最后，史蒂夫才勉强同意。

即便如此，我对此决定还是摇摆不定。史蒂夫的医疗经验比我多几十年。如果他是对的而我错了呢？如果同意波莉让她走是错误的呢？我以前从未帮助过任何人死去，我现在怎么会这样做呢？我可以请很多同事帮助我努力让波莉活下去，但我想不到任何人能来帮我帮助她死。当然，我可以把她交给临终关怀小组——一个临终医疗善后队伍，但这感觉像是在逃避责任，像是在波莉最需要的时候抛弃她，只是为了不让自己感到不安。这种时候往往懦夫才会选择逃避。

我告诉卢克还是跟家里的人都说一声，波莉的生命快走到尽头了。

"还有多久？"波莉问我。

我不知道该怎么回答这个问题。"可能有好几天，"我说，"我会确保你这几天能安稳舒适地度过。"

"好吧。"波莉紧紧捏住我的手说。

一天过后，波莉没有流血了，只能喝水。

"你感觉怎么样？"我问她。

"抽筋，到处都在抽筋。"波莉抱着肚子，因为腹部痉挛，她的脸一直绷得紧紧的。

> 几年后我才意识到，想要垂死过程结束和想要某人死去是两回事。

"我要给你开一点吗啡，"我说，"只是为了缓解抽筋。"这是我第一次给临终的人开吗啡，我感到紧张不已。在病人痛不欲生的时候给他们开吗啡，我有足够多的经验，但这种治标不治本的情况——我只是在止痛，并非治病——还是头一次。

到第三天的时候，波莉已经几乎不说话了。她的儿子们和他们的妻子孩子们都守在那里，在房间内外徘徊。与弥留之际躺在医院的无菌病床上比起来，这样的场景让人感到异常地舒适和惬意。卢克则躺在妻子身边，用枕头支着身子，看起来精疲力竭。

到了第四天，波莉拒绝喝水，虚弱地吸着助手放在她干裂的嘴唇间的冰块。她的皮肤很干燥，但心脏仍然稳稳地在胸口跳动。她的呼吸很清晰，脉搏强而有力。天哪！我在想，如果我照波莉的意愿行事是错的呢？如果她体质这么好，或许我当初应该坚持给她止血。但现在一切已经太迟了，死神已经要来临了。

波莉醒了一阵子，环顾四周，叫着孩子们的名字，一一问候着他们。

"她还能撑多久？"波莉一打瞌睡，可能什么都听不见的时候，她的家人们就会这么问。这里说一下，一个人在睡觉或无意识的时候是什么都听不到的，持有这种想法让我有点担心。因为除了眼睛的肌肉外，人耳的肌肉是在做梦时唯一不会麻痹的肌肉。我和重症监护室的病人，或者可能是无意识的病人在一起时，我会记住不管病人的警觉程度如何，他们都可能听到我说的话，并作出情绪上的反应。

我用我最平静的声音说："没有多久了。"

星期六早上，我惊慌地发现波莉还活着，这意味着我必须在她家人面前继续假装知道自己在做什么。我为此内疚不已，我作为她的医生居然对这个情况并没有感到十分高兴。几年后我才意识到，想要垂死过程结束和想要某人死去是两回事。

这几天以来，恐惧和压力充斥着我的生活，我夜夜不能安睡。我知道天天想着一个病人还为她哭泣显得很不专业，冷静沉着、不掺杂感情在医学上很重要。然而，我和波莉的关系帮助我从她的角度以及从医生的角度来看待问题。毕竟所有好的医患关系都始于好的人情关系。最后，我抑制不住，一回到家就崩溃了，待镇静下来以后才去看望她。

我去到波莉那嘈杂、热闹、拥挤的公寓——与她原本可能会在的重症监护室给人的感觉完全不同——发现她的眼睛凹陷。她的眼睑闭合，我抬起她的眼睑，发现她的角膜有一层不透明的覆盖物，像蜘蛛网一般。她的皮肤紧绷着，嘴唇干裂甚至脱皮。我给她嘴唇涂了点凡士林就走了。除此之外，我还能做些什么呢？

第二天早上我到波莉的公寓，发现她就在几分钟前去世了。这整个过程持续了6天，我们陪她走完最后一程。波莉的家人在她卧室里站成一圈，商量如何操办她的葬礼，料理她的后事。结束后每个人都对我表示了感谢，就连她的另一位医师史蒂夫也过来给了我一个拥抱。

这样的氛围竟让我感觉随时会听到打开香槟举杯庆祝一个美好人生的声音。

安妮和波莉的遗赠

就助波莉死亡这件事上，我花了好些时间才缓过来。我记得我为此一直都在向一些年长的、经验更加丰富的同事寻求建议。所幸在波莉去世后，短短10年之内，医学发展速度惊人。如今，临终关怀变得非常普遍且流行，但与此同时，在生命的最后几个月里，通过医疗干预推迟死亡的做法也在盛行。

波莉这次事件后，我尽量选择在病人家中给他们治病。同时，我也尽自己最大努力去尊重我的病人及其家人希望病人能在家中离世的愿望，同时确保提

我尽量选择在病人家中给他们治病。同时，我也尽自己最大努力去尊重我的病人及其家人希望病人能在家中离世的愿望，同时确保提前与病人及其亲属就病人的临终愿望进行交流。

前与病人及其亲属就病人的临终愿望进行交流。就因为这样，同事们纷纷对我进行调侃，说我是"死神"无疑了。但我反倒觉得这并不是一种责怪，而是一种赞美，像是慢性病治疗界的一个荣誉奖章。

另外，我还要与病人及家属讨论医疗代理人的问题。医疗代理人就是，患者指定的一个或多个人，在患者自身无法做出医疗决策的情况下，替他们做出决策。我会谈到病人的生前遗嘱：包含病人在生病时的愿望，还包括呼吸器、胃管和其他维持生命的方式。病人病情严重时，我还会说一下由医生、病人和家属共同签署的维持生命治疗医嘱表（medical orders for life-sustaining treatment，MOLST），同时为病人的治疗和康复进行具体指导。我所做的这一切都有助于为病人的死亡做好准备，同时减少他们的痛苦。

躺在家里接受治疗

玛丽恩 77 岁的时候，在她丈夫的要求下，第一次来找我看病，是因为她 74 岁就开始患有慢性记忆障碍。她穿着一身西服，头发精心打理过，指甲也修剪得整整齐齐，怀里抱着她可爱的黑白京巴犬罗西。罗西百般护着她的主人，我只要一和玛丽恩握手，它就会立刻朝我扑过来。在接下来的几年，它每逮到机会就会设法来咬我。哪怕到后来它已经老了，牙齿也掉光了，但还是会跟跟跄跄地过来冲着我咆哮。

玛丽恩承袭东欧传统，会说五种语言。检查进行到一半，玛丽恩朝我桌子挥了挥手，而罗西就坐在她另一只胳膊上。玛丽恩轻描淡写地说着："亲爱的，我们真的要这么做吗？你为什么就不告诉我到底怎么了？给我吃点药，再给我来一针，我就什么事儿都没了呀。"

我一直努力向玛丽恩解释事情并没有她想象的那么简单。我告诉她，她必须做这一系列的检查。我也告诉她，我对她进行治疗前必须找出她身上的问题所在。

她又把手挥来挥去，几枚钻石戒指在手上闪闪发光，十分吸睛，那是她丈夫唐尼送给她的礼物。唐尼可能是她的第四任丈夫，一直深爱着玛丽恩，他们结婚差不多 20 年了。

"亲爱的，"玛丽恩咕噜道，"我觉得你看上去好年轻，但我觉得你还是值得我的信任，因为唐尼说过你确实值得信任。我没时间做检查。好好看看我！你看看我！你说说，我哪儿有问题？"

我承认她看起来确实好端端的，没什么异样。

"那好，我可以走了吗？我可以去告诉唐尼我没什么问题了吗？"

类似这种的情况反反复复持续了好一阵子。经过我三番五次不厌其烦地哄她，她终于愿意接受检查。之后，我又对她进行了后续的诊断，告诉她患有缓慢进展性阿尔茨海默病，伴有轻度至中度记忆障碍，但语言、社交和生活技能良好。没想到她听了之后勃然大怒。

"什么？阿偶太默？"她把阿尔茨海默病的名字都弄错了。"只有老年人才会得这种病！我还年轻得很！你知道个什么玩意儿！我要回家告诉唐尼，这医生不行，必须换个医生。"

她大步走了出去，罗西趴在她的肩上一直冲我咆哮，看起来也比平时更生气，因为我惹它妈妈不高兴了。

> "什么？阿偶太默？"她把阿尔茨海默病的名字都弄错了。"只有老年人才会得这种病！我还年轻得很！"

玛丽恩在丈夫的要求下最终还是成了我的病人。日子一天天过去，她的病情也逐渐恶化。她前前后后患了好几次中风，身体每况愈下。到她 84 岁时，我开始去她家给她看病了，因为除非理由充分，比如和她丈夫共进晚餐或者看看歌剧什么的，要不然她坚决不会出门。其他时候，比如去医院就诊之类的，她才不会出门。

我去玛丽恩家里看到她一身轻松地躺在客厅的躺椅上，怀里还抱着罗西。我给玛丽恩检查身体的时候，罗西的牙齿就会凑近我的听诊器，我简直害怕得不行。

唐尼已经80多岁了，但还在工作。有天早上，我在唐尼上班之前就到他们家了。正当唐尼和玛丽恩吻别后准备出门时，突然玛丽恩把他喊住："小唐尼！亲爱的！等一下！"

玛丽恩一手抱着罗西，立马从躺椅上跳了起来——之前我检查的时候还坚决不肯离开躺椅——现在倒是马上一跃而起了。她拿了把梳子，把唐尼的头发梳得整整齐齐。

"现在好啦，"她拍拍他的西服，说道，"现在的你更帅了。"

玛丽恩自始至终都保持着她鲜明的个性。每次我到她家去，她都会拍拍她身旁的椅子说："哦，又是你哦，不要说这些医生的废话了！亲爱的，聊聊你最近的桃花运吧？"

我很喜欢去探望玛丽恩，但到她88岁时，她已经不那么健谈了，因为唐尼走了，没过多久罗西也随他而去了。玛丽恩需要全天候有人照看，这个事情是她女儿在安排。

玛丽恩必须下地行走，但她始终不肯迈一步。于是我和她的女儿"合谋"着找了个高大英俊的理疗师来刺激她加强锻炼身体。前几年这招倒是管用，但后来，再高大再英俊的理疗师也拿她没辙了。

玛丽恩90岁的时候，已经不能说出话了，走不动也坐不起来。但她的护理人员每天都会给她梳妆打扮好，还给她穿上高跟鞋，看起来十分洋气，经过一番打扮之后才把她扶在躺椅上。玛丽恩确实被照顾得很好，虽然她天天卧床不起，但从来都没有长过褥疮，前后也只患过两次肺炎。一般情况下，在玛丽恩这样的病例中，得肺炎是家常便饭，因为病人一旦卧床后就不怎么动，在床上进食就会增大将食物颗粒吸入肺部的风险。玛丽恩走的那年 93 岁，在她 85 岁到这之间的 8 年里，她患过两次中风和多次尿路感染，还出现过癫痫。其实这些病都可以在家中得到治疗，另外还可以抽血，甚至可以对尿液进行抽样。

不得不承认的是，在家治疗之所以能取得成功，她女儿实在功不可没。我们事先达成过一致——就算她的母亲再难受再痛苦，也绝不拨打 911。但对于护理人员来说，遇到这种情况，就不那么好办了。所以这就是为什么我会提前与病人及其家属把这一问题拿出来讨论。就拿玛丽恩来说，每个人都知道她根本不喜欢医院和医生，所以要做"打死不去医院"的决定就要容易一些。在她生命最后的两年，不管是玛丽恩一两天不吃饭，或者发高烧，还是癫痫发作的时候，至少不下十几个亲朋好友致电问候。她 93 岁那年，躺在家中的床上永远合上了眼睛，从前到后我都劝她女儿和身边的护理人员共同坚守着这一计划。

玛丽恩和波莉一样，在这种情况下都过着算得上是最好的生活。在家中，她们走得平静且安详，而在医院的病床上的话，就会在痛苦挣扎中死去。虽然如我之前所述，医生到家问诊的报酬低，但家庭护理都可以通过医疗报销，且所有人都能享受到。这样在提供高质量的家庭护理以外，我们还为社会节省了一大笔的医疗费用。

不让打 911，我做不到

我的一个病人伊莎贝尔已经 94 岁了，她的女儿苏珊觉得，在亲人身体似乎病得很严重的时候，很难抑制住呼叫急救的冲动。

伊莎贝尔身材娇小，身高大约只有 1.5 米，但非常喜欢穿高跟鞋。她 86 岁的时候第一次来找我看病，诊断结果是她患有缓慢进展性阿尔茨海默病，伴有中度记忆障碍，但语言、社交和生活技能极佳。

伊莎贝尔是一名花商，一生都在做漂亮的花束。在这方面，她天赋异禀，曾经收到了 8 位美国前总统的来信，信中都齐刷刷地称赞了她那奇妙的插花方式。伊莎贝尔来看病时，我看着她那双巧手整理着我桌上的花，十分有意思。这位艺术家短短几秒钟之内就能跟变魔术似的，把一个普通的花束变成一个艺术品。

伊莎贝尔被确诊为阿尔茨海默病差不多 3 年后，每天都需要一名助手隔几个小时来提醒她该服药了，同时还帮她做做家务。现如今 94 岁的她开始全天候护理，但每周仍然要外出参加社交活动。

一天，她一如既往地穿着高跟鞋，步履蹒跚走来我办公室，她的女儿苏珊也来了，她非常担心她母亲的牙齿卫生。

"她的牙龈上星期开始出血。"苏珊对我说。

我检查了伊莎贝尔的口腔，发现更为严重的问题。

经过进一步询问，我了解到伊莎贝尔还在抱怨严重的胃痉挛。我坐她旁边说："伊莎贝尔，你的嘴没什么问题。实际情况比这更严重，你的血压很低，我觉得你可能是胃出血。"

"什么意思？"苏珊轻声问道。

"意思就是，"我告诉她们俩，"要么伊莎贝尔立马去医院治疗，不然她很可能慢慢流血至死。"

听到这个消息时，伊莎贝尔说："关于死亡，我已经准备好了，我真不想去医院。"关于去医院还是在家治疗这个问题，我们三个以前也讨论过，伊莎贝尔一直主张在家中治疗。

我的职责不再是单单为了保险起见，想方设法把病人留在医院。与之相反，既然她选择放弃治疗，最终的结果也就是在家中去世。

我问苏珊："你同意吗？"

"我同意。"她回答说。

波莉的医生史蒂夫多年前一直认为，你一般不会把有内出血的人送回家，你应该直接送他们去急诊室。但对伊莎贝尔的这次来访，我明显感到我医生的角

272

色发生了转变。我的职责不再是单单为了保险起见，想方设法把病人留在医院。与之相反，既然她选择放弃治疗，最终的结果也就是在家中去世，那么我现在的目标是尽我所能让她在接下来的这一段时间感到舒服自在。伊莎贝尔、苏珊和我一起签署了一份维持生命治疗医嘱表，表中不光指明了病人想做什么和不想做什么，而且还对能否使用抗生素和输液进行了明确规定。伊莎贝尔放弃了所有这些措施。其实大多数阿尔茨海默病患者都有足够的能力做出这样的决定，伊莎贝尔也一样，虽然她记忆力很差。

伊莎贝尔和苏珊正要离开我的办公室时，我突然想到这可能是我最后一次见到伊莎贝尔了。我很欣赏这位小个子女人，想和她好好道个别，但又不知道该怎么道别。

"伊莎贝尔，我跟你约好了下周会诊，但我想和你道别。"我说，"一星期以后，你我之间有个人就可能不在这里了，可能是我，也可能是你。我只是想和你道别，告诉你一直以来照顾你，我感到多么荣幸。"

这些话实在难以开口，但我还是说出来了，说完感觉自己无法呼吸。

"哎呀，那个人可能是我，"伊莎贝尔开玩笑地说，已将病情的严重性抛诸脑后，"毕竟我比你大很多岁嘛。"

"能结识你是我人生一大高兴事，"我告诉她，"谢谢你教我插花的技巧，也谢谢你选择让我照顾你。"

之后，伊莎贝尔对我说了一些话，让我非常感动。"我希望你能活久一点，因为我想让你照顾像我这样的人。"我们拥抱并道别，随后伊莎贝尔就踩着她的高跟鞋离开了。

三天后，那是一个周六的下午，心急如焚的苏珊打电话告诉我伊莎贝尔躺在地板上，没有一点反应。苏珊之前同意不打911，但看到母亲躺在地板上呻吟，她非常惊慌。

"我忍不住，"苏珊说，"我知道我们说好不去医院，但如果她骨折了怎么办？"

我能理解，看到母亲痛苦万分的样子，苏珊是承受不住的。即使在身患绝症的病人临终关怀的情况下，这种因内心恐慌而违背先前计划和书面指令的情况也并不少见。当我们看到自己在乎的人痛苦不已的样子，我们很难无动于衷，很难不采取任何措施，哪怕这个措施会给他们带来更大的痛苦。

"给急诊室的医生看一下维持生命治疗医嘱表，"苏珊明确表示伊莎贝尔要去医院后，我对她说，"要知道，如果她真的骨折了，需要做手术和康复治疗，她很可能挺不过去，尤其她现在还内出血。所以苏珊，就算骨折的话，你也可以就选择如你们所愿的那样让她保持舒适状态，不受任何痛苦纠缠。"

伊莎贝尔去了医院后，医生检查完她的维持生命治疗医嘱表后就让她回家了。这个表格让急诊医师在对病人不熟悉的情况下负责挽救他们的生命，也让像伊莎贝尔一样的病人回家度过生命最后的日子。回家几小时后，伊莎贝尔躺在自己的床上，走得很平静，很安详。

有人可能会觉得，伊莎贝尔选择放弃生命是一大憾事，毕竟直到最后一刻，她都活力满满。但事实上，她并没有选择放弃生命，只是选择了不治病。身处当今社会，我们一直被灌输一种想法，就是总要去做点什么事情。然而，对伊莎贝尔来说，什么也不做，让她静静地离去才是正确之举。

医保代理人及生前遗嘱

在生命最后几年里都不能怎么活动的病人，很少能像玛丽恩一样在家中走完生命最后一程。更多的人无论患痴呆症与否，最后都会在养老院或者医院里去世。我这里想说的是，事先做好计划，安排妥当，可以避免出现意外或者法律纠纷。

在我职业生涯早期，实习结束后，我花了些时间在养老院照顾病人。这个经历让我下定决心，以后坚决不让我的病人进养老院。同时，也是在这儿我遇到山姆，他让我明白了医保代理人的重要性。

82 岁的山姆，现在已经退休了，妻子也早已去世。他以前是一名图书编辑，以编辑历史小说方面见长，在出版业中也赫赫有名。我在养老院的阿尔茨海默病病区见到他时，他因背部多处受伤而坐在轮椅上。

病区里挤满了工作人员，许多人都是在超负荷工作的。各病房里时不时传出哀号声和吼叫声，使得整个环境充满了忧虑与悲伤。山姆常待的地方就是餐厅，那儿有电视机，可能是他想把周围的声音都统统淹没。他坐在轮椅上进餐厅吃过早饭后，接下来一整天都会待在这里。他患有缓慢进展性阿尔茨海默病，伴有中度记忆障碍，语言能力良好，生活技能中度受损。他被送进养老院，主要是因为生活技能障碍——他三番五次都忘记关炉子，所以他的家人们只好把他送到养老院来。轮到我巡视的时候，我和他就会坐在没有窗户的敞亮房间里聊天。

山姆时而糊涂，但时而又具有非常敏锐的洞察力。他曾说："我没想到这一切会发生在我身上，我会沦为现在这个样子。我从没想过我会在这儿结束生命，但现在我就在这儿。我好想回家。"

为疾病和死亡做好安排

以下是患者身患重病时，为确保其愿望得到满足所需的文件：

事前声明（又称生前遗嘱或医保委托书）

· 这是一份具有法律效力的文件，里面具体说明了发生未知的急诊情况时，哪些治疗可以进行；您也可以在此文件中指定一位医保代理人。

· 所有成年人都应该持有一份。

医保代理人 / 指定代理人，医保永久授权书

· 允许您指定一人或多人在您无法做出医疗决策的情况下代您做出决策。

- 如果您没有指定任何一位代理人，那么您的代理人通常由一位法律意义上的近亲，如配偶、子女、兄弟姐妹或父母来担任。
- 表格可以在网上下载；需要证人，可找律师也可不找。
- 在可选附页中，您可以进一步详细说明您希望医保代理人做些什么。
- 所有成年人都应该持有一份。

维持生命治疗医嘱表

- 每个州的表单有别，网上可以进行下载。
- 此表适用于患病人士或临终人士。
- 此表必须由医生、患者和/或其医保代理人签字。
- 表中包含关于复苏、护理级别以及抗生素的使用等治疗方法的说明。

不施行心肺复苏表

- 此表面对的是身患绝症或重病的病人。
- 此表的目的是让医务人员知道，如果您停止呼吸或心脏停止跳动，不用进行心肺复苏。

他的眼睛凝视着我——曾经深褐色的眼珠子如今被蒙上了一层灰灰的薄膜。不知为什么，这样他看起来更加孤独无助了。

随着山姆病情的恶化，我听说他两个女儿之间意见出现分歧，法院就此马上开庭处理。他的女儿都50多岁了，一位是医生，另一位是律师，从小就互相瞧不起对方，但一说到父亲的事情，她们都很上心。

不幸的是，山姆成了他们争执不下的牺牲品。律师女儿不惜一切代价想要父亲活着，但医生女儿想要的却是一份不施行心肺复苏表。因为这两人在法律上都有责任替她们父亲做出决定，鉴于她们最终不能达成一致，所以这件事最后交给了一位法官处理，法官则交给一名律师代表山姆做出决定。所以，山姆的生死大权最终掌握在了一个陌生人手中。后来山姆患了肺炎，被立即转移到当地医院的重症监护室，昏迷数周后不幸离世。

山姆的经历让我明白，我应该鼓励我所有的病人都找一个医保代理人，而且选之前一定要考虑清楚。山姆没有指定任何代理人，所以他的两个女儿当然都有权做出决定。有时候我看到一个病人为考虑到所有孩子的感受，哪怕孩子们意见参差不齐，他也会指定他们中的两个或多个来担任医保代理人。但这样容易引起麻烦，就跟山姆一样。既然女儿们各有说辞，山姆当初就应该直截了当地选一个人来做决定，只要这个决定让他自己感到舒服就行了。除了可以选自己的女儿，还可以选一个朋友或一个亲戚。对医保代理人的选择，我给一条建议：最好挑一个住得离患者近的人选，但这也不是绝对的，还是要根据实际情况来定。

我之前提到一个统计数据——80% 的人最终去世的地点都是护理机构，而不是如愿在家里，山姆也是其中一员。和山姆一样，为确保病人人身安全，又或者是因为考虑到实在没办法照顾病人，家属通常会将病人安顿在一家护理机构。我另一个病人阿琳，她的女儿就是出于安全考虑把她转送到了一家医疗机构，同样出现了阿琳从未预料到的不良结局。

安全 VS 自主

82 岁的阿琳患有缓慢进展性阿尔茨海默病，记忆力轻度受损，但语言和社交能力良好。两年前丧偶后，她就一直独居在长岛东部的一所大房子里。她住这已有 40 年了，仍然自己开车去超市买东西，做饭，给车道铲雪，每天在海滩上散步。她女儿住在纽约，想到她母亲独自一人生活，没有人陪伴，她有些担心。

但是阿琳告诉我："我希望女儿能让我一个人待着。我很享受在家待着，附近也有邻居。冬天我不怎么见得到他们，但是邮递员会来，所以我并不觉得孤独。我没有扔东西的习惯，牛奶放过期了我还没扔，我女儿就会跟我大吵。"

阿琳最终应了女儿恳求，搬进了城里一个豪华气派的生活协助机构，这才让她的女儿彻底松了一口气。但这之后，阿琳的认知能力便开始退化，她一天比一天糊涂。她很不喜欢这个地方，经常找各种理由抱怨。后来，阿琳的痴呆症开始加剧，住了 6 个月以后，有一天她在公寓门外绊倒，摔到了髋部。不幸的是，阿琳最终没能从这次摔倒事故中恢复过来。在做完髋部手术后，她就被送去了一家康复中心，不久便在那儿离世了。她女儿告诉我说，阿琳手术后便没能走路了。

只要事先准备充分，就不怕死神来敲门

在我看来——我知道没有多少人会同意我——阿琳本应该如愿留在家里的。当然在自己家里，也有摔断髋骨的可能，但我相信，在这之前，她在家里会生活得更好。搬迁会让阿尔茨海默病的临床症状加剧，不是因为病理学上的因素，而是因为病人日常生活规律被打乱，很难去适应新的生活规律。可以试想一下每次更新手机操作系统时，我们也会遇到种种困难，一开始都很不习惯！

搬离原住所如何影响阿琳的意义感？站起来铲掉她门前的雪，每天在海滩上散散步，对阿琳来说，是不是比日复一日在机构里跳健身操更有意义？阿琳对迁入机构生活抱有极大的不满，而这种不满又是如何影响她的健康的？这几点我们都可以进行讨论和争辩，但现在对我来说更大的问题是：比起独立自主和生活品质，所谓"安全"究竟有多重要？

一般我主张尽量减少痴呆症患者的迁移活动，因为这会加剧他们的认知障碍。我曾经有病人只是周末去探了探亲，回来后就变得更迷糊了，虽然往往需要离家更久才会引起认知退化。同样，病人一旦住院或出院后，也会出现这种情况，这也是我提倡在家治疗的原因之一。病人通常会在两周后恢复到认知的

基本水平，但阿琳却从未恢复到她离家前的水平。有些病人习惯去佛罗里达州或汉普顿避暑，或去周末度假屋。如果这样，我建议尽可能长时间地保持这一生活习惯，只需记住每次迁移都可能让病人出现短期迷糊的情况。

祖父眼中的好孙女

有时为了助病人死亡，我们必须做点什么而不是什么都不做，比如，拿走维持他们生命的东西，或者直接让他们出院回家。当然这比什么都不做要困难多了，因为这需要我们更加主动而不是被动。但我好奇地发现这事儿到了我祖父身上，倒成了一件非常容易的事情。他不是阿尔茨海默病患者，但因为一位体贴又焦虑的亲戚总是做些不必要的干预，所以酿成了一连串的悲剧事件。

小时候我的祖父问我："德维，我老了你会照顾我吗？"

"当然啦，爷爷。" 7 岁的我非常坚定且热情地回答他。我是祖父心中完美的孙女，而祖父在我心中简直是圣人般的存在，浑身上下无可挑剔。他有权有势，是一家大公司的老板，但性格温文尔雅、和蔼可亲、彬彬有礼，不会因为我是小孩儿而敷衍我。

我和我另外三位祖父母的感情也很好。我 5 岁那年夏天，身为校长的祖母给了我一本莫泊桑的短篇小说，她相信我读起来完全没问题。我的另一位祖父个子高高的，说话轻言细语，经常带我长途散步，向我灌输了对印度手工艺品的热爱。我还有个祖母，身材矮胖，没有受过任何教育，但教会我做饭和缝纫。正是因为他们，我才选择了我的附属专业。我在他们身上学到太多了，我都将之视为珍宝。但这三位祖父母在我很小的时候就去世了，我没有机会去报答他们。所幸的是，我曾有机会为最后一位祖父做点事情。

日复一日，年复一年，我一天天长大，他也一天天老去。我们不在一起，我去了纽约，而他住在金奈。金奈是一个大城市，位于印度南部。30 年过去了，唯一不变的是每次我看见他，他都大步流星地走着，胳膊底下总是夹着一个整洁的小皮夹子，里面放着他的"文件"。退休后，祖父在我叔叔的公司担任首席运营官。

90 岁的祖父身体还是很健康，从来不吃药也从未住过院。他一直都在练瑜伽，也用阿育吠陀疗养，所以身体很健康。我有一次去看望他，他却向我抱怨他走路不太稳，活动筋骨的时候也经常觉得头晕。

"哦，祖父，"我非常清楚该怎么帮他，于是开心地说道，"包在我身上。"我给他做了个床边小手术，即调整已脱落的耳石。这个操作起来简单方便，也立马见效。

"好，"我们分别的时候，他又能够站稳了，刚才简单几步轻松搞定，"我们会很快再见的！"我们俩都高兴不已。

过了差不多 6 个月，我接到了我叔叔妻子的电话。"你祖父现在病得很重，"她说，"正躺在重症监护室呢。"

"你说什么？"我简直不敢相信自己的耳朵。

原来我祖父前几个月一直好好的，后来反复出现头晕，叔叔就带他去神经外科检查。其实这种位置性眩晕很容易复发，但也很好解决，只需要像我当初那样做就可以了。但很可惜的是，神经外科医生却选择给他做手术，把随年龄增长而累积的脑液抽出来，但是这脑液确实和他眩晕一点儿关系都没有。后来，祖父因并发症导致脑内出血。

我坐上了马上飞金奈的飞机，下了飞机就直奔医院。见到祖父的第一眼，他整个人完完全全被淹没在各种液体袋子和医疗器械里，左半边身子已经瘫痪了。他癫痫发作，清醒后一眼就把我认出来了。他一言不发，脸上挂着微笑。

神经外科医生给我看他术后的磁共振图像。一个健康的大脑现在半边都充满了鲜血，血块很大，伴有脑肿胀，生存希望很渺茫。我把众亲戚都赶出病房，关上房门，只剩下我和祖父待在一起。

"情况不太乐观啊，我也没有好起来，"他打破了沉默，"你觉得我的预后如何？"

他总是这样淡定、实事求是，没有任何夸张的举动。我对他佩服得五体投地。

"没错，"我伤心地告诉他，"情况确实不乐观，就算出院后，也是半边身子瘫痪。"

"我这辈子已经很不错了，"他说，"而且比你祖母活得更长。她走了已经将近20年了。我该去找她了。"

我说："如果把你身上这些管子都拔掉，停止用药，明天早上就可以见到她了。"

"哎，这么严重？"他很快就看清了形势，"好吧，我们开始吧。"

我亲眼看见了医院里的临终关怀，这往往是一生中最悲伤、最有损尊严的时候。病人身上插着管子，还要从薄如纸片的皮肤和异常细小的静脉中，一次次地、令人痛苦地、毫无意义地抽取血液。当生命正逐渐消亡时，所有这些都是徒劳的。我要确保这种事一定不能发生在我亲爱的祖父身上。

我和祖父召集家庭成员开了一个简短的会议，大家都默许了这个计划。我们当众讨论他的生死时，他也从不避讳，一直都在场聆听。叔叔也因病急乱投医而懊悔不已。他也很伤心，悲痛欲绝，我也体会到他是多么崇拜他的父亲。他那么关心、那么在乎自己的父亲，给他一份工作做着，让他每天的生活都充满意义，这一切恰恰是长辈们最需要的。

最后，我陪着祖父一起待在重症监护室里。我先取下了一根穿过他的鼻子连到他的胃的导管，之后再取走了另一根插入他的膀胱的导管。取完后，我拿掉了烦人的输氧套管，最后取下了插在他心脏的连着两只手臂上的静脉血管的大管子。他从头到尾静静地看着我，淡褐色的眼睛显得睿智而平静，可以看出，他对我给予了百分之百的信任。我哭没哭我不记得了，我只记得当时身上有一种强烈的使命感。这是我的专业所带给我的——我要尽我所能帮助我所爱的人去世的时候带有尊严。周六晚上，他舒舒服服地躺着，房间里充满了欢乐，周围没有任何设备哔哔作响，他不知不觉陷入了昏迷。第二天早上，他走得很安详，很平静。我内心也很平静。

死神

帮助我的祖父死亡，我并没有为此感到良心不安，反而带有一丝平静。我相信我的亲戚们也赞同我这种做法，不光是因为他们都知道我有多么爱我的祖父，知道什么才是对他好的，而是因为我多年来的从医经验告诉我，要帮助病人去世的时候带有尊严。我也认为这恰恰是作为医生很重要的一个部分。

我们大多数人都希望去世的地方是家里，这完全可以实现。我们可以提前做好安排——指定一个医保代理人，同时准备一份生前遗嘱，最后签署一份维持生命治疗医嘱表。阿尔茨海默病患者及其家人和医生应该在适当的时候就病人生死问题进行商量，并且对此随时进行讨论。

讨论死亡这个话题并不意味着死神马上就来，同样，不考虑或避开谈论这个话题也并不能推迟或阻止这种必然的事情。我会向病人及家属强调这一点，告诉他们我在 20 岁的时候就写下了自己的生前遗嘱。那时候我还在医学院读书，在重症监护室里目睹了一位老人的痛苦挣扎，为此深有感触。在我们的文化中，有一种对死亡的净化，就是将死亡从生命中剥离开来，这对我们所有人都是一种极大的伤害。人固有一死，谁都逃不掉，所以我们必须克服心中的不适，卷起袖子，尽自己所能用最好的方式做好充足的准备。

第十六章
哎呀，那一定很压抑

▶▶▶

我作为阿尔茨海默病医师的一生——试验、收获、经验教训

当我在鸡尾酒会、晚宴或任何社交聚会上遇到别人时，他们经常问："你是做什么的？"

"我是个神经科医生。"我回答。

"哦？神经科医生治疗什么类型的问题？"

"任何与大脑、脊髓和神经有关的问题，"我回答，"但我专攻记忆障碍、偏头痛、背痛和眩晕。"

"记忆障碍？"人们往往会把注意力集中在这一点上，"你是说像阿尔茨海默病那样的？"

"是的，还有其他类型的痴呆症。"

"哦，这样的工作一定很压抑。你是怎么坚持下来的？"

但我一点也不觉得我的工作压抑。相反，我发现它会令人感动、振奋、充满活力。我的病人和他们的家人每天都激励着我，使我立志成为最好的医生、最好的神经学家，立志做最好的自己。我不仅把我的办公室看作一个战略作战室，还把它看作某种避风港。在这里，病人、看护者会与我一同规划出一套从长远来看在功能和情感上都最适合病人的治疗方案。

一堂历史课

最近一个早晨，我没精打采地醒来。那是 1 月里寒冷的一天，我已经出发得很晚了。我试着拉着我的两条狗跑到车那边去，但它们并不配合。它们不愿意赶时间，而是在街上嗅来嗅去。在接下来的 45 分钟里，我们驶入了曼哈顿长达 5 千米的拥堵车流并陷入其中，而这段路通常只需要花 20 分钟。当我们三个终于到达我的办公室时，我已经疲惫不堪，在我的病人到达之前，几乎没有足够的时间调整好自己的状态。

我一屁股坐在我的办公桌上，两条狗就在我的脚边，表现出一副漫不经心的样子，作为造成我现在这个状态的"罪魁祸首"，它们并不在乎，毫无歉意。几分钟后，我的第一个病人埃利奥特来了。他 88 岁了，是一位退休的国务院高级官员，在漫长而辉煌的职业生涯中，他曾担任美国驻许多国家的特使。埃利奥特患有缓慢进展性阿尔茨海默病，伴有中度记忆、语言和生活技能障碍，需要一位家庭陪护。

我走进候诊室迎接他：一个大约 1.77 米高的男人，灰白的头发向后梳着，穿着一件花色夹克，里面是一件时髦的马甲，挂着一根拐杖。我们走到我的办公室，坐了下来。我的一天本来是一片混乱的——交通堵塞、城市垃圾和噪声，还有那两只调皮捣蛋的狗——但在那一刻突然安静下来：星期二的上午十点，我和埃利奥特在我那安静的办公室里。那一刻，我们成为彼此唯一的焦点，我们几乎像是进入了冥想状态，除了正在进行的谈话之外，仿佛一切事物都消失了。

在经历了一个令人疲惫不堪的早晨之后，瑜伽本是一种可以缓解疲劳的方式，但是，与之相比，和我的病人待在一起会让我感觉更好。

"那么，"我俩舒服地面对面坐下来后，我说，"你对新闻里发生的事怎么看？"

通常情况下，我就是这样把病人引入关于他们记忆的对话中来的。我不喜欢让病人在就诊期间接受检查，这会让他们立刻处于防备状态。我更愿意用交谈的方式来测试记忆，尤其是因为病人已经进行了客观的神经认知评估，建立了他们每年的认知基线，以指导我的治疗计划。

"很糟糕。"埃利奥特平静地说。"非常糟糕……我们这里风平浪静，但在其他地方，"他指了指我的窗户，"战火不断，情况很差。"

然后他放低声音说道："当我小的时候，希特勒掌权，我们不得不离开故土。希特勒很可恶。但现在更糟的是，"他接着说，"有些人和希特勒一样可恶，而且更聪明。"

埃利奥特沉默了一会儿，然后继续说下去。"不过，我确实有信心，"他说，"如果我们好好教育年轻人，这一切都有可能逆转。"他说话的声音平静而从容，用词严谨，就像一个在另一种语言环境中长大的人。

我心里想，他没有给我任何关于时事的具体信息，但他传达了他的思想要点。他以一种既鼓舞人心又令人谦卑的方式讲述了自己对世界的看法。

埃利奥特的记忆力和语言能力都很差，但这无关紧要，他还是给我上了一堂个人历史课。我感到幸运的是，能在那个安静的空间里，聆听并向一个如此有成就的人学习。我的这一天突然有了生气，因为我的病人向我打开心扉，我们进行了与阿尔茨海默病无关的交谈。我立刻向他表示了感谢。

"谢谢你的这节历史课，也谢谢你分享的观点，"我对他说，"你的乐观精神鼓舞了我。"

他热情地笑了。由于他在语言方面存在困难，我不确定他对我所说的话理解了多少，但作为一名经验丰富的外交官，他听出了我的语气，并对此作出了回应。尽管他的一生都在不断与人交流，让自己的每句话深入人心，但由于语言和记忆力下降，如今的他已很少与人沟通。但在我的办公室里，他知道我在专心听他讲话，便抓住机会，与我进行了一次愉快的交谈。

我的生活充满了类似的令人印象深刻的时光，这些时光让我领略到了生活和人性的美好。这怎么可能不是一种令人鼓舞的经历——一种莫大的荣幸呢？当然，随着病情的发展并逐渐丧失认知能力，患者也会出现无数难以言喻的悲伤之事。即使是这种情况，我也会尽我最大的努力与他们进行交流，确保他们谈及那些失去的东西以及自身感受时，会有人倾听。在见证他们的故事时，我知道我的存在是对他们有帮助的。当我看到他们克服困难，向我讲述他们的故事时，那种勇气使我深受鼓舞。

卡莉的勇气

在接受适当的治疗后，虽然大部分病人的病情会趋于稳定，但卡莉却没有。然而，她勇敢地挣扎着，试图理解一个越来越难以理解的世界，而我是可以帮助她减轻恐惧感的人。她得到的理解越多，哪怕只有一个人理解她，她就会更少地感到孤独和绝望。

卡莉是一位72岁的退休高管，面容姣好，有着透亮的眼睛，仿佛可以透过这双眼睛看到她的灵魂。她因为记忆障碍在丈夫吉姆的陪同下，找我寻求治疗。看完她做的检查后，我给出了诊断：卡莉患有快速进展性阿尔茨海默病，伴有轻度记忆障碍和中度语言障碍，社交技能良好。

因为她很年轻——在我所接触的病人中，72岁的算是年轻人，80岁的算是中年人，85岁以上的是老年人——我们尽最大努力进行积极治疗。除了口服药物，她还接受了免疫球蛋白治疗，以帮助调整大脑对斑块的免疫反应，还进行了经颅磁刺激，以帮助维持和改善她的大脑回路。

最开始两年卡莉的病情还没有恶化，可以自如地与我交流她所经历的一切。

"我想这是我人生第一次真正陷入消沉之中。总的来说，我是一个乐观的人，但我已经很难维持乐观的心态了，"她说，"我已经不再出去和人打交道了，我已经彻底陷入了低谷。我仍在努力每天阅读，并努力理解我正在阅读的内容。当我做不了以前可以做的事情时，我就会抓狂，直到我可以做到的时候才会恢复。"

"给我举个例子，卡莉。"我说。

她说："我现在不能像过去那样轻松地使用电脑了。过去的我会这样说：'有问题吗？让我看看能帮你些什么。'现在我才是那个有问题的人。我的担忧之一在于当我遇到类似问题时我会变得很紧张，想逃避困难。我已经好几天不回电子邮件了，以前从来没有过这种情况。"

"吉姆对我的状态有点不安，会限制我的行动，比如娱乐活动。过去我们经常会有很多娱乐活动。他觉得我会出错或做一些尴尬的事。当他这样做的时候，当他试图接管我的生活来保护我的时候，我不得不反抗他。"

"反抗有效吗？"我问。

"有时候有效，能持续较短的一段时间，"卡莉苦笑着说，"我和吉姆结婚已经 52 年了，我们没有时间在生活方式上做出重大改变。在现实生活中，我并不是一个意志消沉的人，但我讨厌我现在这种状况。"

"你感觉是什么困扰着你？"

"不知道自己是谁，但仍旧活着。"卡莉哭了起来，"这是最伤人的地方，我想拥有尊严。"

病了 3 年后，卡莉的阿尔茨海默病已经恶化。她失去了写作的能力，需要别人帮她穿衣服。吉姆需要帮她做的事越来越多，她对此很抗拒。尽管吉姆尽了最大的努力去理解，但他们之间的交流还是变得越来越困难。卡莉开始利用我做翻译和中间人，帮助她传达她的感受和需要。就这样，在我的帮助下，卡莉与丈夫之间变得和睦了一些，减轻了她的孤独感。吉姆也开始通过我来帮他更好地理解卡莉的一些他不明所以的行为。

卡莉很健谈，即使她的病情在不断恶化，而且她知道我会倾听，并尽我最大的努力去理解她的感受。每次她来见我的时候，开始都会有点磕磕巴巴，但是之后就能用清晰明了的句子让我知道她在经历些什么。

"我不是街上的一只狗！"卡莉有一次生气地说，看似有些出乎意料。

我发现，每次他们出门，吉姆就喜欢轻轻地牵着她的胳膊。"你不想被人牵着走吗？"我问。

"一点儿也不想！"卡莉喊道，"我已经证明了我可以自己做事，我很正常。我知道我有时会忘事，但吉姆却只看到了我糟糕的一面。"她最后总结道。

我让吉姆回到我的办公室，当着卡莉的面向他解释了这些问题。

"有时候我会生气，"她说着，并捶了捶胸口，"我先是生自己的气，然后又生他的气。"她指着吉姆，但仍看着我说，"我知道我生气的原因可能不太合理，但那种感觉是没错的，是那么真实。我感觉自己被控制，好像做什么都需要得到批准，像是在坐牢。"

吉姆明显很震惊——在照顾卡莉时，他从来没有把自己当成一个看守。但他现在明白了卡莉的感受。一向很独立的卡莉现在却每天被告知该做什么，什么时候做，怎么做，还要接受吉姆对自己的能力评估。

无意中，由于对卡莉的过分看护，吉姆在卡莉眼中成了一个看守。吉姆意识到他必须放手，给卡莉更多的自由，尽管他很担心卡莉的安全。最后，吉姆虽然担心卡莉会摔倒，但也同意不再牵着她的胳膊。

一旦卡莉明白吉姆理解了她的感受，她就会进一步向吉姆敞开心扉。"我并不认为患这种病的人都会介意这些，但我确实如此，"她看着吉姆说，"当我的生活正逐渐崩溃时，我还怎么能感到快乐呢？我成了一个废人，变成现在这般模样，再也回不到过去了。"

> 通过面对面不加评判地倾听卡莉诉说她的经历，我可以帮助她敞开心扉，同时告诉她的丈夫她的内心感受，这也使他们夫妇在这场人生之路上最艰难的战斗中更为紧密、团结。

卡莉哭了起来，吉姆从椅子上站起来，把她从椅子上扶起，抱着她，轻轻晃着，安慰着她。卡莉任由自己被抱着，没有一丝抗拒，她把头靠在吉姆的肩膀上，感到自己终于被理解。通过面对面不加评判地倾听卡莉诉说她的经历，我可以帮助她敞开心扉，同时告诉她的丈夫她的内心感受，这也使他们夫妇在这场人生之路上最艰难的战斗中更为紧密、团结。

卡莉的记忆障碍还算轻微，但她在语言和生活方面的问题却越来越严重。她还是可以对正在进行的总统竞选发表尖刻的评论，把候选人描述为"操纵者"，也可以对她刚刚看过的歌剧加以批判，包括布景和服装，但她却找不到洗手间。在对卡莉的治疗上，我所需要做的工作之一，就是尽我所能用各种方式向她指出，尽管发生了很多变化，但她还是过去那个卡莉：歌剧爱好者、文学艺术家、完美主义者、她丈夫深爱之人。我发现这个方法可以让卡莉安心，就像对于那些害怕在疾病中"失去"自我的病患一样，这个方法可以使他们得到宽慰。

卡莉在交流内心感受时所做出的努力以及她对我的信任一直感动着我。她不会轻易相信他人，但给了我足够的信任。"你会做到最好的，"她说，"用你的能力帮助我脱离困境，过上更好的生活。"

最后，虽然我没能像希望的那样，使卡莉的病情彻底稳定下来，但我还是帮她摆脱了焦虑和内心的折磨。我给她配置好合适剂量、药品组合的药方，让她有安全感，甚至让她开始感觉状态良好。

"我过去是个很难相处的人，"最近我见到卡莉时，她对我说，"现在好多了，我对所听到的除音乐外都很满意。"

在这本书出版的时候，卡莉还在继续她的战斗，结巴更加严重，但语气中仍旧充满了斗志和勇气。有时她让我感动得流泪，有时她让我放声大笑。在应对阿尔茨海默病的过程中，她一直在与自己的情绪和恐惧作斗争，而我也一直陪着她，尽我所能引导她。对我来说，正是由于像卡莉这样的人的存在，我的工作才变得十分重要、有意义。

一张美丽的脸庞

当我回顾职业生涯时，许多像卡莉这样的病人浮现于我的脑海，他们给我传授人生经验，使我微笑或哭泣。

迪亚 82 岁，是个身材矮小的女人，有着明亮的绿色眼睛。她是一名退休的社会工作者，20 世纪 50 年代从古巴移民到纽约。她患有缓慢进展性阿尔茨海默病，伴有轻度记忆障碍。她常会笑着走进我的办公室，用带有浓重口音的英语对我说："德维医生，人老了就变丑了。"

"不，根本不丑！"我反驳她，"迪亚，你现在一点也不丑，还是很美！"

她会叹口气，再次说："你不懂，等你老了以后就会知道，人老了就变丑了。"

我记得在我 29 ~ 32 岁的每一年我都会听她说这句话。最后，迪亚去世了，但从那以后，每当我想到变老的时候，我就会想起她的声音和她那异常美丽的脸庞，想起她跟我说："德维医生，人老了就变丑了。"

但在我的实践经历中，很奇妙的一点是，这一类的言论经常会被其他病人推翻。92 岁的海伦颠覆了这种关于年龄增长的观点，她以前是一名教师，患有缓慢进展性阿尔茨海默病。她把染得乌黑的头发向后梳成一个紧绷的发髻，眉毛文得恰到好处，在那双敏锐而动人的眼睛上弯成弓形。她不喜欢来我的办公室，因为她不相信自己有什么问题，但她的女儿每隔几个月就把她拉到我的办公室来做常规检查。

每次到访，只要海伦适应下来，不像初到时那样抗拒，我们就可以进行一次十分有趣的交谈。有一次，我们正在谈论她的过去。

"我生命中最美妙的事情就是我总是受人爱慕。不管是男人、女人还是我的学生——他们都喜欢我。"她一边说，一边朝着我晃着手指，指甲修剪得很精致，"现在，如果你有这种能力，你真的应该珍惜。我以前长得像那个女演员，她叫什么名字来着？伊丽莎白……伊丽莎白……"

"伊丽莎白·泰勒？"我说。

"是的，就是她。"海伦点点头说，"从我很小的时候起，人们就会跟我讲我长得有多像她，我从小就知道自己很漂亮。并不是我想长这么漂亮，我只是生来如此。但随着我慢慢长大，我遇到了些糟糕的事情。"她耸耸肩，继续道，"我嫁给了一个下流、不忠的混蛋，我不得不和他离婚。我敢肯定离婚后那段日子我过得很痛苦，但是我现在记不太清了。我记得我嫁给了我的第二任丈夫，他是个好人。这段婚姻一定很美满，因为我对此没有一点不好的印象。"

"要是变老呢？"我问海伦，"漂亮女人变老的时候，常常担心会失去自己的美貌。"

"你这话是什么意思？"海伦叫道，被我的问题吓了一跳，"看看我！你不觉得我很漂亮吗？就算我 92 岁了又怎样？我还是很漂亮！我从来没有失去我的美貌。"

看着她，我不得不认同。即使快 100 岁了，海伦还是很漂亮，这要归功于她炯炯有神的眼睛和她身上活泼的气质。

突然，她降低了声音，说出了一句金玉良言："生活中最重要的是，当好事发生在你身上时，你必须停下来细细品味。我一直这样做，你也应该这样。大多数人认为生活中发生的好事是理所当然的，千万不要犯这样的错误。停下来，享受那一刻。"

迪亚和海伦使我明白了叙述方式的重要性，不仅在于我们如何看待世界，还在于我们如何看待自己。迪亚虽然热情洋溢，长得漂亮，却认为自己又老又丑，而海伦的看法却截然不同。我们讲给自己和别人的故事决定了我们会是什么样的人。我知道故事是可以更改的——这是讲述者的特权。那我的故事将会是怎样的？这完全取决于我自己，这是我从我的病人身上学到的。

职业倦怠

尽管每天与像卡莉和海伦这样的病人接触，会让人感到精神振奋，但由于每天要面对太多的病人，有时候我也会有职业倦怠感。我第一次有这样的感觉是在一个下午，当时我正在听杰瑞的故事。

"他开始觉得眼前到处都能看到小人儿。"杰瑞的妻子，杰姬在杰瑞看着她的时候这样说道。"他觉得有人在草坪上，有人从窗户爬上来，还有人从散热器里爬出来。他每隔一分钟就给警察打一个电话。有一次警察来的时候，我正在厨房准备晚饭，我不知道警察为什么来我们家。是吗，杰瑞？"她看着丈夫说。

82 岁的杰瑞是一名退休教师，身材修长，穿着无可挑剔，刚刚刮过胡子，灰白的头发向后梳着。杰姬，同样 82 岁，优雅地戴着一顶精致的帽子。他们这一代人对于个人仪容十分重视，对个人衣着外观会精心打理，即使是去看医生也不例外，这令我很是钦佩。

杰瑞看了看他的妻子。"是的，亲爱的，"他说，"现在我知道那不是真的，但当时我觉得那是真的。"

"昨天，"杰姬说，"他以为他看见一只小狗在我们的客厅里。我们根本没有养狗！"

看着他们，我意识到在未来几年内，随着杰瑞路易体痴呆症的加重，他们现在美好的夫妻关系将会受到影响。患有这类痴呆症的患者会产生很逼真的幻觉，而症状消失后他们可以分辨出现实和幻觉。好消息是，这些症状可以通过药物得到有效治疗。

这么多年我听过了很多类似的故事，对杰瑞的病已默默作出初步诊断，虽然需要经过彻底的评估和测试来证实。但是，那种对杰瑞病情进行确诊、弄清楚如何处理不同疾病间细微差别——不仅仅是疾病本身的细微差别，还包括这种疾病对个体的具体影响方式的细微差别——的兴奋感早在一年前就没有了。

我不喜欢去办公室了。看到一个又一个病人，我觉得自己就像一台机器。他们的问题和抱怨好像都差不多。我再也感觉不到我所珍惜的那种和病人之间的融洽关系，我们日渐官方化、不再亲切的互动就反映了这个问题。我相信我的病人也感觉到了这种变化——他们不再问我："医生，最近怎么样？"或者"你的狗怎么样了？"或者"哦，你剪了个新发型？"

的确，我比大多数同行做得都好。我把我的办公室设计得像家一样，没有医疗家具，而是沙发和舒适的椅子，提供饼干和加牛奶的新鲜咖啡。我带着我的狗一起工作。我雇用了志同道合的员工，他们真正关心我们的病人和他们的家人。我没有被保险公司的许多限制所束缚，我可以说自己在医疗实践中是成功的。我在赚钱谋生，做着我喜欢做的事，我没有什么可抱怨的。

然而我却越来越不满足、越来越不快乐。我和我的家人、同事以及好朋友讨论过这个问题，他们都劝我不要草率做决定，但我却很想有个大的转变，也许是进入一个完全不同的领域，比如农业。

医生的职业倦怠程度很高，在 11 种职业中，医生的自杀率居首位。一项大型研究显示，在 7 000 多名接受调查的美国医生中，超过一半的人出现了职业倦怠现象，他们中三分之一的人对病人漠不关心，有时对待病人就像对待一件东西一样。多么讽刺啊，我们大多数人最初选择医学可是因为我们关心别人，想帮助他们。在我职业生涯的这一刻，我突然惊恐地意识到，我就属于这一类开始出现职业倦怠的医生。

我花了将近一年的时间进行自我反省，才找到我痛苦的根源，它突然间就出现在了我的脑海里。我意识到我缺少了我在实践中最享受的、最重要的部分——和我的病人聊天和打好关系的时间。

当我终于弄明白的时候，发现答案如此之简单，令我感到吃惊。这些年来，我的工作变得很忙，以至于我几乎没有时间和我的病人相处，我几乎没有机会去真正地了解他们。我意识到，与病人间的人际互动使我在工作中得到了快乐。

我想花些时间和我的病人闲聊一些与医学无关的事情，与疾病无关的事情，与治疗无关的事情，这样我就能了解他们，并把他们作为普通人来对待，而不仅仅是病人。如果他们愿意，他们可以了解我，并把我当作一个普通人来与我交流，而不仅仅把我当作他们的医生。

我解决这个问题的方法简单而有效。我在每次常规就诊结束后都安排了5分钟的加时，我把这段时间称为我的"闲聊时间"。患者并不知道这段加时的存在，我们也可能不会使用它，但如果我觉得我们需要这段"闲聊时间"时，它可以让我有更多的时间与我的病人交流、互动。在这几分钟里，我们可以谈论任何事情——宠物、爱好、衣服、家庭，任何话题都可以。

人际关系

最终，当我与我的病人保持良好的人际关系时，我觉得自己可以起更大的作用，因为这样我会感觉与我的病人更合拍。这种方式给我和我的病人带来了更丰富的治疗经验，最终得以更好地治疗这种慢性疾病。在一个人充满压力和忧虑的时期，要成为其生活的一部分，需要与其建立一种我无法在单纯的临床环境中实现的相互关系。有些医生可以保持淡然的态度，仅仅把病人看作治疗对象，但我不行。当病人离世时，我会哭泣；当我无法帮助他们时，我也会哭泣；但当我帮助了病人时，我会有巨大的回报感和幸福感。

类似地，我也坚信肢体接触的重要性以及人类双手的治愈能力。我的很多老年患者在治疗时从没有被接触过，这使我深感悲哀。有些病人只被手套触碰过，像个物件一样被处理，而我会尽我最大的努力让我的病人在医疗环境中感到肢体上的亲近。我喜欢与人身体接触，这很有帮助。我喜欢拥抱我的病人，这是一种不同于以治疗任务为导向的接触，比如测量血压。我喜欢坐在他们旁边，无论是在检查室还是在候诊室。这种在医疗环境中的人与人之间的身体接触同样有助于缓解我的倦怠。

我作为护理人员时所产生的倦怠感带给我处理这种问题的经验，现在我还可以传授给我病人的看护人。倦怠感是无形的，会悄悄地出现在你的身上，这种感觉无处不在，但你却无法将它确切地描述出来。我一直对我遇到的护理人员怀有深深的敬意，而且自从我经历过这种倦怠感后，对他们的敬佩进一步加深了。我毕竟没有全面献身于这份工作，但他们中许多人确是如此。我可以在一天的工作结束后回家，也可以去度假，但我遇到的许多护理人员都没有办法过上这样的生活。我尽我最大的努力向护理人员灌输一个重要原则：在完成"工作"的同时，使自己与病人之间的关系保持活力。这对避免产生倦怠感至关重要。

这些天来，我发现越来越难弄清楚，作为一名医生，我什么时候做得最好。总是有新药要试，有新技术要用，还有无数可能的治疗方式。今时不同往日，我们有如此多的科学手段可供选择，医学比以往任何时候都更像一门艺术。这一系列眼花缭乱的选择使得医疗决策需要更加细致。我们如何为每个阿尔茨海默病患者选择最健康的生活方式呢？每位病人对健康的定义可能与我的不同，对某位病人来说，可以继续参加晚宴意味着健康；对另一位病人来说，可以开车意味着健康；还有的病人认为不受约束在自己家里想做什么就做什么意味着健康。让我的病人明白，他们的意愿——即使是有些稍显特殊的意愿——同样重要，这已经成为我治疗痴呆症的重要方法之一。

道谢

我每天都在听人们讲他们自己的故事，包括他们人生的辉煌与失意。通过让我进入他们的生活，我的病人和他们的看护人将我塑造成一个更好的医生，以及（我希望是）一位更好的母亲、伴侣、朋友和一个更好的人。在我私人执业 10 周年即将到来之际，我的思绪飘回了过去。我内心充满感恩之情，想要分享我的感受并感谢那些助我走到今天的人——我的病人和他们的家人，所以我给我的病人们寄了一封感谢信。

实践反思

"了解病患是怎样的人比了解病人患了什么病更重要。"

——希波克拉底

2009 年 5 月 17 日，是我独自行医的第 10 个年头，我的思绪转向自己的内心。100 多年前，我的曾祖父向印度南部古都坦若尔的"公民"们发出了他的行医宣言。从那时起，医疗实践发生了很大的变化，但因照料病人而带来的内心喜悦之感从未改变。

在很多家庭经历人生艰难时期的时候，我成为他们中的一员，照顾他们的父母、孩子、兄弟姐妹和配偶。这份工作带给我一种深深的、持久的感激之情，我的病人和他们的家人对我的喜爱是一份意外之喜。事实上，我很幸运，我拥有世界上最优秀的病人，他们教会我很多事情，或大或小。我有很棒的导师和优秀的同事，即使在自己很忙的情况下，也会给我建议、伸出援手、听我倾诉，有时候甚至会借我肩膀哭泣。我的家人也格外值得称赞。

我不知道未来会发生什么，但当我回想起过去职业生涯最充实的 10 年，就会感到非常高兴。这 10 年我们共同走过，我希望可以跟大家小小地庆祝一下，于是便写了这封信。这趟怀着不安、惶恐心情开始的 10 年旅程已成为一件最有意义的、令人谦卑的、奇妙的事情。从某种程度上说，尽管相隔 100 多年，我的行医体系与曾祖父的有些相似：一个由病人及其家人、医生和同事、学生和教师组成的小城邦，一个我有幸参与其中的社会群体。这趟旅程还在继续，在此我向大家表示最衷心的感谢。

大概在我寄出感谢信两年后的一天，我正与玛姬交谈——她是一位快速进展性阿尔茨海默病患者——想弄清楚她的内科医生给她开了什么新处方。她拿着一个鼓鼓囊囊的手提包——这在痴呆症患者中并不罕见，因为他们担心自己可能会忘记什么，所以把各种"重要"的东西放在包里。她把处方丢在包里了，于是她把里面的东西都倒出来找。先倒出来两个皮夹子——同样在痴呆症患者中很常见——然后是她的钥匙、橡皮筋捆在一起的待支付的账单、支票簿、孙子孙女的照片，还有……我的信，就装在我寄出去的那个信封里。我十分惊讶，从桌子上的一堆东西中把信捡了起来。

"我很喜欢这封信。"玛姬看到这封信后告诉我。

我这才明白在我分享自己治疗病人的感受并表露出自己对他们的重视后，玛姬心中有多感激。很多阿尔茨海默病患者担心自己是个累赘，担心自己讨人烦、反复唠叨同一件事，简而言之，他们担心自己不被需要，做不出任何贡献。我很高兴可以让我的病人明白：他们对我、对他们的亲人、对他们的社区都很重要；即使他们可能会因为自己的疾病而给他人造成各种各样的困难，但他们仍然可以带给他人智慧与幸福。

在充满激情中变老

艾琳已经去世 8 年了，但每当她出现在我的脑海里，我的脸上就会掠过一丝微笑。她的笑声富有感染力，她机智而敏捷，教会了我如何正确对待衰老，我时常想把她的精神分享给那些意志消沉的人。

在她 95 岁生日前不久，也就是她患上阿尔茨海默病的第 7 个年头，她来到我的办公室，以她独特的方式表达自己的看法。那天她的状态特别好，所以我问她我是否可以采访她，这让她十分高兴。下面是我们谈话的逐字摘录，从她对自己的描述开始。

"我是一个非常乐观的人，我喜欢笑，喜欢唱歌，还喜欢跳舞。我不会容易紧张不安，也不会很悲观。我有时候像个喜剧演员，我会跟每个人打招呼，甚至街上的陌生人。"艾琳咯咯地笑着，然后开始卖力演唱百老汇音乐剧："明天太阳就会出来，就在明天。不管发生什么，明天，太阳明天就会出来！"

艾琳用她闪亮的黑眼睛看着我说："如果太阳明天不出来，那就再等一天，太阳终究会出来的。当你回到家时，你可能会这样介绍我：'我有个了不起的病人。'可有多少病人来这里会唱歌？这才是我，我不会絮絮叨叨，也不会抱怨什么。我就是我，就是这样的性格，就是那么爱笑。"

"所以这就是你处理挫折或问题的方式？从不抱怨？"我问道。

"每个人都会遭遇不幸。我失去了我的丈夫，我从 16 岁起就认识他了，失去他就像是失去了我的左膀右臂。已经过去 10 年了，但我还是无法释怀。如今，我每天早上走进厨房时，我会对着一张他的大幅照片说：'嗨，亲爱的！我好想你，你想我吗？'就像是在跟他对话一样。"

"我们都知道自己早晚会离开这个世界，谁都无法永生，所以不要沉溺于痛苦之中。关于这有件有趣的事情，我住的楼层有个邻居去世了，当他们在整理她留下的文件之类的东西时，我走过去问他们：'她多少岁了？'他们回答说：'100 岁了。'我接着说：'哦，真的吗！那我要一直住在这层楼里！'我还住在这儿，好好活着，不是吗？我想起来了，下周我要过生日了。"

"是满多少岁呢？"我问。

"我不知道。我从不为那种事操心。如果你从来没见过我，你会觉得我有多大？想好再回答这个问题！"

"还有其他建议吗？"我没回答她的问题，我知道她在巧妙地回避我的问题，因为她不记得自己多大了。

"嗯，婚姻是个大话题，大家老在谈这个话题。我已经结婚 65 年了，婚姻很美满。美好婚姻的秘诀其实很简单：不要抱怨，要善良、宽容，不要老吃醋。”

"我们喜欢彼此陪伴，"艾琳继续说，"他做生意的时候，总是说：'要不你来办公室吧！'然后他就会带我出去吃午饭。人生短暂，为什么要过得忧心忡忡？"

"你最喜欢的人是谁？"

"我自己！"她开怀大笑道。

后来，在她访问结束时，我给她打了一针。艾琳说："你真幸运，我洗了个澡！"她揉了揉伤口，又说："你知道吗，你真的很刻薄，但刻薄得很可爱。你一定在我屁股上打了满满一针管的酒，难怪我变得这么好笑。"

艾琳是阿尔茨海默病患者中典型的健谈型人格，虽然她记不得自己的年龄了，但这个问题并没有给她造成困扰，相反，她又把问题踢回给我。虽然艾琳已经离世快 8 年了，但她教给我的东西将伴我终身。她教会我该如何实实在在地活着，而不仅仅是存在于这个世界上，即使面对困境和孤独也要这样活着，她让我领略到了其精神的坚韧。

赛琳娜的反馈

在本书接近结尾之时，我想分享一位病人对我治疗的一些反馈。我选择赛琳娜是因为她是一名退休护士，经营一家痴呆症诊所将近 20 年，所以我认为她的观点将特别有价值。两年前，我诊断出 70 岁的赛琳娜患有缓慢进展性阿尔茨海默病。她语言和生活能力良好，患有轻度记忆障碍，为此她每周接受经颅磁刺激和脑部锻炼，并口服药物进行治疗。她回忆起接受我的治疗的那段时光，和她过去与阿尔茨海默病患者打交道的经历形成了鲜明对比。"当时的情况很不好，"她说，"不管是医疗领域还是社会上都不看好阿尔茨海默病的治疗效果，得这种病的人一般在患病 8 年或者 10 年后才会来就医。不过，我还是很热爱我的工作。我喜欢把我所学的关于阿尔茨海默病的知识传播给其他人，打破一些错误观念。"

"当时普遍的观念是什么？"我问。

"当时的普遍说法是衰老致病，人老了就会得这种病。"她指着自己说，"这是头号迷信。"

退休几年后，赛琳娜身上开始出现她非常熟悉的症状。

"我就知道自己出了问题，"她说，"我躺在床上想，我得了阿尔茨海默病。我记得我和同事曾经坐在我的办公室里说，癌症、中风和一切除痴呆症以外的所有病我们都可以接受。我不想迷失自己，这是我最害怕的东西，我不想成为负担。我从来都不是一个争强好胜的人，但我很看重我的智力，我不想失去它。"

"我这辈子最幸运的一天就是来到了这里，"她继续说，"现在的我比刚来你诊所时要好很多，你的治疗很有效，大多数时间我都感觉很好。但我同样很感激这间办公室给我的感受，以前我很抗拒，但现在我愿意坐着在这里接受治疗。你的员工是喜欢病人的，这点很重要。不管这些病人有多失智，他们还是能感觉得到。每个人都有自己的感受，我们需要跟他们去交流，倾听他们内心的声音，这点你做得很好。"

"你把病人的缺陷看作他们特殊的能力，"她继续道，"当我坐在你对面时，你不会以看待病人的眼光来看我，不会仅仅找出我的病症所在就草草了事。你会尽可能地帮病人挺过疾病并控制住它。"

这类积极的反馈让我不断前行，激励着我继续我的事业。这就是我如此热爱我的工作、从未想过离开这个行业的原因。正是这种反馈让我立志成为更好的医生和更好的人。

结语

我希望你们喜欢读这本书，乐于认识我那些了不起的病人和他们了不起的护理人员。我希望我已经让你们相信，阿尔茨海默病是一种谱系疾病，在不同的人身上，会有不同的症状，病情发展也不尽相同，而且针对这种病的治疗是有效果的。我希望你们会因此受到鼓舞，向你们周围患有这种病的人伸出援手，同时学习他们身上的优点。我希望因为担心自己患病而读这本书的朋友可以变得积极主动起来，无论你正在面对的是什么样的认知问题，让自己接受医疗评估，并接受相关治疗。

我专攻痴呆症领域已有23年，包括5年的全职学术生涯和18年的医疗实践。在这23年里，每次我完成对病人的治疗、回到家后，我通常都会感到很振奋。我也很少会觉得自己没用。如果我心烦意乱地回到家，通常是因为一些与我的病人无关的事情——繁杂的管理体制、会议和未完成的期刊文章。

每天都会有不同的故事、人生见解作为礼物，最棒的是每天都能见到自己的病人日渐好转。我想不出有哪个领域能像我所从事的这个领域一样，能与人进行一对一的、纯粹的人际交往——也想不出哪个领域需要这样的相互接触——为此我感激不尽。对我来说，最重要的是帮助和鼓励病人，使他们明白，就算碰巧患上阿尔茨海默病，他们也可以有所付出，也同样是对这个社会有用的人。

我相信我已经帮我的病人过上了更为充实的生活，也让他们看到自己对家人、朋友和这个世界所做出的贡献，尽管——或者正因为——他们患有阿尔茨海默病。我让这些病人知道他们教会了我很多，我还帮助护理人员认识到，当他们能更好地照顾自己时，他们才能更好地照顾所爱的人。在这个过程中，我也学会了更好地照顾自己，看到了不同层次的优雅与爱。

　　我的工作很充实，有时也会令人振奋。当我的病人病情不断好转时，我会和他们一起庆祝。当他们得以保持自我、不再迷失的时候，我也同样十分快乐。我主持过一位病人的婚礼，还有位病人，他的孩子和孙子都以我的名字命名。

　　有些时候，这份工作也会让我难过。当我的病人情况不佳或病情加重时，我就在他们身边，但我却无能为力。即使是这样，我也会尽力发挥作用，因为还有一件事我能去做，而且会尽力做好，即帮助我的病人，不管他们属于哪一类阿尔茨海默病，都要让他们尽可能快乐、有目标、有尊严地活着。

致　谢

感谢我的经纪人劳拉·约克，感谢她的聪明才智、她对"老古巴人"的热爱、她的忠诚、她优异的编辑技巧以及她对我的信任。

感谢我亲爱的朋友哈里·洛奇，他参与了新版本的编辑工作，他是一位优秀的同事，也是一位出色的内科医生。感谢他那难以驾驭但令人喜爱的书呆子气，感谢他给我送来了许多你们将会在书中见到的病人。

感谢雷·亚历山德拉耐心地转录我的口述；感谢她用一口流利的韦尔奇口音为我朗读最终稿，让我能知道这些故事听起来是什么感受；感谢她敏锐的讽刺意识、绝妙的编辑建议，以及她对贝西托和一切与狗狗相关的事物的强烈热爱。

感谢沃克曼出版公司和苏西·勃洛丁从一开始就接受和支持这本书的想法，感谢玛戈特·埃雷拉提供的意见和编辑服务，感谢她提出了正确的、细节的问题。

最后，我要感谢我的病人——我喜爱的、了不起的病人——以及他们的看护人。他们教给我很多东西——他们的勇气使我惭愧，他们的坚韧意志使我变得坚强，他们伟大的慷慨精神激励着我。多亏了他们，我在艺术和医学实践中获得了无限的欢乐。事实上，这本书也归功于他们。

图书在版编目(CIP)数据

阿尔茨海默病:你和你家人需要知道的 /(美)盖
亚特莉·德维(Gayatri Devi)著,王鹏飞等译. -- 重
庆:重庆大学出版社,2020.10
(鹿鸣心理·心理自助系列)
书名原文:The Spectrum of Hope: An Optimistic
and New Approach to Alzheimer's Disease and Other
Dementias
ISBN 978-7-5689-2401-6

Ⅰ.①阿… Ⅱ.①盖…②王… Ⅲ.①阿尔茨海默病
防治 Ⅳ.①R749.1

中国版本图书馆 CIP 数据核字(2020)第152020号

阿尔茨海默病:你和你家人需要知道的
AERCIHAIMOBING: NI HE NI JIAREN XUYAO ZHIDAO DE
[美]盖亚特莉·德维(Gayatri Devi) 著
王鹏飞 卢 爽 曹佳玉 李若珺 兰恒草 译
鹿鸣心理策划人:王 斌
执行编辑:敬 京
责任编辑:敬 京 特约编辑:张小红
责任校对:谢 芳 责任印制:赵 晟
*
重庆大学出版社出版发行
出版人:饶帮华
社址:重庆市沙坪坝区大学城西路 21 号
邮编:401331
电话:(023)88617190 88617185(中小学)
传真:(023)88617186 88617166
网址:http://www.cqup.com.cn
邮箱:fxk@cqup.com.cn(营销中心)
全国新华书店经销
重庆共创印务有限公司印刷
*
开本:787mm×1092mm 1/16 印张:19.5 字数:299 千
2020 年 10 月第 1 版 2020 年 10 月第 1 次印刷
ISBN 978-7-5689-2401-6 定价:76.00 元